PRÁTICA CLÍNICA BASEADA EM EVIDÊNCIAS

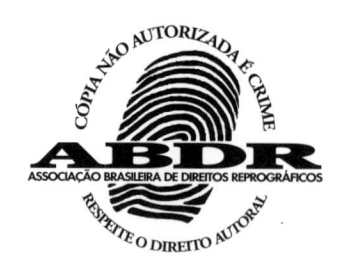

G549p Glasziou, Paul.
        Prática clínica baseada em evidências : livro de exercícios
     / Paul Glasziou, Chris Del Mar e Janet Salisbury ; tradução:
     André Garcia Islabão . – 2. ed. – Porto Alegre : Artmed, 2010.
        212 p. ; 28 cm.

        ISBN 978-85-363-2197-4

        1. Medicina clínica. 2. Medicina baseada em evidências. I.
     Del Mar, Chris. II. Salisbury, Janet. III. Título.

                                                          CDU 616

Catalogação na publicação: Renata de Souza Borges CRB-10/1922

Baseado em cursos apresentados por:

Paul Glasziou
Professor de Medicina Baseada em Evidências
University of Oxford, Reino Unido

Chris Del Mar
Diretor da Faculdade de Medicina
Bond University, Austrália

Desenvolvido e escrito por:
Janet Salisbury, Diretora da Biotext, Camberra, Austrália

PRÁTICA CLÍNICA BASEADA EM EVIDÊNCIAS
LIVRO DE EXERCÍCIOS
2ª Edição

Tradução:
André Garcia Islabão

Consultoria, supervisão e revisão técnica desta edição:
Álvaro Nagib Atallah
Professor Titular e Chefe da Disciplina de Medicina de Urgência e Medicina Baseada em Evidências do Departamento de Medicina da Universidade Federal de São Paulo/Escola Paulista de Medicina.
Diretor do Centro Cochrane do Brasil. Diretor Científico da Associação Paulista de Medicina.

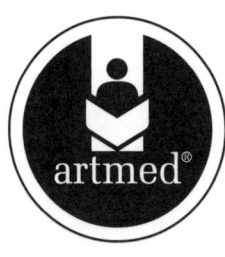

artmed®

2010

Obra originalmente publicada sob o título Evidence-Based Practice Workbook , 2nd Edition
ISBN 9781405167284

© 2007 Published by Blackwell Publishing
© 2007 Paul Glasziou, Chris Del Mar and Janet Salisbury

© BMJ Books 2003
BMJ Books is na imprint of the BMJ Publishing Group Limited, uded under licence

All Rights Reserved. Authorised translation from the English language edition by Blackwell Publishing Limited. Responsibility for the accuracy of the translation rests solely with Artmed Editora S.A. and is not the responsibility of Blackwell Publishing Limited. No part of this book may be reproduced in any form without written permission of the original copyright holder, Blackwell Publishing Limited.

Capa: *Mário Röhlnet*

Preparação de original: *Fabiana Schwarstzhaupt*

Leitura final: *Mariana Medeiros Lenz*

Editora Sênior – Biociências: *Letícia Bispo de Lima*

Editora Júnior – Biociências: *Laura Ávila de Souza*

Projeto e Editoração: *Techbooks*

Reservados todos os direitos de publicação, em língua portuguesa, à
ARTMED® EDITORA S.A.
Av. Jerônimo de Ornelas, 670 – Santana
90040-340 – Porto Alegre – RS
Fone: (51) 3027-7000   Fax: (51) 3027-7070

É proibida a duplicação ou reprodução deste volume, no todo ou em parte, sob quaisquer formas ou por quaisquer meios (eletrônico, mecânico, gravação, fotocópia, distribuição na Web e outros), sem permissão expressa da Editora.

SÃO PAULO
Av. Angélica, 1.091 – Higienópolis
01227-100 – São Paulo – SP
Fone: (11) 3665-1100   Fax: (11) 3667-1333

SAC 0800 703-3444

IMPRESSO NO BRASIL
PRINTED IN BRAZIL

Agradecimentos

Este livro se baseia em cursos de MBE que realizamos muitas vezes e em muitos lugares na última década. Durante esse processo, recebemos auxílio e sugestões de várias pessoas às quais gostaríamos de agradecer por seus comentários e ideias. Algumas pessoas em especial que gostaríamos de destacar são Sandi Pirozzo (que desenvolveu muitas das ideias nos quadros de avaliações), Les Irwig (que nos deu a ideia para o exercício de avaliação dos resumos), Rod Jackson e seus colegas na Nova Zelândia (cuja abordagem GATE para avaliação influenciou muito os métodos que agora usamos), Iain Chalmers (que ajudou com exemplos históricos) e os muitos tutores e participantes de nossos cursos ao longo dos anos. Gostaríamos de agradecer ao Royal College of Physicians (Edimburgo) e ao Wellcome Research Trust Clinical Research Facility (Edimburgo) e sua equipe pelo profissionalismo e pelo apoio financeiro nesta versão revisada e ampliada.

Como Usar este Livro de Exercícios

Os médicos, e em particular os clínicos gerais, estão sobrecarregados com informações. Eles simplesmente não conseguem ler toda a literatura científica e outras informações que chegam às suas mesas toda semana. Mesmo quando há tempo para ler uma parte disso, é difícil identificar quais informações serão mais úteis na prática clínica e recordar os achados mais atuais quando se necessita deles.

Este livro de exercícios foi elaborado com base em cursos de prática clínica baseada em evidências (PCBE) realizados no Centre for Evidence-Based Medicine e contém informações e exercícios para ajudá-lo a aprender a usar a PCBE em sua prática clínica.

Ele está dividido em quatro partes principais:

Parte 1   Contém uma introdução à PCBE e alguns exemplos clínicos para demonstrar como ela pode ser aplicada.

Parte 2   Descreve a aplicação prática da PCBE. Está subdividida em quatro módulos, cada um deles descrevendo um estágio importante no processo da PCBE (como formular uma questão, como buscar a melhor evidência, como avaliá-la criticamente e como aplicá-la).

Parte 3   Inclui exercícios adicionais de avaliação crítica sobre outros tipos de questões clínicas.

Parte 4   Contém sugestões sobre a avaliação de seu desempenho, bem como informações sobre *sites* de internet úteis e outros recursos para ajudá-lo nessa jornada de PCBE. Também inclui um Glossário com alguns dos principais termos da PCBE que foram utilizados neste livro e respostas aos questionários das seções anteriores.

Este livro também foi projetado como um recurso de linguagem simples para qualquer pessoa que esteja interessada em aprender mais sobre PCBE estudando sozinha em seu tempo livre ou com colegas em pequenas sessões de treinamento em grupo.

Em todos os casos, esperamos que você o considere útil.

Para que possamos melhorar esta obra em edições futuras, por favor, mande suas sugestões (nosso contato está na seção "Considerações finais").

Sumário

Parte 1: Introdução à Prática Clínica Baseada em Evidências 11
O que é a Prática Clínica Baseada em Evidências? 13
Alguns Casos Baseados em Evidências. 24

Parte 2: Os Passos na Prática Clínica Baseada em Evidências 29
PCBE Passo 1: Formular uma Questão que Possa ser Respondida 31
PCBE Passo 2: Buscar a Melhor Evidência 49
PCBE Passo 3: Avaliar Criticamente a Evidência 81
PCBE Passo 4: Aplicar a Evidência. 143

Parte 3: Exercícios Adicionais de Avaliação Crítica. 151
Avaliação Crítica de Estudos para uma Questão de Prognóstico 153
Avaliação Crítica de Estudos para uma Questão sobre a Acurácia de um Teste Diagnóstico 171

Parte 4: Reflexões e Informações Adicionais 185
Como está o meu Desempenho? Diário de um Médico Reflexivo 187
Fontes de Evidências Úteis. 192
Leituras Adicionais 195
Glossário 196
Respostas dos Questionários e Avaliações 201
Considerações Finais. 208
Índice 209

Parte 1
Introdução à Prática Clínica Baseada em Evidências

O que é a Prática Clínica Baseada em Evidências?

A prática clínica consiste em fazer escolhas. Que exame seria melhor para descobrir mais sobre essa doença? Que tratamento seria mais efetivo para esse paciente? As respostas para essas questões dependem do conhecimento, da habilidade e da atitude do médico, dos recursos disponíveis e das preocupações, expectativas e preferências do paciente.

No início da década de 1990, David Sackett e seus colegas na McMaster University em Ontário, Canadá, cunharam o termo "medicina baseada em evidências", que denominava "a integração da experiência clínica individual com a melhor evidência clínica externa disponível a partir da pesquisa sistemática" para alcançar a melhor conduta possível para o paciente. Eles refinaram subsequentemente sua definição para também considerar as preferências do paciente (consulte o quadro ao lado).

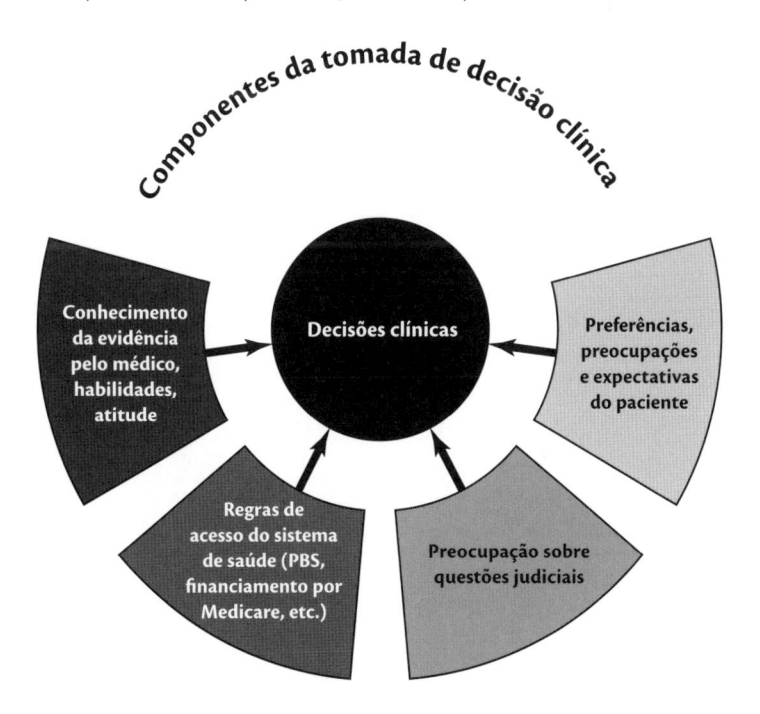

Componentes da tomada de decisão clínica

- Conhecimento da evidência pelo médico, habilidades, atitude
- Regras de acesso do sistema de saúde (PBS, financiamento por Medicare, etc.)
- Preocupação sobre questões judiciais
- Preferências, preocupações e expectativas do paciente

→ Decisões clínicas

Assim, a medicina baseada em evidências consiste em tentar melhorar a qualidade da informação na qual se baseiam as decisões em cuidados de saúde. Ela ajuda o médico a evitar a "sobrecarga de informação" e, ao mesmo tempo, a encontrar e aplicar a informação mais útil.

O termo "medicina baseada em evidências", que tem em grande medida substituído o antigo termo "epidemiologia clínica", também tem sido usado atualmente como "prática clínica baseada em evidências". Além de ser mais abrangente para diferentes áreas da prática de cuidados de saúde, esse termo salienta o ponto importante de que as "evidências" a que nos referimos são as evidências empíricas sobre o que realmente funciona ou não funciona na prática. Não é a evidência científica para um mecanismo de ação (como uma via bioquímica, um efeito fisiológico ou uma característica anatômica). Muitos fatores afetam os desfechos de atividades clínicas; o mecanismo subjacente é apenas um deles. A prática clínica baseada em evidências (PCBE) preocupa-se com os desfechos clínicos reais e é o termo que usaremos neste livro de exercícios.

"... a integração da **melhor evidência de pesquisa** com a **experiência clínica** e as **preferências do paciente**"

– Dave Sackett

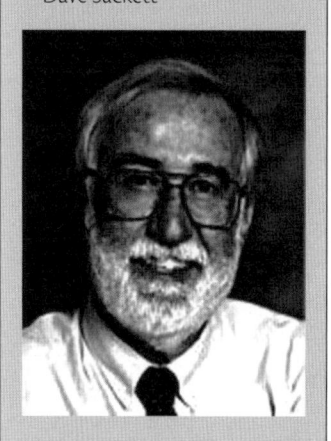

Referência:

Sackett DL, Strauss SE, Richardson WS, Rosenberg W, Haynes RB (2000). *Evidence-based Medicine: How to Practice and Teach EBM*, Churchill Livingstone, Edimburgo.

Fotografia reproduzida com permissão.

Alguns elementos essenciais da abordagem da PCBE

1. Reconhecer as incertezas no conhecimento clínico
2. Utilizar informação de pesquisa para reduzir as incertezas
3. Distinguir entre evidências fortes e fracas
4. Quantificar e comunicar as incertezas com probabilidades

Por que precisamos da PCBE?

Infelizmente, existe uma diferença grande e variável entre o que conhecemos a partir de pesquisas e o que realizamos na prática clínica. Pelo fato de tantas pesquisas serem publicadas – algumas válidas e outras não –, os médicos compreensivelmente ignoram a maioria delas, ou não têm as "ferramentas" para avaliar sua qualidade. Já os pesquisadores podem não compreender as necessidades de informação por parte dos médicos e costumam apresentar seu trabalho de uma maneira que não é facilmente acessível aos médicos muito ocupados. Em 1972, o epidemiologista britânico Archie Cochrane chamou a atenção para o fato de que a maioria das decisões relacionadas ao tratamento não se baseavam em uma revisão sistemática da pesquisa clínica. Pelo contrário, elas se baseavam em uma seleção de informações a partir de uma literatura científica extensa e de qualidade variável, em opiniões de especialistas ou, pior ainda, em tentativas e erros.

THE COCHRANE COLLABORATION®

O "piloto" de Effective Care in Pregnancy and Childbirth levou então ao estabelecimento de uma colaboração internacional em resposta ao apelo de Archie Cochrane por revisões sistemáticas e atualizadas de todos os ensaios controlados randomizados relevantes em cuidados de saúde. No início da década de 1990, foram fornecidos recursos pelo UK National Health Service para que fosse estabelecido um Cochrane Center em Oxford. A abordagem foi mais detalhada em um encontro internacional organizado pela New York Academy of Sciences em 1993 e no primeiro Cochrane Colloquium em outubro de 1993, quando a Cochrane Collaboration foi fundada.

http://www.cochrane.org

O logo Cochrane foi reproduzido com permissão da Cochrane Collaboration.

Quem foi Archie Cochrane?

O professor Archie Cochrane foi um pesquisador clínico do Reino Unido que contribuiu para o desenvolvimento da epidemiologia como uma ciência. Em um influente livro publicado em 1972, *Effectiveness and Efficiency*, ele chamou a atenção para a grande ignorância coletiva naquele tempo a respeito dos efeitos dos cuidados de saúde. Ele reconheceu que os médicos não tinham pronto acesso a revisões confiáveis das evidências disponíveis. Em um artigo de 1979, Cochrane disse:

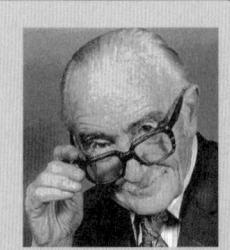

> "É certamente uma grande crítica à nossa profissão que não tenhamos organizado um sumário crítico, por especialidade ou subespecialidade, adaptado periodicamente, de todos os ensaios controlados randomizados relevantes."

Referências:

Cochrane AL (1972). *Effectiveness and Efficiency: Random Reflections on Health Services*, Nuffield Provincial Hospital Trust, Londres (reimpresso em 1989 em associação com o *British Medical Journal*).

Cochrane AL (1979). 1931-1971: A critical review, with particular reference to the medical profession. In: *Medicines for the year 2000*, Office of Health Economics, Londres.

Cochrane propôs que os pesquisadores e os médicos colaborassem internacionalmente para revisar de maneira sistemática todos os melhores ensaios clínicos (isto é, ensaios controlados randomizados, ou ECRs), especialidade por especialidade. Suas ideias foram adotadas durante a década de 1980 por Iain Chalmers, que convenceu colegas a juntarem-se a ele e fazer com que cuidados durante a gestação e o parto se tornassem a primeira área da prática clínica a ser revisada dessa maneira. Revisões sistemáticas de ECRs de diferentes aspectos do cuidado obstétrico logo demonstraram algumas anomalias entre as evidências de ensaios clínicos e a prática estabelecida. Isso salientou as diferenças que existiam entre a pesquisa e a prática clínica e começou a convencer alguns médicos dos benefícios de uma abordagem baseada em evidências para superar essas diferenças.

Este trabalho continuou sendo feito pela Cochrane Collaboration (consulte o quadro), que publica revisões sistemáticas de ECRs eletronicamente no Cochrane Database of Systematic Reviews, na Cochrane Library. O acesso *online* à Cochrane Library é disponibilizado de maneira gratuita em muitos países.

Acesse o endereço **http://www.cochrane.org** e siga as instruções.

CORTICOSTEROIDES PARA PARTO PREMATURO

1972

Foi publicado um ECR que demonstrava melhora dos desfechos para bebês prematuros quando as mães recebiam um tratamento breve com corticosteroides antes do parto.

1972-89

Seis ECRs adicionais foram publicados, todos confirmando os achados de 1972.

Durante esse período, a maioria dos obstetras ainda não sabia que o tratamento com corticosteroides era efetivo e, dessa forma, não tratava as mulheres que iriam ter um parto prematuro com corticosteroides.

1989

Foi publicada a primeira revisão sistemática do tratamento com corticosteroides.

1989-91

Sete estudos adicionais foram publicados.

Conclusão

O tratamento com corticosteroides reduz as chances de que os bebês morram de complicações pela imaturidade em 30 a 50% dos casos, mas milhares de bebês morreram ou sofreram desnecessariamente desde 1972 porque os médicos não sabiam sobre a efetividade do tratamento demonstrada no ensaio de 1972 e haviam sido enganados por subsequentes ensaios menores, até que eles foram combinados ("metanalisados").

A história da flecainida

A história do uso da droga flecainida para tratar ataques cardíacos nos Estados Unidos na década de 1980 é um bom exemplo da distância entre a pesquisa e a prática clínica e da confiança na evidência de um mecanismo em vez de um desfecho. Em 1979 o criador do desfibrilador, Bernard Lown, chamou a atenção em um comunicado no American College of Cardiology para o fato de que uma das maiores causas de morte era o ataque cardíaco, particularmente entre homens jovens e de meia-idade (20 a 64 anos de idade). As pessoas sofriam um ataque cardíaco, desenvolviam uma arritmia e morriam em decorrência da arritmia. Ele sugeriu que "uma droga antiarrítmica segura e de longa ação que protegesse contra a fibrilação ventricular" salvaria milhões de vidas.

Em resposta a esse desafio, foi publicado um artigo no *New England Journal of Medicine* introduzindo uma nova droga denominada flecainida – um derivado de anestésico local que suprime arritmias. O artigo descreveu um estudo no qual os pacientes que acabavam de sofrer um ataque cardíaco eram designados de maneira randomizada a grupos que recebiam placebo ou flecainida, e então trocados de um grupo para o outro (um ensaio cruzado). Os pesquisadores contaram o número de extrassístoles ventriculares (ESVs) como uma medida de arritmia. Os pacientes no grupo da flecainida tinham menos ESVs do que os pacientes que recebiam placebo. Quando os pacientes no grupo da flecainida "cruzavam" para o grupo do tratamento placebo, as ESVs aumentavam novamente.

Supressão de arritmias em nove pacientes
(cada linha representa um paciente)

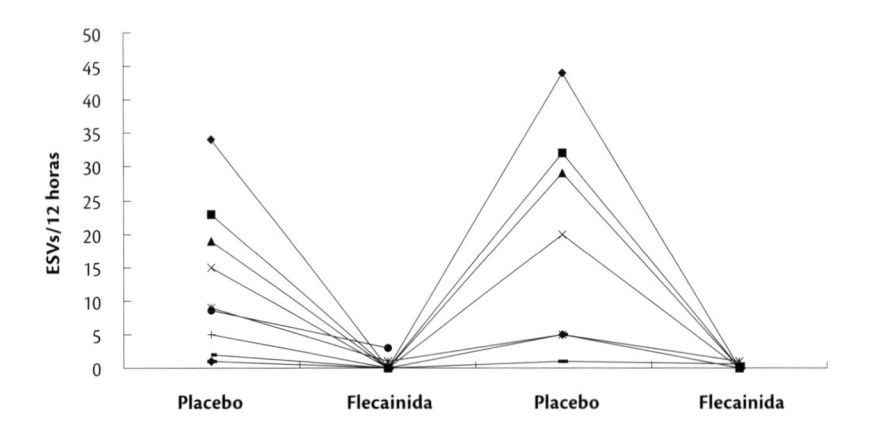

A conclusão foi direta: a flecainida reduz arritmias, arritmias causam ataques cardíacos (o mecanismo); então, as pessoas que sofrem ataques cardíacos deviam receber flecainida. Após a publicação dos resultados, a flecainida foi aprovada pelo Food and Drug Administration dos Estados Unidos e tornou-se o tratamento absolutamente padrão para ataques cardíacos nos Estados Unidos (embora não tenha alcançado essa condição na Europa ou na Austrália).

Quase imediatamente após a finalização dos primeiros ensaios, todavia, outros pesquisadores começaram a reunir informações sobre a sobrevida dos pacientes (o desfecho) em vez da taxa de ESVs (o mecanismo). Isso demonstrou que, nos 18 meses que se seguiram, mais de 10% das pessoas que receberam flecainida morreram, o que representava o dobro da taxa de mortes do grupo placebo. Em outras palavras, apesar de haver um mecanismo perfeitamente adequado para a eficácia da flecainida (ela reduz arritmias), a droga era claramente tóxica e, em geral, causou mais malefícios do que benefícios.

Ensaio de supressão de arritmia cardíaca

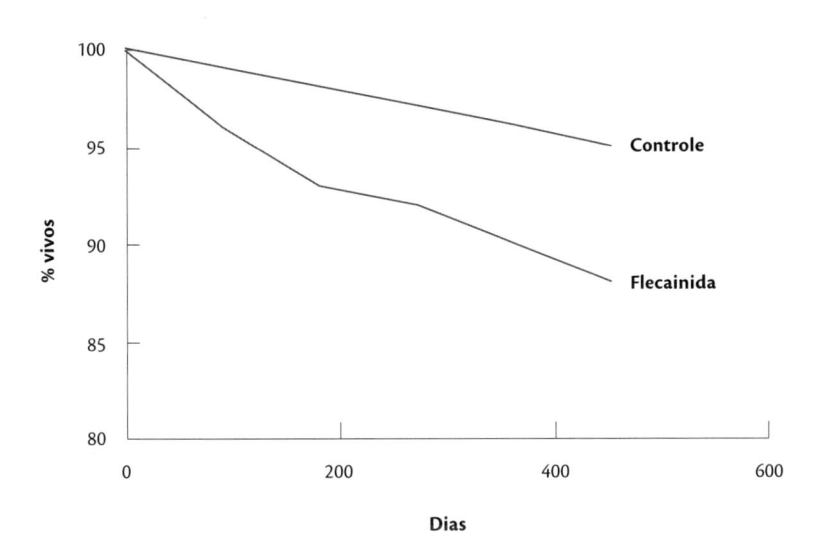

> **Pontos-chave**
>
> Acima de tudo, a história da flecainida levanta duas questões importantes:
>
> - Precisamos de um modo melhor de encontrar informações, mesmo quando não sabemos que elas são necessárias. Em outras palavras, os achados de pesquisas atualizadas e de boa qualidade precisam estar disponíveis de forma rotineira a todos os médicos.
>
> - O tipo de pesquisa é importante. Precisamos evitar uma abordagem mecanística tradicional e procurar evidências empíricas de efetividade usando um desfecho clinicamente relevante (como sobrevida, melhora na qualidade de vida).

Infelizmente, como os estudos iniciais foram amplamente publicados em textos médicos, passou-se um longo período até que os médicos alcançassem os dados subsequentes que mostravam desfechos ruins, os quais não atraíram tanta atenção. Enquanto isso, em 1989, cerca de 200.000 pessoas estavam sendo tratadas com flecainida nos Estados Unidos. Com base nas evidências do ensaio, isso teria causado dezenas de milhares de mortes adicionais por ataques cardíacos. Embora houvesse informações publicadas, os médicos estavam sistematicamente "matando" pessoas com flecainida, pois não conheciam as pesquisas de boa qualidade baseadas em desfechos.

O que o exemplo da flecainida nos ensina?

No exemplo da flecainida, a pesquisa inicial foi amplamente disseminada porque se baseava em uma abordagem mecanística tradicional da medicina e porque oferecia uma "cura". A pesquisa subsequente baseada em desfechos pode não ter sido amplamente disseminada por ser contraintuitiva e negativa em termos de um tratamento potencial. Os médicos continuaram a prescrever a flecainida porque acreditavam que ela funcionava. Eles não sabiam que precisavam procurar informações adicionais.

Referências:

Anderson JL, Stewart JR, Perry BA et al (1981). Oral flecainide acetate for the treatment of ventricular arrhythmias. *New England Journal of Medicine* 305:473-477.

Echt DS, Liebson PR, Mitchell LB et al (1991). Mortality and morbidity in patients receiving ecainide, flecainide, or placebo. The Cardiac Arrhythmia Suppression Trial. *New England Journal of Medicine* 324:781-788.

Moore TJ (1995). *Deadly Medicine*, Simon and Schuster, New York.

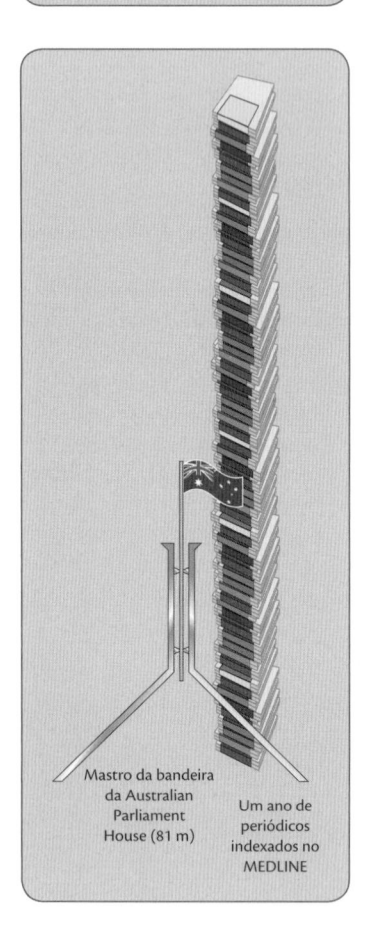

Tantas evidências, tão pouco tempo

Os médicos precisam estar atentos à literatura da pesquisa médica de uma maneira que lhes permita obter rotineiramente a informação atualizada e baseada em desfechos. Porém, a maioria dos médicos, particularmente os clínicos gerais, estão sobrecarregados com informações. Apenas as informações não solicitadas recebidas pelo correio podem chegar a quilos por mês, e a maioria delas termina na lata de lixo.

O número total de ECRs publicados aumentou de maneira exponencial desde a década de 1940. Um total de 20.000 ensaios são publicados a cada ano (com mais de 400.000 ensaios no total). Em 2005, aproximadamente 55 novos ensaios foram publicados a cada dia. Assim, para manter-se atualizado apenas com os ECRs, um clínico geral teria que ler mais do que um relato de estudo a cada meia hora, dia e noite. Além dos ECRs, em 2005, cerca de 1.800 artigos também foram indexados diariamente no MEDLINE de um total de provavelmente 5.000 artigos de periódicos publicados diariamente.

> **"Mate o mínimo de pacientes"**
>
> Um livro do médico e humorista Oscar London, intitulado *Kill as Few Patients as Possible*, nos dá uma lista de "regras" para a prática clínica.
>
> A regra 31 oferece um conselho sobre como manter-se atualizado com a pesquisa médica:
>
> **"Revise a literatura mundial *fortnightly**"**
>
> Referência:
>
> London O (1987). *Kill as Few Patients as Possible: And 56 Other Essays on How to Be the World's Best Doctor*, Edition 2, Ten Speed Press, Berkeley, Califórnia, EUA.
>
> ---
>
> * N. de T.: Trocadilho com as palavras *fortnightly* (quinzenalmente) e *for nightly* (à noite).

A quantidade de pesquisa médica

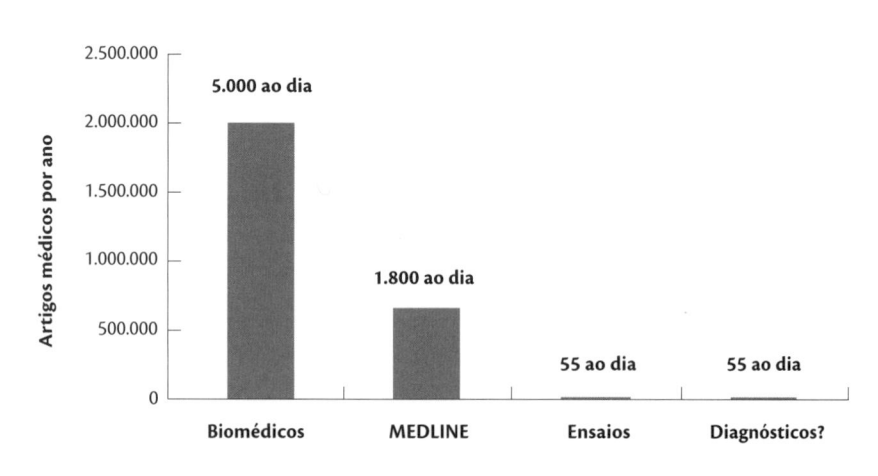

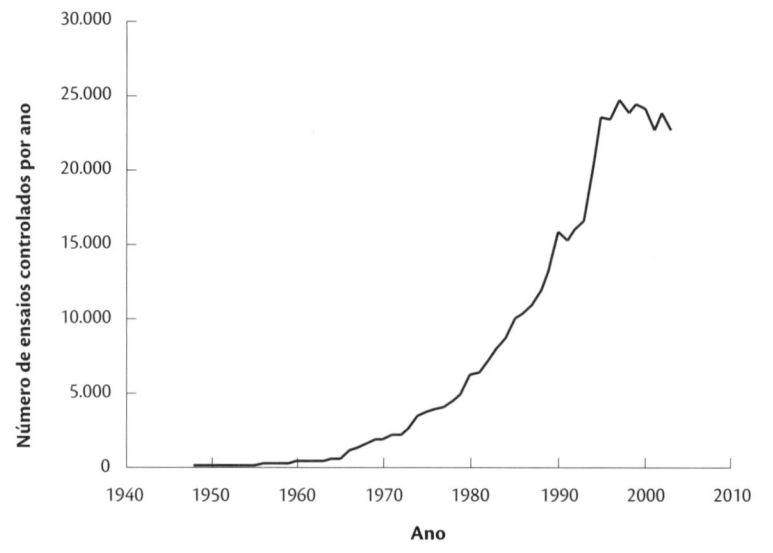

(Gráfico de barras — Artigos médicos por ano:
- Biomédicos: 2.000.000 — 5.000 ao dia
- MEDLINE: ~650.000 — 1.800 ao dia
- Ensaios: 55 ao dia
- Diagnósticos?: 55 ao dia)

(Gráfico de linhas — Número de ensaios controlados por ano, 1940–2010, atingindo cerca de 25.000 em torno do ano 2000)

Mastro da bandeira da Australian Parliament House (81 m)

Um ano de periódicos indexados no MEDLINE

Na melhor das hipóteses, a maioria dos clínicos gerais faz uma revisão superficial de uma amostra seletiva da literatura, mas muito pouco é adequadamente avaliado e quase nada influencia o que é feito na prática.

Os médicos podem se sentir culpados, ansiosos ou inadequados por causa disso (consulte o quadro sobre os critérios JASPA), mas não é culpa deles – existe informação demais. Deve haver uma maneira melhor.

Critérios JASPA
(Journal-Associated Score of Personal Angst*)

Você pode responder a estas cinco simples questões?

J – Você está ambivalente sobre renovar a assinatura de periódicos (***journals***)?

A – Você sente raiva (***anger***) de um autor em particular?

S – Você usa os periódicos para ajudá-lo a dormir (***sleep***)?

P – Você está cercado de pilhas de **periódicos**?

A – Você fica **ansioso** quando chega outro pelo correio?

Pontuação (Sim = 1; Não = 0):
0 – qualquer um com pontuação zero deve ser um mentiroso!
1-3 – variação normal
>3 – doente, em risco de "*polythenia gravis***" e condições relacionadas

Referência:

Modificado de "Polythenia gravis: the downside of evidence-based medicine". *British Medical Journal* (1995) 311:1666-1668.

---

* N. de T.: Pontuação de angústia pessoal associada a periódicos.
** N. de T.: Trocadilho com *polythene* (polietileno), que se refere ao acúmulo de periódicos não lidos.

Como os médicos tentam vencer a sobrecarga de informações?

Escreva a seguir algumas atividades educacionais que você e sua organização realizam e quanto tempo gastam com elas.

Coloque suas atividades em ordem decrescente de tempo.

Então, para as suas atividades/fontes principais, pergunte-se as seguintes questões: De onde vêm as questões? Como a informação é selecionada? A informação é avaliada (ou você a avalia)?

Suas atividades educacionais	Quanto tempo gasta em cada uma delas?	Classificação

Você provavelmente incluiu uma seleção de atividades que engloba comparecimento a aulas e conferências, leitura de periódicos e "textos descartáveis", livros-texto e diretrizes de prática clínica, busca eletrônica, estágios (*clinical attachments*) e aprendizado em pequenos grupos.

Você também pode ter incluído as conversas com colegas ou especialistas. No entanto, todos têm o mesmo problema para manter-se atualizados, e seus colegas podem estar desatualizados ou apenas errados. Se eles obtiveram a informação de algum lugar, você precisa saber de onde foi para poder verificar sua validade. Os livros-texto estão sempre desatualizados em cerca de 5-10 anos.

Deparando-se com todas as alternativas, como você realmente escolhe o que fazer em seu tempo de educação continuada? Se for honesto, sua escolha dependerá provavelmente do que mais lhe interessa, e não do que você não sabe.

A educação médica continuada (EMC) tem sido a principal forma de desenvolvimento profissional dos médicos, mas nunca foi demonstrado que ela funciona. Quando os médicos escolhem seus cursos, eles optam por temas sobre os quais acham que devem saber a respeito. Porém, conforme vimos, a informação mais importante é aquela de que eles não sabem que precisam! Em outras palavras, necessitamos de um sistema que nos diga que precisamos saber algo.

Em um ensaio de EMC, pediu-se que uma amostra aleatória de clínicos gerais classificasse 18 condições selecionadas em um "grupo de alta preferência", sobre o qual gostariam de receber EMC, ou em um "grupo de baixa preferência", sobre o qual não gostariam de receber educação adicional. Os médicos com classificações semelhantes foram agrupados e randomizados para:

- grupo-controle, cuja EMC foi adiada por 18 meses; ou
- grupo experimental, que recebeu EMC imediatamente para seus tópicos de alta preferência e material de treinamento sobre seus tópicos de baixa preferência, os quais se comprometeram a estudar.

Os desfechos foram medidos em termos de qualidade de cuidados clínicos (QOC – *quality of care*), fornecida por cada um dos médicos antes e depois da EMC (determinada pelos registros clínicos). Os resultados mostraram que, embora o conhecimento dos médicos tenha aumentado no grupo experimental após a EMC, os efeitos sobre QOC foram desapontadores, com um aumento semelhante (pequeno) em QOC tanto para o grupo experimental como para o grupo-controle para as suas condições de alta preferência.

Em contraste, para as condições de baixa preferência, houve elevação significativa em QOC para os médicos do grupo experimental, mas diminuição no grupo-controle.

Uma revisão de EMC didática por Davis e colaboradores (1999) também concluiu que sessões formais não são efetivas para mudar o desempenho dos médicos.

Conclusões do ensaio de EMC

1. Se você quer EMC sobre um tópico, você não necessita dela.
2. A EMC sobre um tópico funciona apenas quando você não quer recebê-la.
3. A EMC não leva a melhorias gerais na qualidade de cuidados.

Referências:

Sibley JC, Sackett DL, Neufeld V et al (1982). A randomized trial of continuing medical education. *New England Journal of Medicine* 306: 511-515.

Davis D, O'Brien MA, Freemantle N et al (1999). Impact of formal continuing medical education: do conferences, workshops, rounds, and other traditional continuing education activities change physician behavior or health care outcomes? *JAMA* 282(9):867-874.

Acima de tudo, conforme já vimos, existe informação demais, mas ainda precisamos dela. A qualidade da maior parte dessas informações é muito ruim: a maioria das informações publicadas é irrelevante e/ou os métodos não são bons. Encontrar uma evidência de alta qualidade é como tentar beber água pura de uma mangueira que bombeia água suja, ou como procurar pérolas raras.

Dados de alta qualidade/relevantes – pérolas

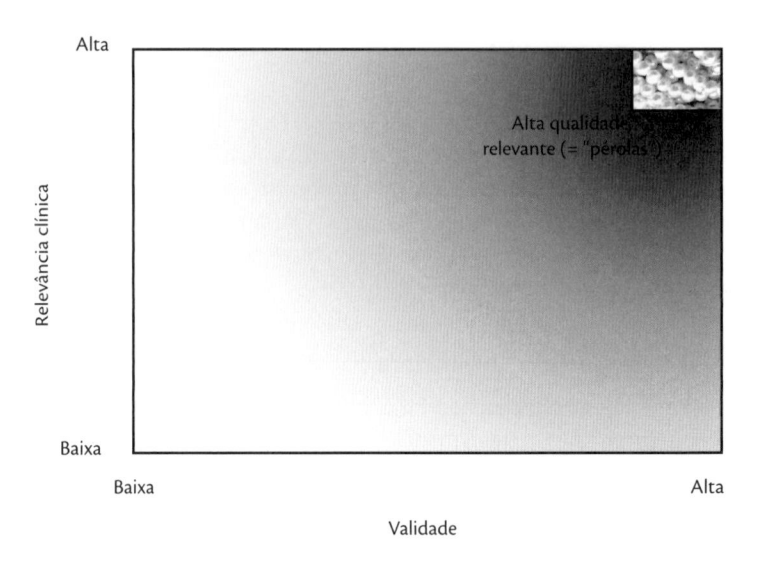

(Gráfico: eixo Y "Relevância clínica" de Baixa a Alta; eixo X "Validade" de Baixa a Alta; região superior direita identificada como "Alta qualidade, relevante (= 'pérolas')")

Quantas questões os médicos podem responder a cada dia?

Muitas questões surgem todos os dias ao assistir pacientes na prática clínica. Dois artigos foram publicados sobre isso: um com residentes em um ambiente hospitalar e outro com clínicos gerais. Em ambos os casos, os pesquisadores pediram aos médicos para que tomassem nota toda vez que surgisse uma questão e qual a informação de que necessitavam.

O estudo com 100 clínicos gerais mostrou que cada um anotou cerca de 10 questões em um período de 2,5 dias. Eles tentaram encontrar respostas para cerca de metade dessas questões. O fator mais crítico que influenciou a escolha das questões que os médicos tentaram responder foi o tempo que achavam que levariam para encontrar a resposta. Se o médico achasse que a resposta estaria disponível em menos do que alguns minutos, estaria pronto para procurá-la. Se achasse que levaria muito tempo, não tentaria encontrá-la. Apenas duas questões em todo o estudo (isto é, 2/1.000) foram pesquisadas com o uso de uma busca eletrônica adequada.

Necessidades de informação dos médicos

Estudo 1 (residentes)

- 64 residentes em 2 hospitais foram entrevistados após 401 consultas
- Eles anotaram a uma média de 280 questões (2 questões para cada 3 pacientes vistos)
- Na entrevista duas semanas mais tarde, haviam procurado respostas para apenas 80 questões (29%)
- Outras questões não foram pesquisadas porque:
  - não tiveram tempo, ou
  - esqueceram a questão
- As fontes para as respostas às questões foram:
  - livros-texto (31%)
  - artigos (21%)
  - consultorias (17%)

Estudo 2 (clínicos gerais)

- 103 clínicos em Iowa coletaram questões ao longo de 2,5 dias
- Um total de 1.101 questões foram coletadas
- Buscaram respostas para 702 (64%)
- Gastaram menos de 2 minutos procurando uma resposta usando recursos impressos e humanos prontamente disponíveis
- Apenas 2 questões (0,2%) levaram a uma busca formal na literatura

Referências:

Green ML, Ciampi MA and Ellis PJ (2000). Resident's medical information needs in clinic: are they being met? *American Journal of Medicine* 109:218-233.

Ely JW, Osheroff JA, Ebell MH et al (1999). Analysis of questions asked by family doctors regarding patient care. *British Medical Journal* 319:358-361.

Coleta de informações

Existem duas maneiras que usamos para obter informações:

- *Just in case* (no caso de) – de uma maneira *ad hoc**, a partir da vasta quantidade de informação que passa pela nossa mesa ou chega em nossa caixa de correio diariamente (*push* ou "empurrada"); ou
- *Just in time* (na hora certa) – de maneira direcionada, procurando informações em resposta a uma questão específica (*pull* ou "puxada").

Oferta de novos resultados relevantes e válidos

Para a PCBE, as melhores fontes para a abordagem *push* ou "empurrada" para o conhecimento (aprendizado *just in case* ou "no caso de") são aquelas em que as "pérolas" já foram separadas do resto da literatura de baixa qualidade. Algumas boas fontes de informação em que isso já foi feito incluem:

Evidence-Based Medicine – um dos vários periódicos "baseados em evidências" que examina mais de 100 periódicos em busca de artigos válidos, então analisados por médicos do mundo todo quanto a sua relevância clínica e importância para a prática clínica. O periódico EBM é publicado a cada dois meses e não tem artigos originais, mas fornece uma versão condensada destes.

Esse periódico está disponível também na internet em:
http://www.evidence-basedmedicine.com

Clinical Evidence – um compêndio de buscas na literatura baseada em evidências. É atualizado e publicado a cada seis meses em forma de livro e CD. A informação é disposta por especialidade e cita apenas a melhor evidência existente para uma dada intervenção. Se não existir evidência, isso será citado. Não inclui opiniões ou diretrizes de consenso. Os editores decidem quais são as questões relevantes, mas o livro se baseia nas necessidades dos médicos. Os médicos podem procurar a informação quando precisarem dela (o método *pull* ou "puxada" de informações).

Clinical Evidence está disponível na internet em:
http://www.clinicalevidence.com

Respostas obtidas em menos de 2 minutos

Neste livro, nos concentraremos em aprender como formular questões e obter respostas a partir da literatura em menos de 2 minutos! Isso é chamado algumas vezes de aprendizado *just in time* ou "na hora certa".

Nas próximas páginas observaremos alguns estudos de casos em que métodos de PCBE foram usados.

Equilibre suas informações: "Empurrar" e "puxar"

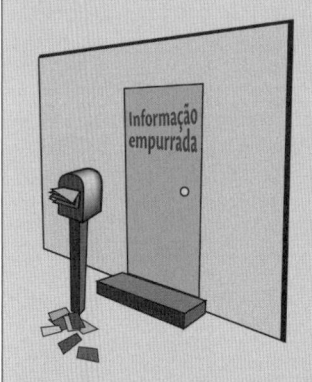

Informação "empurrada" ou *push* (ou aprendizado *just in case* ou "no caso de") acontece quando recebemos informação de uma variedade de fontes e sobre uma variedade de tópicos e extraímos o que achamos que precisamos em nossa prática.

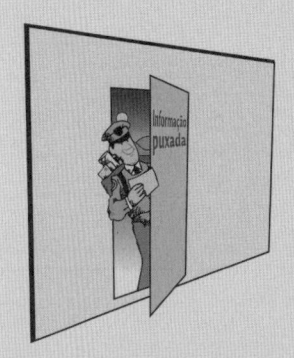

Informação "puxada" ou *pull* (ou aprendizado *just in time* ou "na hora certa") acontece quando buscamos deliberadamente a informação para responder a uma questão específica.

---

* N. de R.T.: *Ad hoc* é uma expressão latina cuja traducào literal é "para isto" ou "para esta finalidade".

Alguns Casos Baseados em Evidências

Discutiremos nesta seção vários estudos de casos que mostram como a PCBE pode ajudar em diversas situações clínicas. Você poderá então pensar em uma situação clínica sua e tentar respondê-la.

Estudo de caso 1: Tosse persistente

Uma paciente com 58 anos de idade que está consultando seu clínico geral por outro motivo pergunta: "Você pode fazer algo em relação a minha tosse?". Ela tem uma tosse persistente por 20 anos com vários tratamentos, mas sem cura, e já foi encaminhada duas vezes a especialistas.

O clínico procurou no PubMed (a versão do MEDLINE baseada na internet) usando "Clinical Queries", que é uma categoria do PubMed desenvolvida para os médicos (consulte as páginas 66-68). A pesquisa para tosse persistente revelou que as causas mais comuns são:

- secreção pós-nasal;
- asma;
- bronquite crônica.

O médico pensou que a tosse fosse mais provavelmente causada por asma e prescreveu o tratamento de primeira linha apropriado. A paciente lembrou que já tinha tentado aquele tratamento e que não havia funcionado, mas resolveu tentá-lo novamente, não obtendo sucesso. Porém, a pesquisa também mostrou que o refluxo gastresofágico é uma causa menos comum mas possível de tosse persistente (10% dos casos), algo que o clínico não sabia. Então, ele recomendou que a paciente tomasse antiácido à noite e elevasse a cabeceira da cama. Após uma semana, sua tosse desapareceu pela primeira vez em 20 anos e não voltou desde então.

Como a PCBE ajudou?

Esse caso levanta questões interessantes sobre o que os médicos "deveriam" saber. Foi escrito no British Medical Journal e publicado como um exemplo de como a PCBE pode ajudar os clínicos gerais. Porém, alguns médicos escreveram dizendo que "todo mundo deveria saber" que o refluxo gastresofágico é uma causa possível de tosse. O autor respondeu que, embora os pneumologistas devessem conhecer essa informação, os clínicos não necessariamente a conheciam. Um anestesista escreveu para dizer que, após ler o artigo, foi tratado para refluxo gastresofágico, curando uma tosse que persistia por 30 anos!

Conclusão: a PCBE pode ajudá-lo a encontrar a informação de que precisa, independentemente de você já "dever" conhecê-la.

Referência:

Glasziou P (1998). Evidence based case report: Twenty year cough in a non-smoker. *British Medical Journal* 316:1660-1661.

Estudo de caso 2: Mordedura de cachorro

Um paciente chegou à clínica com uma mordedura recente de cachorro. O ferimento parecia limpo e o clínico perguntou-se se seria necessário administrar antibióticos profiláticos. Ele pesquisou no MEDLINE e encontrou uma metanálise indicando que a taxa média de infecção em mordeduras de cachorro era de 14%, e que os antibióticos reduziam a taxa pela metade. Em outras palavras:

- para cada 100 pessoas com mordeduras de cachorro, o tratamento com antibiótico evitará que 7 delas fiquem infectadas; ou
- tratar 14 pessoas com mordeduras de cachorro irá prevenir uma infecção.

O segundo número (14) é chamado de "número necessário para tratar" (NNT).

O clínico explicou esses achados ao paciente, juntamente às possíveis consequências de uma infecção, e o paciente decidiu não tomar antibióticos. No seguimento, verificou-se que ele não desenvolvera infecção.

Como a PCBE ajudou?

Nesse caso, a PCBE ajudou porque os dados empíricos eram fáceis para o paciente entender e participar da decisão clínica. À medida que a cultura dos cuidados de saúde muda em direção a uma participação do consumidor na tomada de decisões em cuidados de saúde, os pacientes solicitarão esse tipo de informação.

Referência:

Cummings P (1994). Antibiotics to prevent infection in patients with dog bite wounds: a meta-analysis of randomized trials. *Annals of Emergency Medicine* 23:535-540.

Medidas empíricas de desfechos

Os desfechos costumam ser medidos como redução absoluta do risco (RAR), riscos relativos (RR) e número necessário para tratar (NNT).

Risco de infecção após mordedura de cachorro sem antibióticos
= 14% (0,14)

Risco de infecção após mordedura de cachorro com antibióticos
= 7% (0,07)

RAR para o tratamento com antibiótico = 14 − 7 = 7%

(isto é, 7 pessoas em cada 100 tratadas serão poupadas da infecção)

NNT = 100/7
= 14

(isto é, você teria que tratar 14 pacientes com mordeduras de cachorro com antibióticos para prevenir 1 infecção)

RR de infecção com antibióticos em comparação a sem antibióticos
= 0,07/0,14
= 0,5 (50%)

NOTA: É melhor citar a RAR ou o NNT em discussões com os pacientes. O RR é mais difícil de colocar em contexto porque é independente da frequência do "problema" (a "taxa de eventos"), nesse caso, a taxa de infecção em pessoas com mordeduras de cachorro. Informações adicionais sobre essas medidas são dadas no passo 3 da PCBE (Avaliação Crítica Rápida).

Estudo de caso 3: Hematúria microscópica

Um de nós, então um saudável homem de 47 anos, estava agindo como um paciente em um exame médico. Os estudantes encontraram corretamente traços microscópicos de sangue na sua urina. Ele foi ao seu clínico geral e repetiu o teste um mês mais tarde. O sangue ainda estava lá. O clínico sugeriu a investigação convencional: ecografia e cistoscopia. Já era tempo de pesquisar na literatura evidências da efetividade desses procedimentos.

Ele procurou um estudo de coorte de pacientes com idade de 40-50 anos com hematúria e com seguimento de longo prazo e ECRs de rastreamento para hematúria. Utilizando as categorias de busca "prognóstico" e "especificidade" e os termos de busca "*haematuria* ou hematúria", ele obteve 300 resultados. Dois artigos eram muito relevantes (consulte o quadro).

Dessa forma, ele concluiu que sangue na urina não é um bom indicador de câncer de bexiga e não realizou a cistoscopia.

Como a PCBE ajudou?

A lição desse caso diz respeito ao prático *versus* o empírico. Os médicos tendem a pensar da seguinte maneira:

> Sangue não costuma estar presente na urina, então ele deve estar vindo de algum lugar. Poderia estar vindo de uma causa potencialmente grave, como um câncer de bexiga.

Questões empíricas, por outro lado, questionam sobre desfechos – nesse caso, se a investigação convencional leva a melhores desfechos de saúde. Aqui, a evidência (surpreendentemente) mostrou que tal investigação não traz benefícios, já que a hematúria microscópica não parece ser mais prevalente naqueles que mais tarde desenvolvem câncer urológico em relação aos que não o fazem. Mais uma vez, ser empírico e quantitativo permite que os pacientes participem de forma muito mais completa de decisões clínicas.

Estudo 1

Foram rastreados 10.000 homens. Cerca de 250 (2,5%) tinham hematúria. Esses pacientes foram solicitados a consultar seus clínicos e cerca de 150 (60%) o fizeram. Destes, apenas três tinham um problema grave. Destes:

- 2 tinham câncer de bexiga;
- 1 tinha nefropatia de refluxo.

Isso demonstra que há uma chance de cerca de 1 em 50 de haver uma doença grave.

Estudo 2

Como parte de uma avaliação de saúde de pessoal, 20.000 homens realizaram exames de urina. Estudos de seguimento dos homens com teste positivo para hematúria encontraram três casos de câncer por ano, ou 1,5 casos de câncer por 100 pessoas/ano. Todavia, as pessoas que não tinham hematúria também foram acompanhadas e a taxa de câncer para essas pessoas foi exatamente a mesma que para as pessoas com hematúria.

Referência:

Del Mar C (2000). Asymptomatic haematuria...in the doctor. *British Medical Journal* 320:165-166.

A PCBE pode ajudar a reduzir questões judiciais

Esse caso levanta a questão de possível litígio judicial. E se o paciente não realizar o teste e mais tarde desenvolver uma doença grave? Porém, como a PCBE melhora a comunicação entre médicos e pacientes e permite que os pacientes dividam a tomada de decisões, ela protege o médico de questões judiciais (pois a maioria dos litígios acontece quando existe falha na comunicação). Análises de PCBE já foram utilizadas em tribunais e foram bem aceitas. Tal evidência empírica salvou médicos de problemas quando opiniões poderiam tê-los prejudicado.

Resumo dos estudos de caso

Os estudos de caso mostraram que a PCBE tem muitas vantagens.

- Os médicos, especialmente os clínicos gerais, não conseguem saber tudo. A PCBE os ajuda a se manterem atualizados dentro de um espectro de informações muito amplo.
- O MEDLINE e bancos de dados semelhantes têm muitas vantagens. Para os médicos, eles são uma maneira de encontrar informação atualizada e de boa qualidade com menor probabilidade de sofrer vieses do que informação obtida de outras fontes (como representantes de laboratórios).
- Como a busca se baseia em questões em vez de possíveis respostas, os médicos podem encontrar informações sem a necessidade de já conhecerem o assunto. Em outras palavras, eles podem encontrar a informação que inicialmente não sabiam que necessitavam, mas a qual, conforme vimos, é vitalmente importante para a boa prática clínica.
- A evidência pode ser utilizada para quantificar os desfechos (evidência empírica). Isso permite que as pessoas avaliem a probabilidade de benefício de um tratamento ou atividade em particular em vez de apenas considerar o mecanismo subjacente.
- Os pacientes gostam dessa abordagem empírica porque ela é mais fácil de entender e permite que eles participem da tomada de decisões. Isso reduz as chances de litígios futuros.
- A busca eletrônica pode revelar outras informações úteis que podem beneficiar o paciente.

Os passos na prática clínica baseada em evidências

A Parte 2 deste livro aborda os quatro passos básicos envolvidos na PCBE (consulte o quadro).

Primeiramente, trabalharemos em como transformar suas questões diárias em uma forma que possa ser usada para pesquisar a literatura médica em menos de dois minutos. Depois, descobriremos como utilizar o PubMed (MEDLINE), a Cochrane Library e outras fontes para buscar eletronicamente a informação necessária. Após isso, aprenderemos a avaliar os artigos que encontramos nas buscas, entender os resultados e avaliar de que forma podem ser aplicados aos pacientes individualmente. A Parte 3 fornece informação adicional sobre a avaliação de diferentes tipos de estudos clínicos, e a Parte 4 inclui reflexões sobre o processo da PCBE e algumas informações e leituras adicionais, mais um Glossário e respostas a questões selecionadas.

Passos na PCBE

1. Formular uma questão que possa ser respondida.
2. Buscar a melhor evidência de desfechos.
3. Avaliar criticamente a evidência (descobrir o quanto é boa e o seu significado).
4. Aplicar a evidência (integrar os resultados com a experiência clínica e as preferências do paciente).

Como um "metapasso" adicional, é importante continuar questionando sobre nosso desempenho (para podermos melhorar na próxima vez).

Notas

Parte 2
Os Passos na Prática Clínica Baseada em Evidências

PCBE Passo 1: Formular uma Questão que Possa ser Respondida

Primeiro princípio

Antes de mais nada, você deve admitir que não sabe algo. Conforme já vimos, é impossível saber tudo. A prática clínica baseada em evidências (PCBE) fornece um método para pesquisar respostas a questões que possam ser respondidas e que surgem na prática clínica diária.

Na próxima página, anote algumas questões clínicas ou problemas que lhe ocorreram recentemente. Não pense demais; apenas escreva as últimas dúvidas que surgiram no seu trabalho ou vida familiar.

> **Passos na PCBE**
>
> 1. Formular uma questão que possa ser respondida.
> 2. Buscar a melhor evidência de desfechos disponível.
> 3. Avaliar criticamente a evidência (descobrir o quanto é boa e o seu significado).
> 4. Aplicar a evidência (integrar os resultados com a experiência clínica e as preferências do paciente).

Suas questões clínicas:

Tipos diferentes de questões clínicas

Compare a sua lista de questões com outros de sua classe ou grupo. Que tipos de questões você tem? A classificação a seguir aborda os principais tipos de questões que surgem na prática de cuidados de saúde.

Questão	Tipo de questão	Descrição
O que devo fazer sobre essa condição ou problema?	Intervenção	De longe, o tipo mais comum de questão clínica é sobre como tratar uma doença ou condição clínica, ou como aliviar outros problemas de saúde. Nos referimos a tais ações como "intervenções".
O que causa o problema?	Etiologia e fatores de risco	Em geral, gostamos de conhecer a causa de problemas de saúde, como, por exemplo, se o tabagismo causa câncer de pulmão, ou se estar acima do peso aumenta o risco de doença cardíaca.
Esta pessoa tem a condição clínica ou problema?	Diagnóstico	Para tratar uma pessoa, devemos primeiro determinar corretamente qual é a condição clínica ou problema de saúde. Como a maioria dos métodos de detecção não são 100% precisos, é comum surgirem questões de diagnóstico relacionadas à acurácia dos testes disponíveis.
Quem irá desenvolver o problema ou condição clínica?	Prognóstico e predição	Um precursor necessário do tratamento é saber a probabilidade que uma pessoa tem de desenvolver um problema ou condição específica para objetivar ações preventivas. Por exemplo, o risco de um paciente ter AVC ou trombose venosa profunda, ou de uma criança pequena ter dificuldades de aprendizagem.
Quão comum é o problema?	Frequência e taxa	Em geral, é importante conhecer a prevalência (frequência) ou a incidência (taxa) de um problema de saúde na população. Por exemplo, a frequência de um defeito congênito em especial em mães de determinada faixa etária ou herança genética, ou a incidência de uma doença infecciosa durante o verão ou o inverno.
Quais são os tipos de problemas?	Fenômenos ou conceitos	Finalmente, algumas questões dizem respeito a assuntos mais gerais, como as preocupações dos pais sobre a vacinação de seus filhos, ou as barreiras para mudanças no estilo de vida, como alimentação saudável.

O princípio "PICO"

Nossas questões costumam ser apenas parcialmente formuladas, o que transforma a procura de respostas na literatura médica um desafio. Dissecar a questão em partes e reestruturá-la de maneira que seja mais fácil encontrar as respostas é um primeiro passo essencial na PCBE. A maioria das questões pode ser dividida em quatro componentes:

População e problema clínico	Mostra quem são as pessoas relevantes em relação ao problema clínico que você tem em mente.
Intervenção (ou indicador ou teste índice)*	Mostra a estratégia de manejo, exposição ou teste sobre o qual você quer descobrir em relação ao problema clínico. Pode ser: • um procedimento, como um tratamento medicamentoso, cirurgia ou dieta (**intervenção**); • exposição a um agente químico ambiental ou outra ameaça, uma característica física (como estar acima do peso), ou um fator que possa afetar um desfecho de saúde (**indicador**); • um teste diagnóstico, como um exame de sangue ou TC de crânio (**teste índice**).
Comparador	Mostra uma estratégia, exposição ou teste controle ou alternativo para comparação com o que você quer estudar.
***Outcome* (desfecho)**	Mostra: • o que você está mais preocupado que aconteça (ou pare de acontecer), E/OU • o que preocupa mais o paciente.

*No restante deste livro, usamos esses termos específicos, sempre que possível, para diferentes tipos de questões. Em outros lugares, "intervenção" é usado como um termo genérico.

Chamamos essas quatro partes de uma questão clínica de "PICO", para que seja mais fácil de memorizar. Um período de tempo (T) está geralmente implícito em cada questão, mas algumas vezes é útil adicionar esse componente explicitamente (isto é, PICOT).

Nas páginas seguintes veremos como utilizar o princípio PICO para cada tipo de questão clínica. É importante estruturar sua questão usando esses componentes se possível, embora, como veremos, você possa não necessitar de todos os componentes para todos os tipos de questão.

Lembre-se do princípio PICO

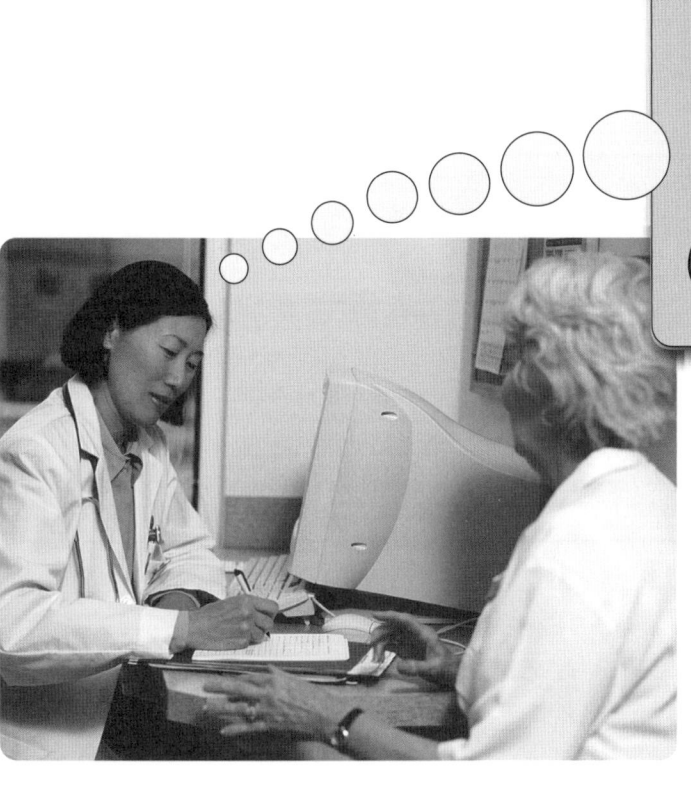

- **P** População/problema
- **I** Intervenção
- **C** Comparador/controle
- **O** Outcome (*desfecho*)

Intervenções

O termo "intervenções" abrange uma ampla gama de atividades, de tratamentos medicamentosos e outras terapias clínicas a mudanças no estilo de vida (por exemplo, dieta e exercícios) e atividades sociais (como aconselhamento ou programas educacionais). As intervenções podem incluir cuidados com o paciente individualmente ou atividades de saúde para uma população (por exemplo, rastreamento para doenças como câncer de colo do útero ou de próstata). A questão crítica em todos os casos é se a intervenção realmente melhora a situação para o paciente ou a população estudada.

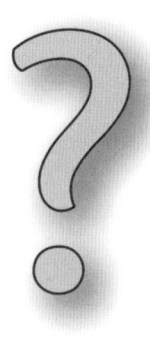

Exemplo 1

Jane é uma mulher de 55 anos que costuma cruzar o Atlântico para visitar sua já idosa mãe. Ela tende a ficar com as pernas inchadas nesses voos e se preocupa com o risco de desenvolver trombose venosa profunda (TVP), pois tem lido muito sobre isso nos jornais ultimamente. Jane pergunta se deve usar meias elásticas em sua próxima viagem para reduzir o risco de isso acontecer.

Para converter isso em uma questão que possa ser respondida, use o método PICO da seguinte maneira:

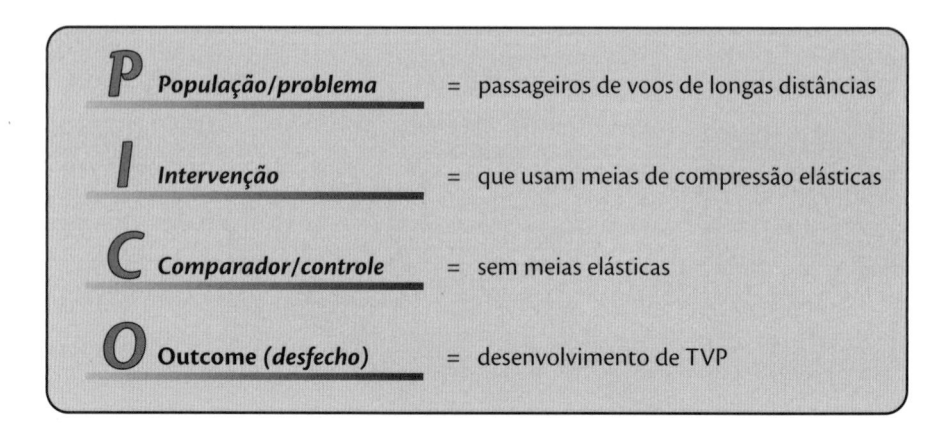

P População/problema	=	passageiros de voos de longas distâncias
I Intervenção	=	que usam meias de compressão elásticas
C Comparador/controle	=	sem meias elásticas
O Outcome (*desfecho*)	=	desenvolvimento de TVP

Questão:

"Em passageiros de voos de longas distâncias, o uso de meias de compressão elásticas, comparado com o não uso, previne TVP?"

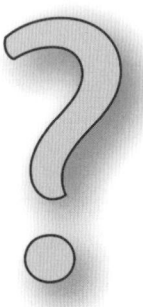

Exemplo 2

José, um fumante há mais de 30 anos, veio consultar por outro motivo. Você pergunta se ele está interessado em parar de fumar. Ele responde que já tentou no passado, mas não teve sucesso. Um amigo dele, contudo, conseguiu parar de fumar com acupuntura. Ele deveria tentar isso? Outras intervenções que você conhece são a terapia de reposição de nicotina e os antidepressivos.

Desenvolva uma questão para pesquisa clínica usando PICO:

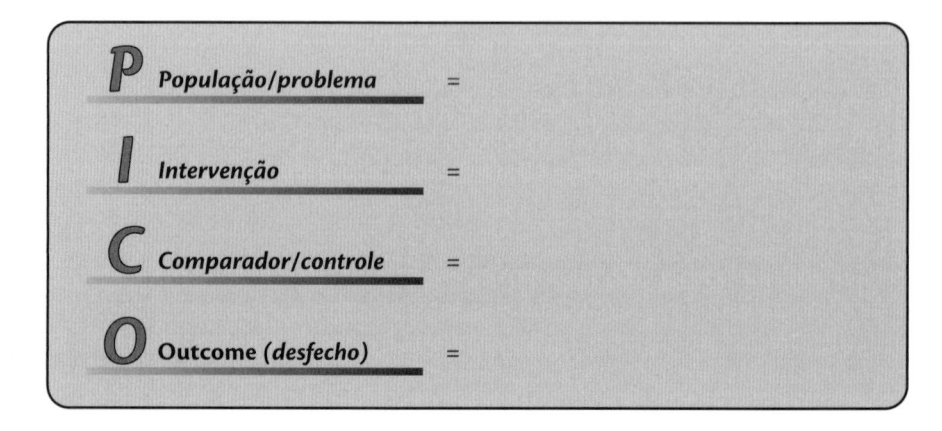

P População/problema	=	
I Intervenção	=	
C Comparador/controle	=	
O Outcome (*desfecho*)	=	

Questão:

___

Exemplo 3

Em uma consulta de imunização de rotina, Lisa, mãe de um bebê de 6 meses, conta que seu filho teve uma reação local horrível após a última imunização. Lisa está muito preocupada que isso possa acontecer de novo dessa vez. Recentemente, um colega contou a você que o comprimento da agulha pode afetar a reação local à imunização em crianças pequenas, mas você não consegue lembrar os detalhes precisos.

Desenvolva uma questão para pesquisa clínica usando PICO para ajudá-lo a encontrar a informação necessária:

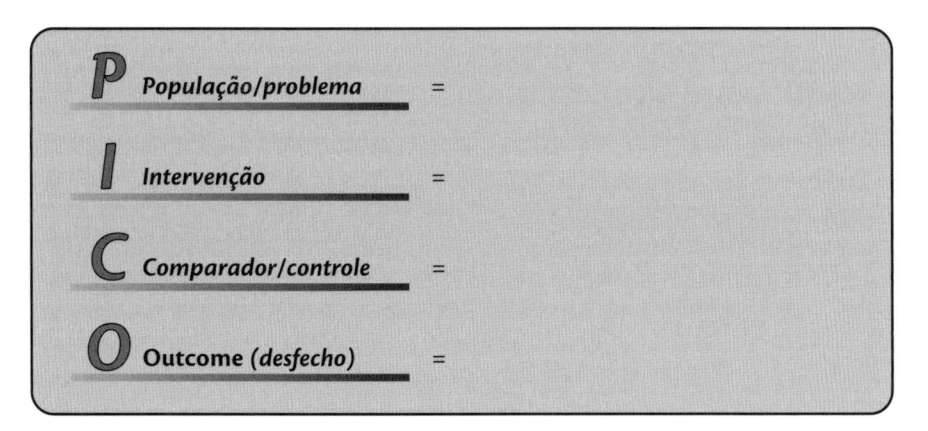

P População/problema =

I Intervenção =

C Comparador/controle =

O Outcome (*desfecho*) =

Questão:

___

As respostas para esses exercícios de formulação de questões estão na seção "Respostas" na Parte 4 deste livro.

Etiologia e fatores de risco

Questões sobre *etiologia e fatores de risco* são sobre o que causa uma doença ou condição clínica, o inverso de questões sobre intervenção, pois lidam com desfechos nocivos de uma atividade ou exposição. Tais questões geralmente surgem em relação a problemas de saúde pública, como se comer determinados alimentos aumenta o risco de doença cardíaca, ou se ser exposto a uma substância química ambiental aumenta o risco de câncer, e assim por diante.

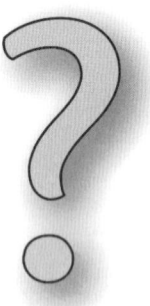

Exemplo 1

Jorge veio consultá-lo, como cirurgião, sobre a possibilidade de fazer uma vasectomia. Ele diz que ouviu algo sobre a vasectomia causar um aumento na incidência de câncer de testículo. Você sabe que esse risco é muito baixo, mas deseja fornecer uma resposta mais precisa.

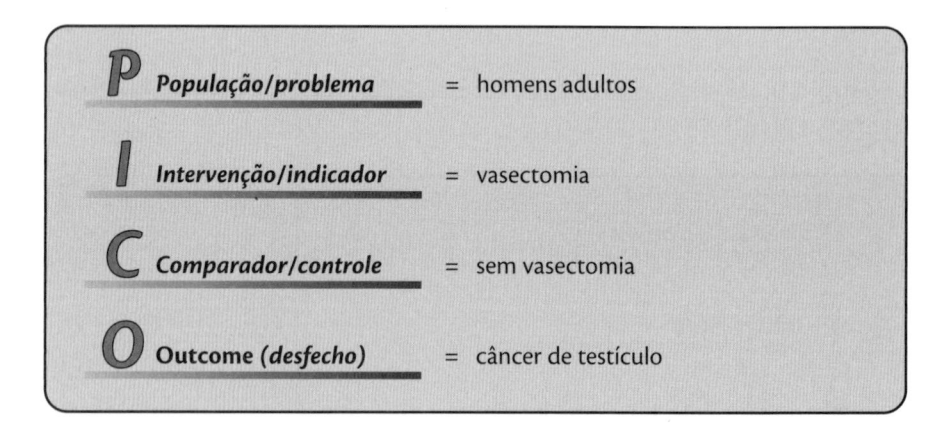

P População/problema	=	homens adultos
I Intervenção/indicador	=	vasectomia
C Comparador/controle	=	sem vasectomia
O Outcome (*desfecho*)	=	câncer de testículo

Questão:

"Em homens, submeter-se a uma vasectomia (comparado a não se submeter), aumenta o risco de desenvolver câncer de testículo no futuro?"

Exemplo 2

Suzana, que está esperando seu primeiro bebê para daqui a dois meses, leu sobre os potenciais benefícios e danos da administração de vitamina K para bebês recém-nascidos. Ela está preocupada com relatos de que as injeções de vitamina K em recém-nascidos podem causar leucemia na infância. Suzana pergunta se isso é verdade e, se for, qual o risco para o bebê.

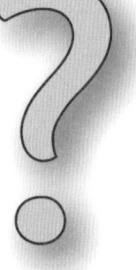

Desenvolva uma questão para pesquisa clínica usando PICO para ajudar a responder à questão de Suzana.

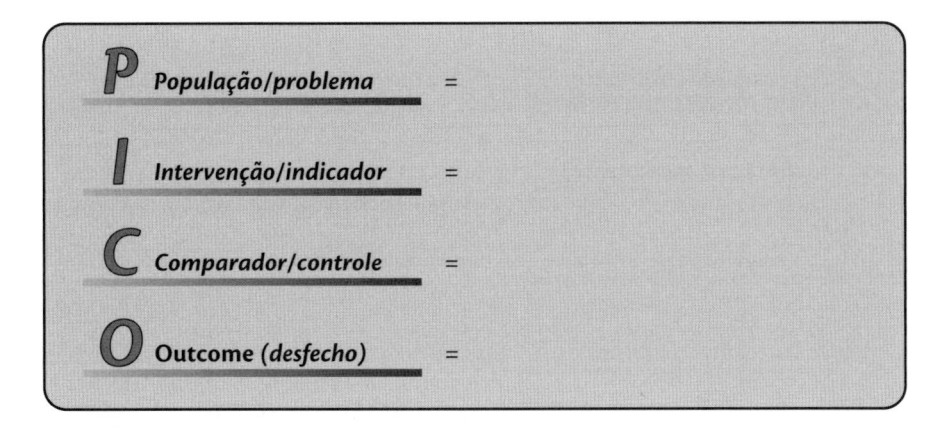

P População/problema	=
I Intervenção/indicador	=
C Comparador/controle	=
O Outcome (desfecho)	=

Questão:

___

___

___

Diagnóstico

Questões sobre *diagnóstico* tratam da acurácia de um teste diagnóstico em vários grupos de pacientes e em comparação com outros testes disponíveis. As medidas de acurácia de um teste incluem sensibilidade, especificidade e valor preditivo positivo e negativo.

Exemplo 1

Júlia está grávida pela segunda vez. Ela teve seu primeiro bebê aos 33 anos e realizou uma amniocentese para descobrir se ele tinha a síndrome de Down. O teste foi negativo, mas não foi uma boa experiência, pois ela não recebeu o resultado até completar 18 semanas de gestação. Júlia agora tem 35 anos e está com 1 mês de gestação, e pergunta se pode realizar um teste que lhe dê o resultado mais precocemente. O hospital local oferece bioquímica sérica mais rastreamento com ultrassom de translucência nucal como teste para síndrome de Down no primeiro trimestre. Você se pergunta se essa combinação de testes é tão confiável quanto a amniocentese convencional.

P População/problema	=	mulheres grávidas (primeiro trimestre)
I Index test (*teste índice*)	=	rastreamento com ultrassom de translucência nucal mais bioquímica sérica
C Comparador/controle	=	amniocentese convencional
O Outcome (*desfecho*)	=	diagnóstico acurado (medido pela sensibilidade e especificidade para síndrome de Down – trissomia do 21)

Questão:

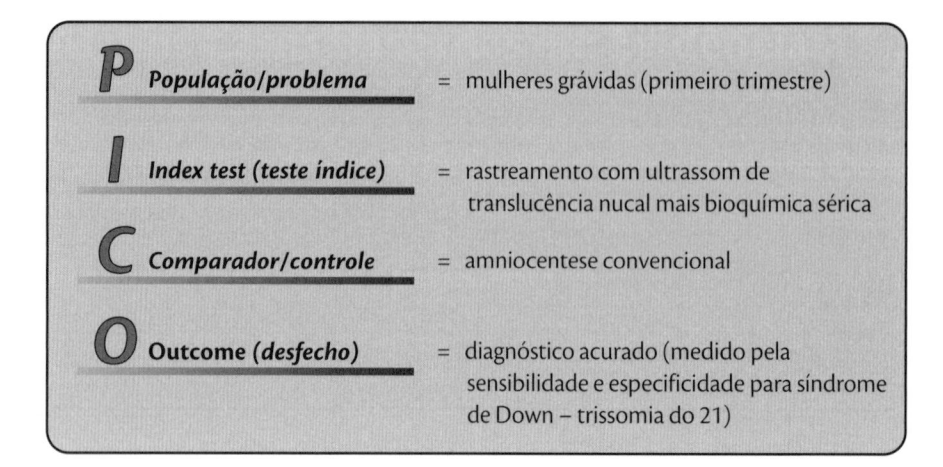

"Em mulheres grávidas, o teste de rastreamento com ultrassom de translucência nucal mais bioquímica sérica no primeiro trimestre é tão acurado (isto é, com sensibilidade e especificidade iguais ou melhores) quanto a amniocentese convencional para diagnóstico da síndrome de Down?"

Exemplo 2

Como parte de sua avaliação clínica de idosos há um teste de audição. Em uma discussão na cafeteria do hospital, você descobre que alguns colegas simplesmente fazem perguntas aos pacientes, enquanto outros utilizam um diapasão, mas você argumenta que um simples teste de voz sussurrada é muito preciso. Desafiado a sustentar o argumento com evidências, você promete fazer uma pesquisa na literatura antes do próximo encontro diário.

Desenvolva uma questão para pesquisa clínica usando PICO para ajudá-lo na sua pesquisa da literatura:

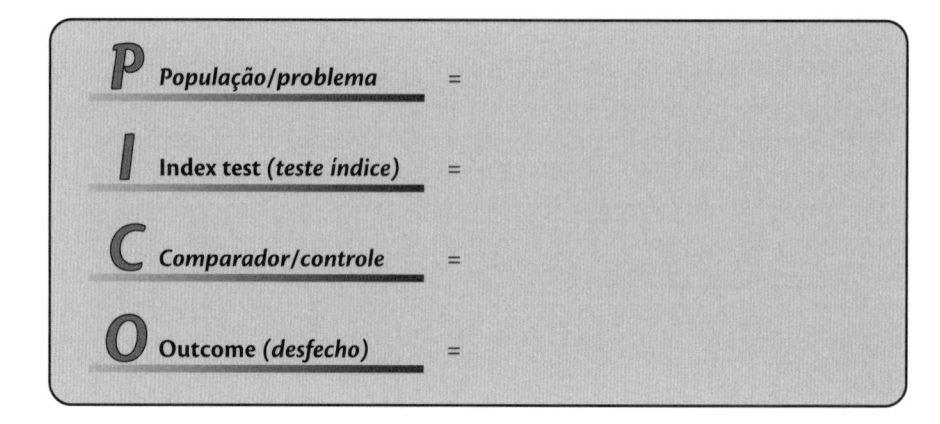

P População/problema	=	
I Index test (*teste índice*)	=	
C Comparador/controle	=	
O Outcome (*desfecho*)	=	

Questão:

Prognóstico (predição)

Questões sobre *prognóstico (predição)* se concentram em quão provável é um desfecho para uma população com determinadas características (fatores de risco), como a probabilidade de que um homem que apresenta dor torácica atípica sofra falência cardíaca ou morte súbita nos próximos dias, ou a previsão de morbidade e mortalidade para uma pessoa com diagnóstico de câncer de cólon.

Exemplo 1

As convulsões na infância são comuns e assustadoras para os pais, e a decisão quanto ao início de tratamento profilático após a primeira crise é difícil. Para ajudar os pais a decidir, você precisa explicar o risco de outras convulsões após um episódio único de causa desconhecida.

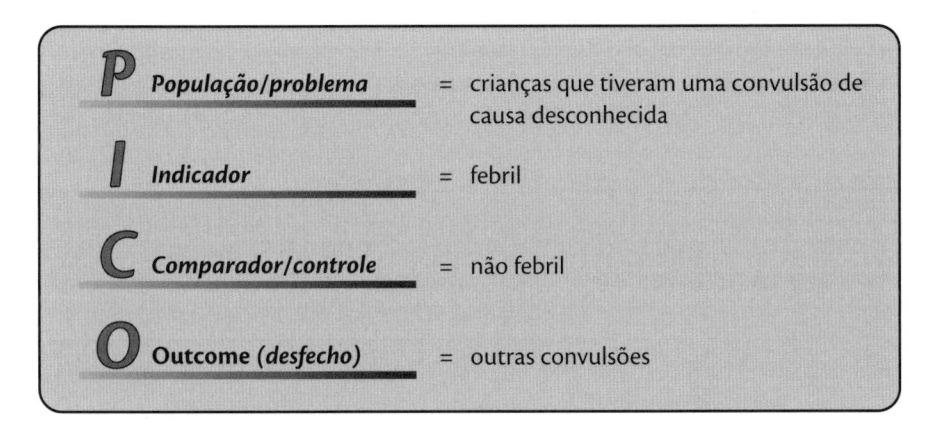

P *População/problema*	=	crianças que tiveram uma convulsão de causa desconhecida
I *Indicador*	=	febril
C *Comparador/controle*	=	não febril
O *Outcome (desfecho)*	=	outras convulsões

Questão:

"Em crianças que tiveram uma convulsão de causa desconhecida (associada ou não a febre), qual é o risco a longo prazo de outras convulsões?"

Contudo, note que muitas questões sobre prognóstico iniciam com a população ou problema e o desfecho apenas (isto é, consistem apenas de um "P" e um "O"). Isso acontece porque a maioria dos estudos de prognóstico está associada a populações relativamente amplas em vez de aprofundar-se para comparar os subgrupos. Para o exemplo acima, a questão poderia então também ser expressa desta forma:

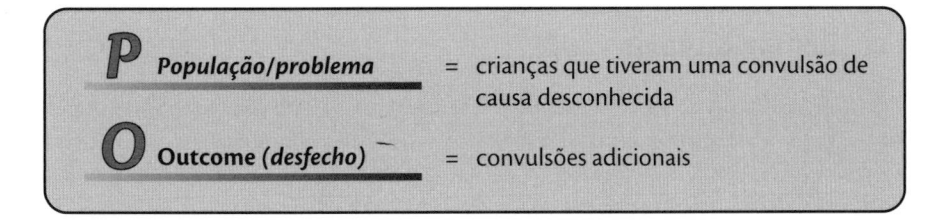

P *População/problema*	=	crianças que tiveram uma convulsão de causa desconhecida
O *Outcome (desfecho)*	=	convulsões adicionais

Questão:

"Em crianças que tiveram uma convulsão de causa desconhecida, qual é o risco a longo prazo de outras convulsões?"

Formular a questão dessa maneira (apenas PO) forneceria informação suficiente para encontrar estudos relevantes sobre o assunto, incluindo qualquer um que compare crianças que tiveram uma convulsão prévia com aquelas que não tiveram. Além disso, poderíamos desejar refinar o prognóstico com base em uma série de características (ou indicadores), como, por exemplo, se a criança estava febril, a duração da convulsão, a idade da criança. O PO nos fornece uma base inicial, que o PICO pode refinar.

Exemplo 2

O Sr. Tomás, que tem 58 anos de idade, diagnosticou corretamente a sua massa inguinal como uma hérnia. Ele está consultando para confirmar o diagnóstico e obter informações sobre as consequências do problema. Você menciona a possibilidade de estrangulamento e o homem pergunta: "Qual a probabilidade de isso acontecer?" Você responde que é "muito improvável" (o que é tudo que você sabe no momento), mas diz que tentará descobrir com mais precisão.

Desenvolva uma questão para pesquisa clínica usando PICO para ajudá-lo a dar detalhes mais precisos ao Sr. Tomás sobre seu prognóstico:

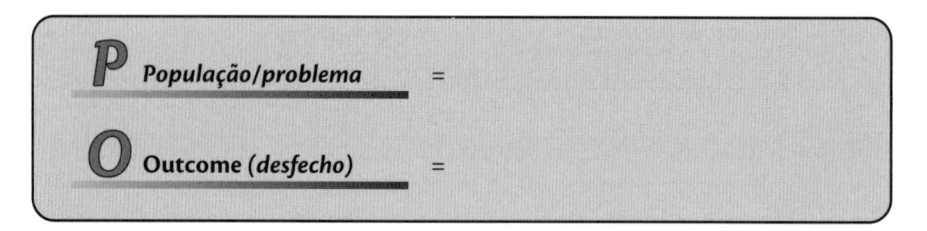

P População/problema =

O Outcome (*desfecho*) =

Questão:

_____

_____

Frequência ou taxa

Questões sobre *frequência (prevalência)* dizem respeito a quantas pessoas na população têm uma doença ou problema de saúde, tal como a frequência de problemas auditivos em crianças ou a prevalência de doença de Alzheimer em pessoas com mais de 70 anos. Se a questão também incluir um período de tempo, como para casos de influenza no inverno *versus* verão, ela se torna uma questão sobre *taxa (incidência)*.

Da mesma maneira que já vimos para questões de prognóstico, como questões de frequência e taxa se relacionam com populações inteiras, elas geralmente podem ser formuladas em termos dos componentes "P" e "O" apenas.

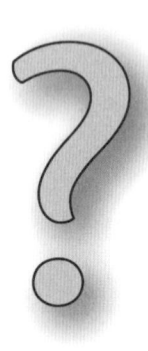

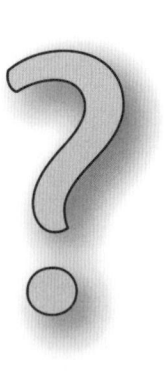

Exemplo 1

Mabel é um bebê de seis semanas de idade em seu acompanhamento de rotina. Ela nasceu prematuramente com 35 semanas. Os pais questionam sobre as chances de ela desenvolver problemas auditivos, já que amigos deles tiveram um bebê prematuro com surdez detectada mais tarde.

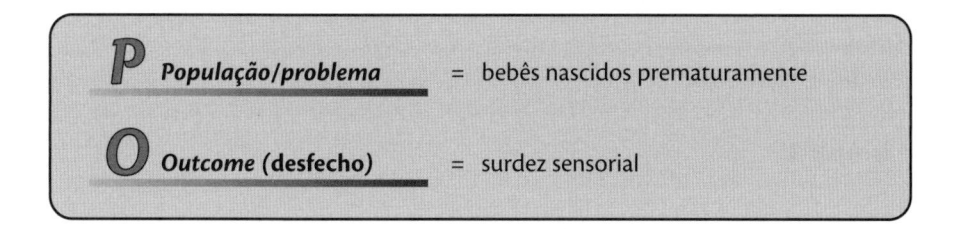

> **P** População/problema = bebês nascidos prematuramente
>
> **O** Outcome (desfecho) = surdez sensorial

Questão:

"Em bebês nascidos prematuramente, qual é a frequência de surdez sensorial?"

Exemplo 2

A Sra. Silva tem dor lombar aguda. Ela nunca sentiu essa dor antes e está convencida de que deve ser causada por algo realmente grave. Você coleta a história e a examina, mas não encontra indicadores de uma condição clínica mais grave. Você a tranquiliza, pois a maioria dos episódios de dor lombar aguda não é grave, mas ela ainda não está convencida.

Desenvolva uma questão para pesquisa clínica usando PICO para ajudar a tranquilizar a Sra. Silva:

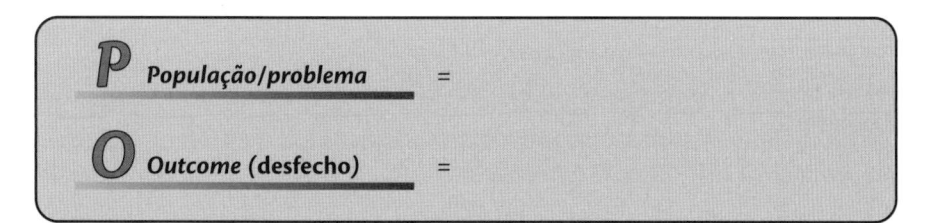

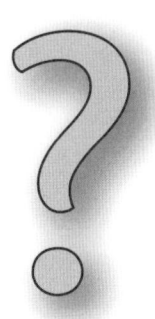

> **P** População/problema =
>
> **O** Outcome (desfecho) =

Questão:

_____
_____
_____

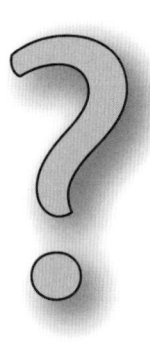

Fenômenos

Questões sobre *fenômenos* ou *conceitos* podem se relacionar com vários aspectos da prática clínica, como exame físico, coleta da história clínica ou barreiras para a participação bem-sucedida em cuidados de saúde.

Mais uma vez, tais questões costumam envolver apenas uma população (P) e um desfecho (O), e esse desfecho costuma ser uma categoria ampla (por exemplo, ideias, crenças ou preocupações).

Exemplo 1

Maria está preocupada com o filho de três anos de idade. Ele está com febre. Após examiná-lo, você conclui que a criança provavelmente tem uma infecção viral. Maria pergunta: "E se ele tiver febre novamente durante a noite, doutor?" Você quer entender as principais preocupações subjacentes da mãe para poder tranquilizá-la.

Desenvolva uma questão para pesquisa clínica usando PICO para ajudá-lo a responder a essa questão:

> **P** População/problema = mães de crianças com febre
>
> **O** Outcome (*desfecho*) = preocupações principais

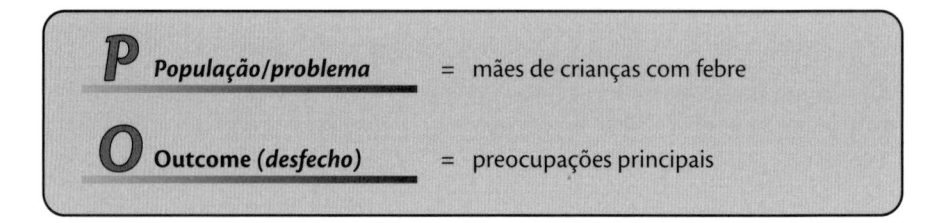

Questão:

"Para mães de crianças com febre, quais são as preocupações principais?"

Exemplo 2

Ao repetir uma prescrição para um paciente, ele diz que se lembra de tomar os comprimidos ajustando um alarme no telefone celular. Você começa a se perguntar sobre os métodos que os pacientes utilizam para lembrar de tomar as medicações.

Desenvolva uma questão para pesquisa clínica usando PICO para ajudá-lo a responder a essa questão:

> **P** População/problema =
>
> **O** Outcome (*desfecho*) =

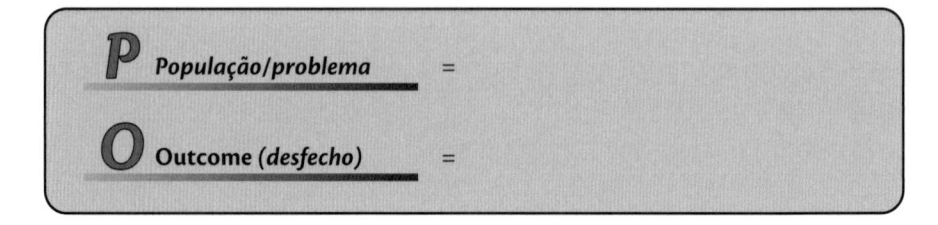

Suas próprias questões

Escreva aqui o problema clínico que você descreveu antes (página 32):

_____
_____
_____

Identifique o tipo de questão de que se trata (circule a resposta):

Intervenção   Etiologia/   Diagnóstico   Prognóstico/   Frequência/   Fenômeno
              risco   predição   taxa

Agora construa uma questão para pesquisa usando PICO:

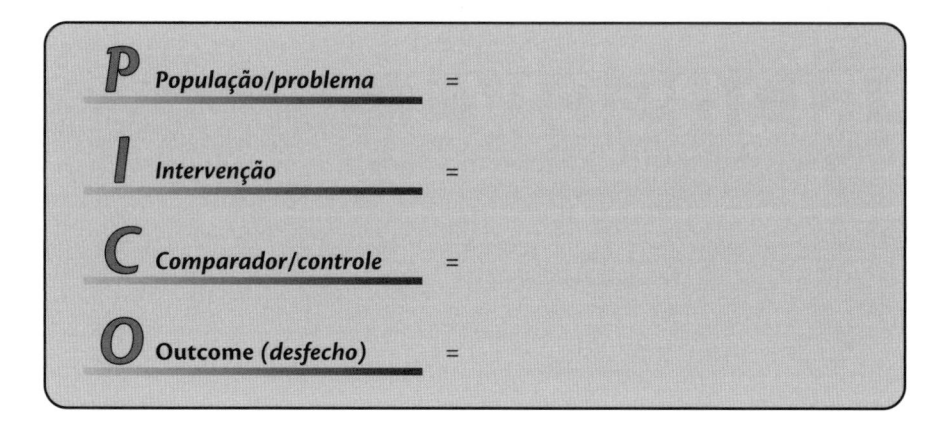

> **P** *População/problema* =
>
> **I** *Intervenção* =
>
> **C** *Comparador/controle* =
>
> **O** *Outcome (desfecho)* =

Questão:

_____
_____
_____

Suas próprias questões

Escreva um segundo problema clínico que interessa a você:

_____

_____

_____

Identifique o tipo de questão de que se trata (circule a resposta):

Intervenção   Etiologia/   Diagnóstico   Prognóstico/   Frequência/   Fenômeno
             risco   predição   taxa

Agora construa uma questão para pesquisa usando PICO:

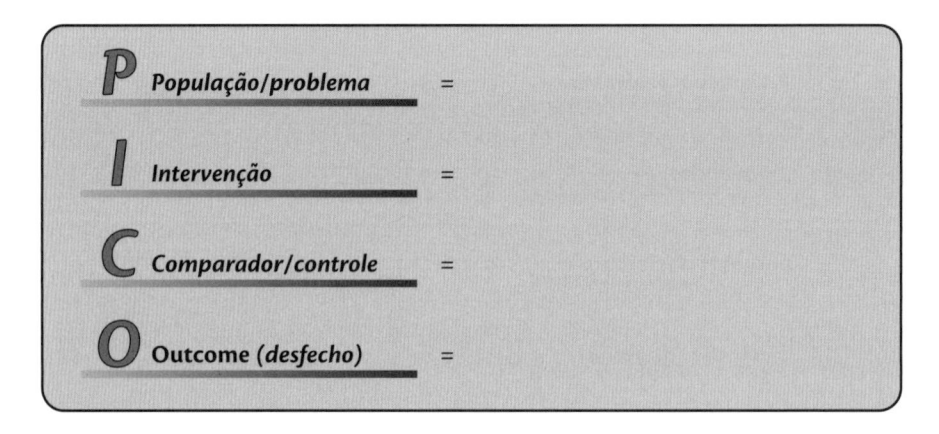

P População/problema =

I Intervenção =

C Comparador/controle =

O Outcome (*desfecho*) =

Questão:

_____

_____

_____

Questionário: Formular questões clínicas

1. **Qual(is) das seguintes questões você acha que pode(m) ser respondida(s) por pesquisa?**
   a. Qual é o sentido da vida?
   b. Qual é o risco de autismo após vacinação para sarampo?
   c. Qual é o melhor tratamento para osteoartrite?
   d. Por que os pacientes não tomam as medicações prescritas?

2. **Qual é o comparador implícito nas seguintes questões?**
   a. O fito terápico "*Black cohosh*" ajuda nos sintomas menopáusicos?
   b. Homocisteína elevada significa risco aumentado de doença cardiovascular?
   c. Em pacientes saudáveis, a urina turva sugere uma infecção do trato urinário?

3. **As alternativas seguintes são títulos de uma mesma edição do BMJ. Veja se você consegue descobrir o PICO a partir dos títulos. Que partes estão faltando? Qual é o tipo de questão de cada uma delas e que tipo de estudo foi usado para respondê-las?**
   a. Efetividade da descontinuação do tratamento antibiótico após três dias *versus* oito dias em pneumonia adquirida na comunidade leve a moderada-grave: estudo randomizado, duplo-cego.
   b. Personalidade, estilo de vida e risco de doença cardiovascular e câncer: seguimento de uma coorte baseada na população.
   c. Coloração do vômito biliar na obstrução intestinal no recém-nascido: estudo de questionário.
   d. Efeito da cirurgia de *bypass* coronariano sem circulação extracorpórea em desfechos clínicos, angiográficos, neurocognitivos e de qualidade de vida: ensaio controlado randomizado.

As respostas a este questionário estão na seção "Respostas", na Parte 4 deste livro.

Notas

PCBE Passo 2: Buscar a Melhor Evidência

Que delineamentos de estudo você deveria procurar?

Em PCBE Passo 1 (Formular uma questão que possa ser respondida), vimos que a maioria das questões clínicas podem ser classificadas como sendo sobre intervenção, etiologia e fatores de risco, diagnóstico, prognóstico, frequência e taxa ou fenômenos.

Os tipos de estudo que fornecem a melhor evidência são diferentes para os diversos tipos de questões. Em todos os casos, contudo, a melhor evidência vem de estudos em que os métodos usados maximizam as chances de eliminação de vieses. (O problema do viés é discutido em detalhes em PCBE Passo 3: Avaliar criticamente a evidência.) Os delineamentos de estudo que melhor se adaptam aos diferentes tipos de questões são os seguintes:

Passos na PCBE

1. Formular uma questão que possa ser respondida.
2. Buscar a melhor evidência de desfechos disponível.
3. Avaliar criticamente a evidência (descobrir o quanto é boa e o seu significado).
4. Aplicar a evidência (integrar os resultados com a experiência clínica e as preferências do paciente).

Questão	Melhores delineamentos de estudos*	Descrição
INTERVENÇÃO	Ensaio controlado randomizado (ECR)	Os indivíduos são alocados de forma randomizada para grupo de tratamento ou controle e os desfechos são avaliados.
ETIOLOGIA E FATORES DE RISCO	ECR	Como as questões de etiologia são semelhantes às de intervenção, o tipo de estudo ideal é um ECR. Porém, não costuma ser ético nem prático conduzir tais ensaios para avaliar desfechos prejudiciais.
	Estudo de coorte	Os desfechos são comparados para grupos equiparados com e sem exposição ou fator de risco (estudo prospectivo).
	Estudo de caso-controle	Os indivíduos com e sem o desfecho de interesse são comparados quanto à exposição ou fator de risco prévios (estudo retrospectivo).
FREQUÊNCIA E TAXA	Estudo de coorte	Conforme acima.
	Estudo transversal	Medida da condição em uma amostra populacional representativa (preferivelmente randomizada).
DIAGNÓSTICO	Estudo transversal com amostra randomizada ou consecutiva	Preferivelmente uma comparação independente e cega com um teste padrão-ouro.
PROGNÓSTICO E DETECÇÃO	Estudo de coorte/ sobrevida	Acompanhamento a longo prazo de uma coorte representativa.

* As descrições desses tipos de estudo estão no "Glossário", na Parte 4 deste livro. Em cada caso, uma revisão sistemática de todos os estudos disponíveis é melhor do que um estudo individual.

Como reconhecer os diferentes tipos de estudo

Todos estes delineamentos de estudo têm componentes semelhantes (como seria de esperar em função do PICO; consulte o gráfico GATE adiante):

- uma população definida, a partir da qual os grupos de indivíduos são estudados;
- intervenções ou exposições que são aplicadas aos diferentes grupos de indivíduos;
- desfechos que são medidos.

O fato de o pesquisador mudar ativamente um fator ou utilizar uma intervenção determina se o estudo é considerado observacional (envolvimento passivo do pesquisador) ou experimental (envolvimento ativo do pesquisador).

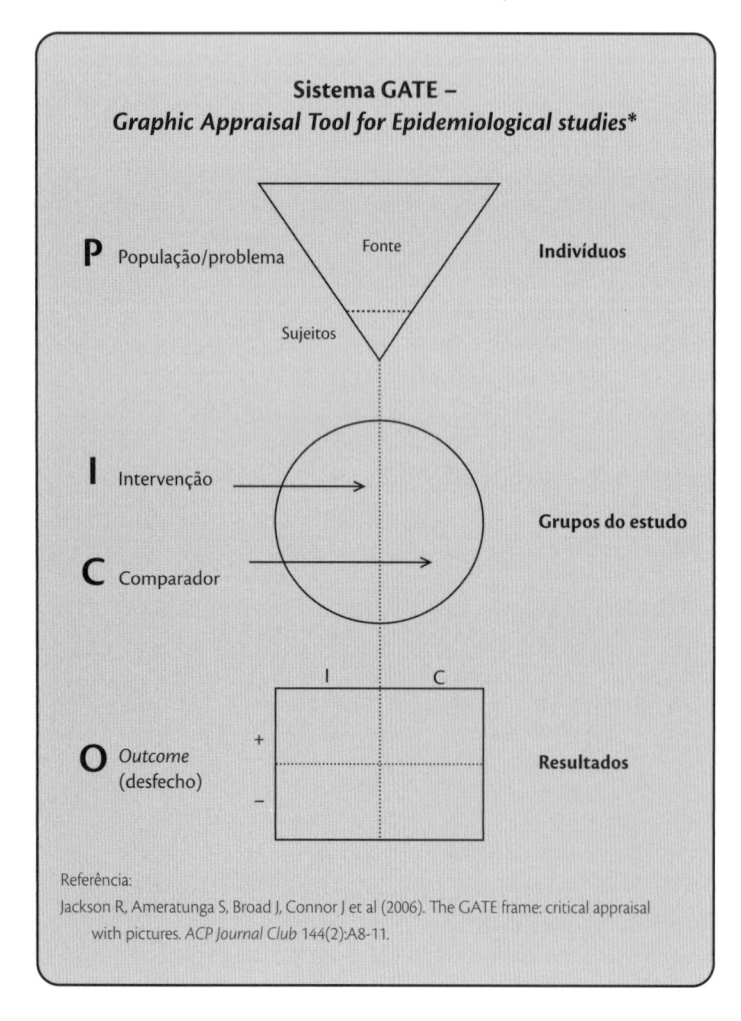

Os **estudos experimentais** são semelhantes aos experimentos em outras áreas da ciência. Isto é, os indivíduos são alocados para dois ou mais grupos para receber uma intervenção ou exposição e são então acompanhados sob condições cuidadosamente controladas. Tais ensaios controlados, especialmente se randomizados e cegados, têm o potencial de controlar a maioria dos vieses que podem ocorrer em estudos científicos. Porém, se isso realmente ocorre depende da qualidade de delineamento e implementação do estudo, como veremos na seção sobre avaliação crítica neste livro de exercícios (consulte a PCBE Passo 3).

Os **estudos observacionais** investigam e registram exposições (por exemplo, intervenções ou fatores de risco) e observam os desfechos (como doenças) à medida que ocorrem. Tais estudos podem ser puramente descritivos ou mais analíticos:

- Os estudos analíticos incluem estudos de caso-controle, estudos de coorte e alguns estudos populacionais (transversais). Todos esses estudos incluem grupos pareados de indivíduos e avaliam associações entre exposições e desfechos.
- Os estudos descritivos incluem relatos de caso, séries de casos e alguns estudos transversais, que medem a frequência de vários fatores e, consequentemente, o tamanho do problema. Eles podem algumas vezes também incluir trabalho analítico (comparação de fatores).

Sistema GATE –
Graphic Appraisal Tool for Epidemiological studies*

P População/problema — Fonte — Indivíduos
 — Sujeitos
I Intervenção
C Comparador — Grupos do estudo
O Outcome (desfecho) — Resultados

Referência:
Jackson R, Ameratunga S, Broad J, Connor J et al (2006). The GATE frame: critical appraisal with pictures. *ACP Journal Club* 144(2):A8-11.

---

*N. de T. Ferramenta de avaliação gráfica para estudos epidemiológicos.

A figura a seguir mostra os diferentes tipos de estudos arranjados em uma hierarquia descendente do que apresenta menos viés (acima) até o que tem mais viés (abaixo). Uma breve descrição de cada tipo de estudo é apresentada no Glossário, na Parte 4 deste livro.

Hierarquia de delineamentos de estudos de intervenção

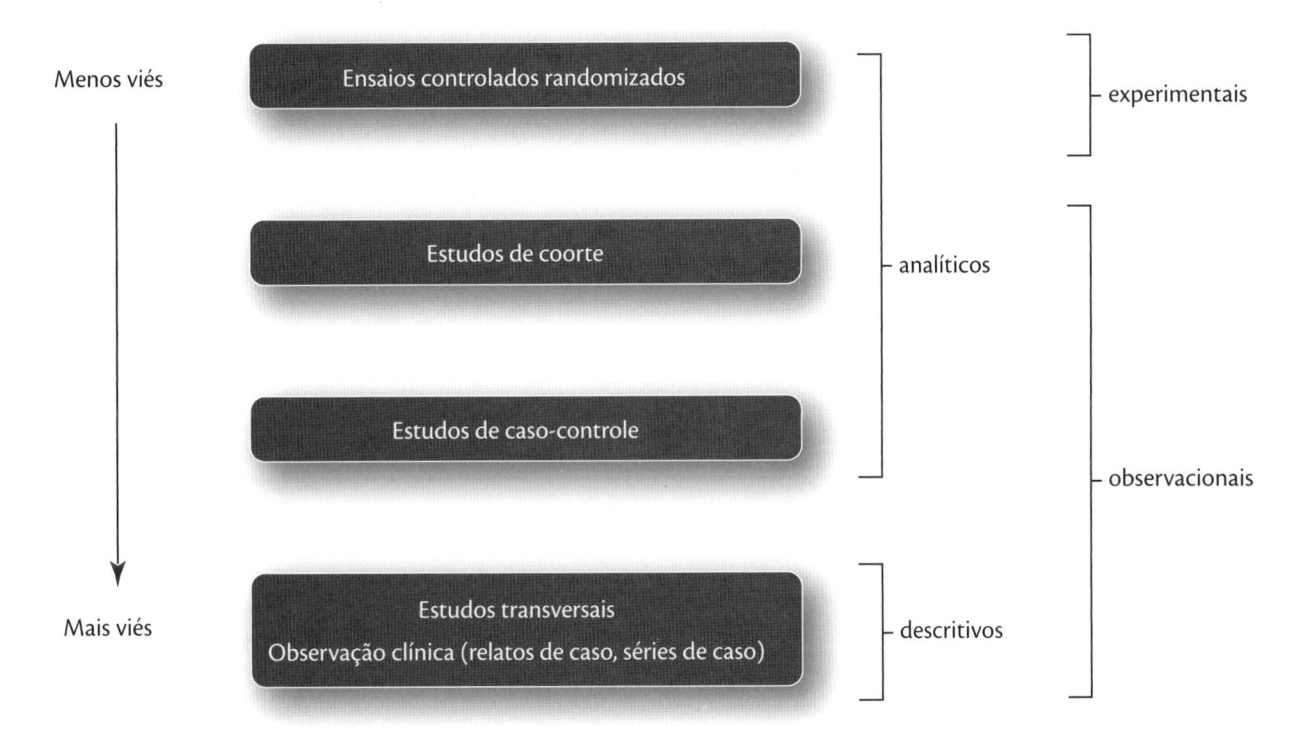

Menos viés → Ensaios controlados randomizados — experimentais

Estudos de coorte ⎤
Estudos de caso-controle ⎦ analíticos — observacionais

Mais viés → Estudos transversais / Observação clínica (relatos de caso, séries de caso) — descritivos

O tipo de estudo pode geralmente ser descoberto observando-se dois fatores:

1. **A intervenção foi alocada de forma randomizada?**

    Sim ▶ ECR

    Não ▶ estudo observacional

    Os principais tipos de estudos observacionais dependem então do momento da medida do desfecho.

2. **Quando os desfechos foram determinados?**

    a. Algum tempo após a exposição ou intervenção
        ▶ estudo de coorte (estudo prospectivo).

    b. No momento da exposição ou intervenção
        ▶ estudo ou avaliação transversal.

    c. Antes da determinação da exposição
        ▶ estudo de caso-controle (estudo retrospectivo baseado na recordação da exposição).

A tabela a seguir exibe uma hierarquia de evidências que foi desenvolvida para cada tipo de questão clínica. Note que a tabela é um guia para a pesquisa, e fornece apenas uma avaliação inicial aproximada da evidência, que pode precisar ser ajustada após a qualidade do estudo ter sido avaliada em detalhes (veremos isso com mais detalhes na PCBE Passo 3).

Designação dos níveis de evidência de acordo com o tipo de questão para pesquisa

	Nível	Intervenção[1]	Diagnóstico[2]	Prognóstico[1]	Etiologia[1,3]
Menos viés	I	Revisão sistemática de estudos de nível II	Revisão sistemática de estudos de nível II	Revisão sistemática de estudos de nível II	Revisão sistemática de estudos de nível II
	II	Ensaio controlado randomizado	Estudo transversal entre pacientes de apresentação consecutiva	Estudo coorte de inserção	Estudo de coorte prospectivo
	III	Um dos seguintes: • estudo experimental não randomizado (por exemplo, estudo de intervenção com controle pré e pós-teste) • estudo comparativo (observacional) com um grupo-controle concomitante (por exemplo, estudo de coorte, estudo de caso-controle)	Um dos seguintes: • estudo transversal entre pacientes não consecutivos • estudo diagnóstico de caso-controle	Um dos seguintes: • pacientes-controle não tratados em um ensaio controlado randomizado • estudo de coorte agrupado retrospectivamente	Um dos seguintes: • estudo de coorte retrospectivo • estudo de caso-controle (Nota: esses são os tipos de estudo mais comuns para etiologia, mas veja os estudos de nível III em intervenção para outras opções)
Mais viés	IV	Séries de casos	Séries de casos	Séries de casos ou um estudo de coorte de pacientes em diferentes estágios de doença	Estudo transversal

[1] Em raras instâncias, podem estar disponíveis evidências do tipo "tudo ou nada" para esses tipos de questões (consulte o "Glossário") e, dependendo das circunstâncias, estas podem fornecer confirmação de efetividade ou causação.

[2] Esses níveis de evidência se aplicam apenas a estudos de acurácia diagnóstica. Para avaliar a *efetividade* de um teste diagnóstico, também deve haver uma consideração do impacto do teste no manejo do paciente e em desfechos de saúde.

[3] Se for possível e/ou ético determinar uma relação causal usando-se evidência *experimental*, então pode-se usar a hierarquia de evidência "intervenção". Se apenas for possível e/ou ético determinar uma relação causal usando-se evidência observacional (por exemplo, por não ser possível alocar grupos para uma exposição potencialmente prejudicial, como radiação nuclear), então pode-se usar a hierarquia de evidência "etiologia".

Nota: para definições de delineamentos de estudos, consulte o "Glossário", na Parte 4 deste livro.

Fonte: modificado da página eletrônica do Centre for Evidence-Based Medicine (Oxford) (http://www.cebm.net/levels_of_evidence.asp) e do National Health and Medical Research Council (Austrália) (http://www.nhmrc.gov.au).

Exercícios: Delineamentos de estudos

Leia os resumos de estudos publicados a seguir e responda às questões após cada estudo.

Resumo 1

Voutilainen S, Rissanen TH, Virtanen J, Lakka TA, Salonen JT (2001). A baixa ingestão de folato na dieta está associada a um excesso de incidência de eventos coronarianos agudos: The Kuopio Ischemic Heart Disease Risk Factor Study. *Circulation* 103(22):2674-2680.

Fundamento: embora vários estudos prospectivos tenham demonstrado que a baixa ingestão de folato e os baixos níveis circulantes de folato estejam associados a risco aumentado de doença arterial coronariana (DAC), os achados não são consistentes.

Métodos e resultados: estudamos as associações da ingestão dietética de folato, vitamina B6 e vitamina B12 com o risco de eventos coronarianos agudos em um estudo de coorte prospectivo de 1980 de homens finlandeses com idade entre 42 e 60 anos, examinados entre 1984 e 1989 no Kuopio Ischemic Heart Disease Risk Factor Study. As ingestões de nutrientes foram avaliadas por meio de um registro alimentar de 4 dias. Durante um período de acompanhamento médio de 10 anos, ocorreram 199 eventos coronarianos agudos. Em um modelo de risco proporcional de Cox ajustado para 21 fatores de risco convencionais e nutricionais para DAC, os homens no quintil mais alto de ingestão de folato tiveram um risco relativo de eventos coronarianos agudos de 0,45 (IC 95% 0,25 a 0,81, P = 0,008) em comparação com os homens no quintil mais baixo. Essa associação foi mais forte em não fumantes e em usuários de pequenas quantidades de álcool do que em fumantes e em usuários de quantidades maiores de álcool. Uma ingestão dietética elevada de vitamina B6 não teve associação significativa e a de vitamina B12 teve uma fraca associação com um risco reduzido de eventos coronarianos agudos.

Conclusões: o presente trabalho em homens de meia-idade livres de DAC é o primeiro estudo de coorte prospectivo a observar uma associação inversa significativa entre ingestões de folato quantitativamente avaliadas como moderadas a altas e a incidência de eventos coronarianos agudos em homens. Nossos achados fornecem suporte adicional em favor de um papel para o folato na promoção de boa saúde cardiovascular.

Questão	Resposta
1. Qual a questão (PICO) do estudo?	P
	I
	C
	O
2. Qual o propósito do estudo?	
3. Que tipo primário de estudo forneceria a evidência de maior qualidade para responder à questão?	
4. Qual o melhor tipo de estudo que também pode ser feito?	
5. Qual o tipo de estudo usado?	

> **Resumo 2**

Lonn E et al for the Heart Outcome Prevention Evaluation (HOPE) 2 Investigators (2006). Redução de homocisteína com ácido fólico e vitaminas B em doença vascular. *New England Journal of Medicine* 354(15):1567-1577.

Fundamento: em estudos observacionais, níveis mais baixos de homocisteína estão associados com taxas menores de doença arterial coronariana e AVC. Ácido fólico e vitaminas B6 e B12 reduzem os níveis de homocisteína. Avaliamos se a suplementação reduz o risco de eventos cardiovasculares maiores em pacientes com doença vascular.

Métodos: alocamos de maneira randomizada 5.522 pacientes com idade de 55 anos ou mais que tinham doença vascular ou diabete para tratamento diário com a combinação de 2,5 mg de ácido fólico, 50 mg de vitamina B6 e 1 mg de vitamina B12 ou com placebo por uma média de cinco anos. O desfecho primário foi um composto de morte por causas cardiovasculares, infarto do miocárdio e AVC.

Resultados: os níveis plasmáticos médios de homocisteína diminuíram em 2,4 micromoles por litro (0,3 mg/litro) no grupo de tratamento ativo e aumentaram em 0,8 micromoles por litro (0,1 mg/litro) no grupo placebo. Eventos de desfecho primário ocorreram em 519 pacientes (18,8%) designados para a terapia ativa e em 547 (19,8%) designados para placebo (risco relativo [RR] 0,95; intervalo de confiança [IC] 95% 0,84 a 1,07; P = 0,41). Em comparação com o placebo, o tratamento ativo não diminuiu de maneira significativa o risco de morte por causas cardiovasculares (risco relativo 0,96; IC 95% 0,81 a 1,13), infarto do miocárdio (RR 0,98; IC 95% 0,85 a 1,14), ou qualquer dos desfechos secundários. Menos pacientes alocados para o tratamento ativo, em comparação com placebo, tiveram AVC (RR 0,75; IC 95% 0,59 a 0,97). Mais pacientes no grupo de tratamento ativo foram hospitalizados por angina instável (RR 1,24; IC 95% 1,04 a 1,49).

Conclusões: suplementos combinando ácido fólico e vitaminas B6 e B12 não reduziram o risco de eventos cardiovasculares maiores em pacientes com doença vascular.

Questão	Resposta
1. Qual a questão (PICO) do estudo?	P
	I
	C
	O
2. Qual o propósito do estudo?	
3. Que tipo primário de estudo forneceria a evidência de maior qualidade para responder à questão?	
4. Qual o melhor tipo de estudo que também pode ser feito?	
5. Qual o tipo de estudo usado?	

Resumo 3

Fitzpatrick MF, Martin K, Fossey E, Shapiro CM et al (1993). Ronco, asma e transtornos do sono na Grã-Bretanha: um levantamento baseado na comunidade. *European Respiratory Journal* 6(4):531-535.

Foi enviado um questionário para uma amostra aleatória de adultos em oito localidades da Grã-Bretanha, para investigar a prevalência de roncos, asma e queixas relacionadas ao sono em adultos britânicos baseados na comunidade. Dos 1.478 que responderam (831 mulheres, 647 homens; média ± DP para idade de 45 ± 18 anos), 37% relataram roncos pelo menos ocasionalmente, e 11% relataram roncos em pelo menos quatro noites por semana (roncadores frequentes). Os roncadores frequentes relataram passar menos tempo adormecidos à noite, cair no sono acidentalmente durante o dia com maior frequência, tirar sonecas planejadas durante o dia e cair no sono ao dirigir ou operar máquinas com maior frequência em relação aos outros entrevistados.

Utilizando análise de regressão logística ordinal para controlar idade e sexo dos entrevistados, tanto o sono diurno acidental quanto as sonecas diurnas planejadas foram mais comuns nos roncadores frequentes em relação aos outros entrevistados. Seis por cento de todos os entrevistados e 6% daqueles com menos de 40 anos relataram ter asma (asmáticos). Sete por cento dos entrevistados com menos de 40 anos relataram sibilância em três ou mais ocasiões por ano e receberam prescrição de broncodilatadores orais ou inalatórios (sibilantes jovens).

Questão	Resposta
1. Qual a questão (PICO) do estudo?	P
	I
	C
	O
2. Qual o propósito do estudo?	
3. Que tipo primário de estudo forneceria a evidência de maior qualidade para responder à questão?	
4. Qual o melhor tipo de estudo que também pode ser feito?	
5. Qual o tipo de estudo usado?	

Resumo 4

Chen SM, Chang MH, Du JC, Lin CC, Chen AC et al, Taiwan Infant Stool Color Card Study Group (2006). Rastreamento para atresia biliar com cartão de coloração das fezes de recém-nascidos em Taiwan. *Pediatrics* 117(4):1147-1154.

Objetivo: objetivamos detectar a atresia biliar (AB) em recém-nascidos para prevenção de dano hepático adicional em função do atraso no encaminhamento e no tratamento cirúrgico e para investigação da taxa de incidência de AB em Taiwan.

Métodos: foi realizado um estudo piloto para rastrear a coloração das fezes em recém-nascidos para detecção precoce de AB de março de 2002 a dezembro de 2003. Desenvolvemos um "cartão de coloração das fezes de recém-nascidos" com 7 números de diferentes quadros de cores e anexamos ao folheto de saúde da criança. Os pais foram solicitados a observar a coloração das fezes dos recém-nascidos usando esse cartão. A equipe médica verificaria o número que os pais escolheram, de acordo com a coloração das fezes de seus filhos com 1 mês de idade, durante a consulta de rotina, e então mandaria o cartão de volta para o centro de registro de cartões de coloração das fezes.

Resultados: a taxa média de retorno foi de aproximadamente 65,2% (78.184 recém-nascidos). Um total de 29 recém-nascidos receberam o diagnóstico de AB, e 26 foram rastreados pelo cartão de coloração das fezes antes dos 60 dias de idade. A sensibilidade, a especificidade e o valor preditivo positivo foram de 89,7%, 99,9% e 28,6%, respectivamente. Dezessete (58,6%) recém-nascidos com AB foram submetidos a uma cirurgia de Kasai dentro do período de 60 dias de idade. A incidência estimada de AB em recém-nascidos rastreados foi de 3,7 por 10.000.

Conclusões: o cartão de coloração das fezes foi um método de rastreamento em massa simples, eficiente e aplicável para o diagnóstico e manejo precoce da AB. O programa também pode ajudar a estimar a incidência e a criar um registro desses pacientes.

Questão	Resposta
1. Qual a questão (PICO) do estudo?	P
	I
	C
	O
2. Qual o propósito do estudo?	
3. Que tipo primário de estudo forneceria a evidência de maior qualidade para responder à questão?	
4. Qual o melhor tipo de estudo que também pode ser feito?	
5. Qual o tipo de estudo usado?	

> **Resumo 5**

Brna P, Dooley J, Gordon K, Dewan T (2005). O prognóstico da cefaleia infantil: um acompanhamento de 20 anos. *Archives of Pediatric and Adolescent Medicine* 159:1157-60.

Fundamento: cefaleias afetam a maioria das crianças e são a terceira maior causa de absenteísmo escolar relacionado a doenças. Embora o desfecho a curto prazo para a maioria das crianças pareça favorável, poucos estudos relataram os desfechos a longo prazo.

Objetivo: avaliar o prognóstico a longo prazo de cefaleias infantis 20 anos após o diagnóstico inicial em uma coorte de crianças do Canadá Atlântico que tiveram cefaleias diagnosticadas em 1983.

Métodos: 95 pacientes com cefaleias que consultaram um dos autores em 1983 foram previamente estudados em 1993. Os 77 pacientes contatados em 1993 foram revisados em 2003. Foi utilizado um protocolo de entrevista padronizado.

Resultados: 60 (78%) de 77 pacientes responderam (60 dos 95 da coorte original). Na revisão de 2003, 16 (27%) estavam livres da cefaleia, 20 (33%) tinham cefaleias do tipo tensional, 10 (17%) tinham enxaqueca e 14 (23%) tinham enxaqueca e cefaleias do tipo tensional. Ter mais de um tipo de enxaqueca foi mais prevalente do que no diagnóstico ou seguimento inicial (P < 0,001), e o tipo de cefaleia variou ao longo do tempo.

Conclusões: 20 anos após o diagnóstico de cefaleia pediátrica, a maioria dos pacientes continua a ter cefaleia, embora a classificação da cefaleia costume mudar ao longo do tempo.

Questão	Resposta
1. Qual a questão (PICO) do estudo?	P
	I
	C
	O
2. Qual o propósito do estudo?	
3. Que tipo primário de estudo forneceria a evidência de maior qualidade para responder à questão?	
4. Qual o melhor tipo de estudo que também pode ser feito?	
5. Qual o tipo de estudo usado?	

As respostas para esses exercícios de resumos estão na seção "Respostas", na Parte 4 deste livro.

Organização das evidências

Os tipos de estudos que estivemos procurando anteriormente, como ECRs, estudos de coorte ou estudos de acurácia diagnóstica de um teste, são todos exemplos de "pesquisa primária", enquanto uma revisão sistemática é um exemplo de "pesquisa secundária" (isto é, uma confrontação de pesquisas primárias para fornecer um esclarecimento mais aprofundado em determinado tópico).

Em seu artigo sobre a evolução "4S" dos serviços de busca da melhor evidência atualizada, Brian Haynes descreve quatro níveis de organização das evidências de pesquisas (consulte o quadro).

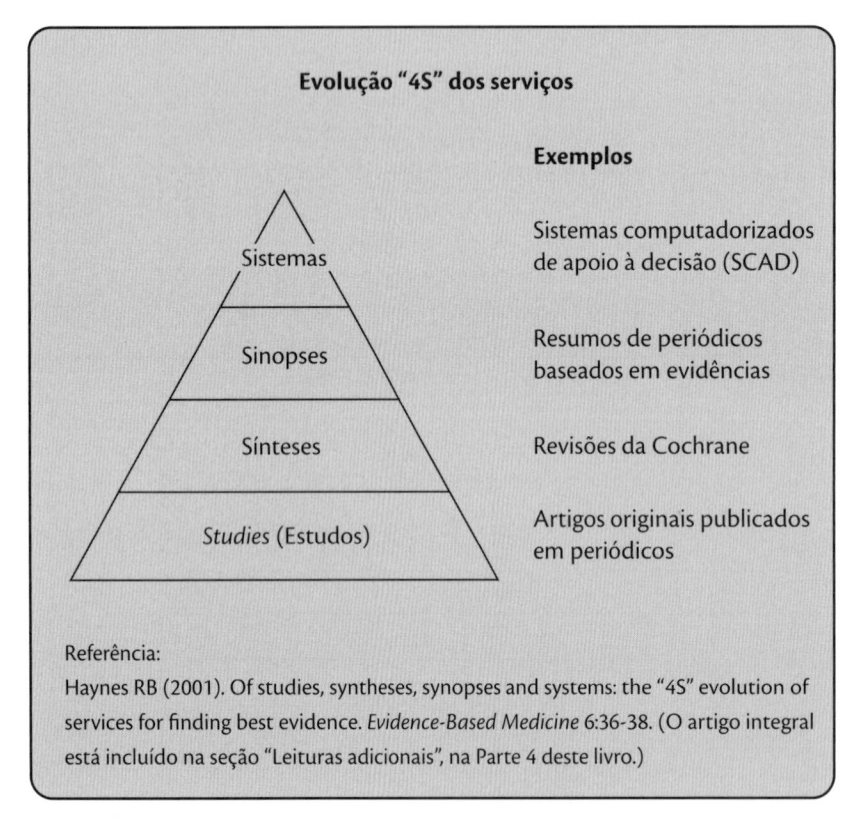

Evolução "4S" dos serviços

Nível	Exemplos
Sistemas	Sistemas computadorizados de apoio à decisão (SCAD)
Sinopses	Resumos de periódicos baseados em evidências
Sínteses	Revisões da Cochrane
Studies (Estudos)	Artigos originais publicados em periódicos

Referência:
Haynes RB (2001). Of studies, syntheses, synopses and systems: the "4S" evolution of services for finding best evidence. *Evidence-Based Medicine* 6:36-38. (O artigo integral está incluído na seção "Leituras adicionais", na Parte 4 deste livro.)

Nessa representação, os estudos de pesquisa primária (ECRs, estudos de coorte, estudos de acurácia diagnóstica, etc.) estão na base do triângulo. Acima deles estão três níveis de pesquisa secundária (isto é, confrontações de evidências de estudos primários) em ordem ascendente de utilidade para os atarefados médicos. Infelizmente, o nível mais alto, que Haynes chamou de "sistemas", ainda não está muito bem desenvolvido, embora existam algumas tentativas de avançar a organização da evidência clínica nessa direção.

Contudo, existem alguns exemplos úteis do próximo nível (sinopses), como o ACP Journal Club, as séries de periódicos Evidence-Based Medicine e o Clinical Evidence do BMJ. Informação adicional e exemplos dessas sinopses estão na Parte 4 deste livro de exercícios. Elas são fontes úteis de informação para os ocupados médicos, pois a tarefa de ler e assimilar a pesquisa primária e a mais detalhada pesquisa secundária já foi feita, e a conclusão é apresentada em um formato fácil de usar para embasar a tomada de decisão clínica. Outros exemplos de sínteses que são usadas para a tomada de decisão clínica são diretrizes para a prática clínica e apoios a decisões.

Abaixo das sinopses estão os relatórios mais detalhados de pesquisas secundárias, como as revisões sistemáticas encontradas na Cochrane Library. Haynes chamou isso de "sínteses".

Nesta seção, nos concentraremos nas maneiras mais rápidas de encontrar os estudos primários mais relevantes, os estudos secundários (sínteses) e, quando aplicável, sinopses para responder às questões clínicas.

Onde procurar

PubMed

Banco de dados gratuito na internet do MEDLINE da National Library of Medicine, com mais de 10 milhões de entradas para pesquisa a partir de 1966.

http://www.pubmed.gov

A seção "Clinical Queries" do PubMed é uma interface concentrada em questões com filtros para identificação dos estudos mais apropriados para questões de terapia, prognóstico, diagnóstico e etiologia. Você a encontrará no meio da lista de PubMed Services, no lado esquerdo da página principal do PubMed.

Cochrane Library

A Cochrane Library se preocupa principalmente com estudos de intervenção. Ela contém todas as revisões, ensaios e outras informações coletadas pela Cochrane Collaboration. Ela inclui os seguintes bancos de dados:

The Cochrane Database of Systematic Reviews	Revisões sistemáticas da Cochrane com mais de 2.000 revisões sistemáticas sobre todos os tópicos médicos.
The Database of Abstracts of Reviews of Effectiveness (DARE)	Resumos estruturados de revisões sistemáticas.
The Cochrane Controlled Trials Register (CENTRAL)	Registro de ensaios clínicos que foram realizados ou estão em andamento. O registro contém mais de 400.000 ensaios controlados, sendo o melhor repositório único no mundo.

O acesso à Cochrane Library é gratuito para todos os usuários no Reino Unido, Austrália e em vários outros países.*

Acesse **http://www.cochrane.org** e siga as instruções.

Clinical Evidence

A publicação do BMJ, *Clinical Evidence,* é um diretório de evidências sobre os efeitos de intervenções clínicas. Ele resume o estado atual do conhecimento, ignorância e incerteza sobre a prevenção e o tratamento de condições clínicas, com base em buscas abrangentes e avaliação da literatura (particularmente de revisões da Cochrane). *Clinical Evidence* abrange cerca de 30 especialidades e inclui mais de 200 condições médicas. É atualizado a cada seis meses e está disponível em versão impressa, em CD e *on-line* (por assinatura).

Acesse **http://www.clinicalevidence.com**

---

*N. de R.T.: O acesso é gratuito no Brasil pelo site www.bireme.br.

Outros locais úteis para pesquisa

A Elsevier publica um banco de dados disponível apenas sob assinatura intitulado EM-BASE, que contém várias citações que não estão no MEDLINE, especialmente em áreas relacionadas com o desenvolvimento e o uso de drogas.

Acesse **http://www.embase.com**

Outras fontes úteis estão listadas em "Fontes de evidência úteis", na Parte 4 deste livro.

A questão guia a busca

Na seção anterior, discutimos como dividir qualquer tipo de questão clínica em quatro componentes:

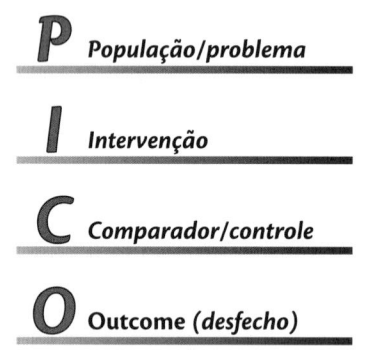

P *População/problema*

I *Intervenção*

C *Comparador/controle*

O Outcome *(desfecho)*

Agora, você pode usar esses componentes para direcionar a sua busca.

Estrutura geral de questão

(População OR sinônimo 1 OR sinônimo 2...) AND

(Intervenção OR sinônimo 1 OR sinônimo 2...) AND

(Comparador OR sinônimo 1 OR sinônimo 2...) AND

(Desfecho OR sinônimo 1 OR sinônimo 2...)

Exemplo

Questão: em adultos rastreados com teste de sangue oculto nas fezes, em comparação com o não rastreamento, há uma redução na mortalidade por câncer colorretal?

Parte da questão	Termo da questão	Sinônimos
População/problema	*Adult, human, colorectal cancer*	*Bowel cancer, colorectal neoplasm*
Intervenção	*Screening*	*Screen, early detection*
Comparador	*No screening*	–
Outcome (desfecho)	*Mortality*	*Death, survival*

Em relação aos sinônimos, você deve considerar tanto *textwords* (palavras do texto) quanto *keywords* (palavras-chave) no banco de dados em que está pesquisando. O sistema de palavras-chave do MEDLINE, que é conhecido como MeSH (Medical Subject Heading), tem uma estrutura ramificada em forma de árvore que cobre uma ampla gama de sinônimos muito rapidamente. A característica "explode" (exp) da estrutura ramificada permite que você capture uma sub-ramificação inteira de termos MeSH dentro de uma única palavra. Dessa forma, para o termo câncer colorretal da busca anterior, o termo MeSH apropriado seria:

```
colonic neoplasm (exp)
```

com o "explode" incorporando toda a ramificação MeSH abaixo de *colonic neoplasm*, conforme descrito a seguir:

```
colorectal neoplasms
    colonic polyps
        adenomatous polyposis coli
    colorectal neoplasms
        colorectal neoplasms, hereditary
        nonpolyposis
    sigmoid neopasms
```

Apesar de o sistema MeSH ser útil, ele deve complementar em vez de substituir o uso de palavras do texto, para que artigos incompletamente codificados não sejam perdidos. O MeSH pode ser acessado por meio do PubMed (leia "Como usar o PubMed" mais adiante nesta seção).

As partes da questão também podem ser representadas como um diagrama de Venn:

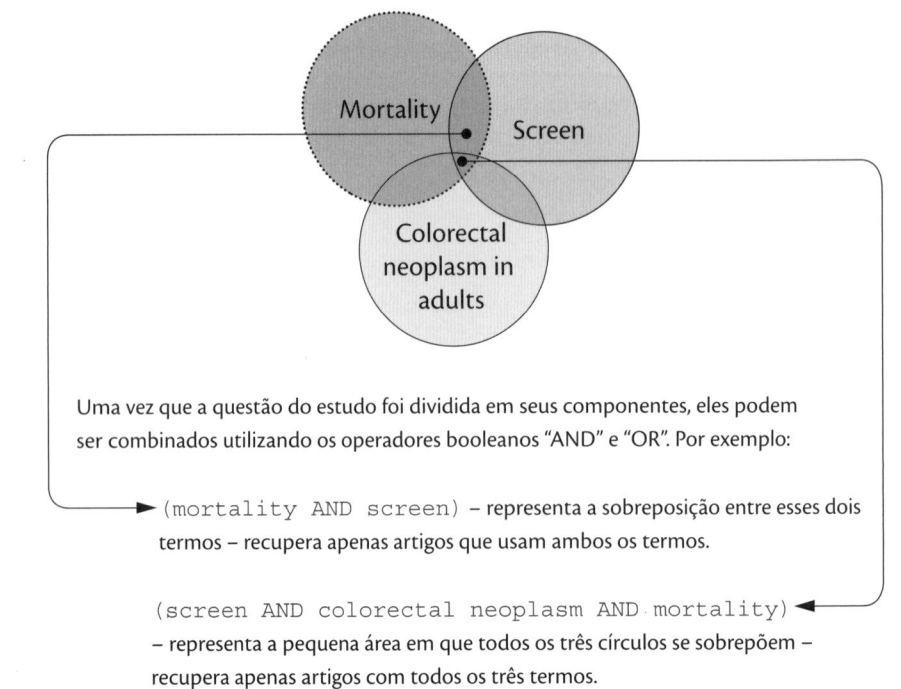

Lembre-se:

OR
Recupera todos os artigos com *alguma* das palavras

AND
Recupera apenas artigos com *ambas* as palavras

Uma vez que a questão do estudo foi dividida em seus componentes, eles podem ser combinados utilizando os operadores booleanos "AND" e "OR". Por exemplo:

`(mortality AND screen)` – representa a sobreposição entre esses dois termos – recupera apenas artigos que usam ambos os termos.

`(screen AND colorectal neoplasm AND mortality)` – representa a pequena área em que todos os três círculos se sobrepõem – recupera apenas artigos com todos os três termos.

Combinações complexas são possíveis. Por exemplo, a combinação a seguir captura todas as áreas sobrepostas entre os círculos no diagrama de Venn:

`(mortality AND screen) OR (mortality AND colorectal neoplasms) OR (screen AND colorectal neoplasms)`

Embora a sobreposição de todas as áreas da questão geralmente obtenha a melhor concentração de artigos relevantes, as outras áreas podem ainda conter muitos artigos relevantes. Dessa forma, se a combinação da doença AND o fator do estudo (círculos sólidos no diagrama de Venn) for manejável, é melhor trabalhar com isso e não restringir mais ainda, como, por exemplo, com o uso de desfechos (círculo pontilhado no diagrama de Venn anterior).

Quando a estrutura geral da questão é desenvolvida, vale a pena procurar sinônimos de cada componente.

Assim, uma pesquisa PICO completa seria:

`(screen* OR early detection) AND (colorectal cancer OR bowel cancer) AND (mortality OR death* OR survival)`

O termo *screen** é uma forma estenográfica para palavras que começam com *screen*, como, por exemplo, *screen, screened, screening*. Nota: o símbolo *wildcard* varia entre os sistemas, podendo ser um asterisco (*) ou dois pontos (:).

Dicas e táticas de busca

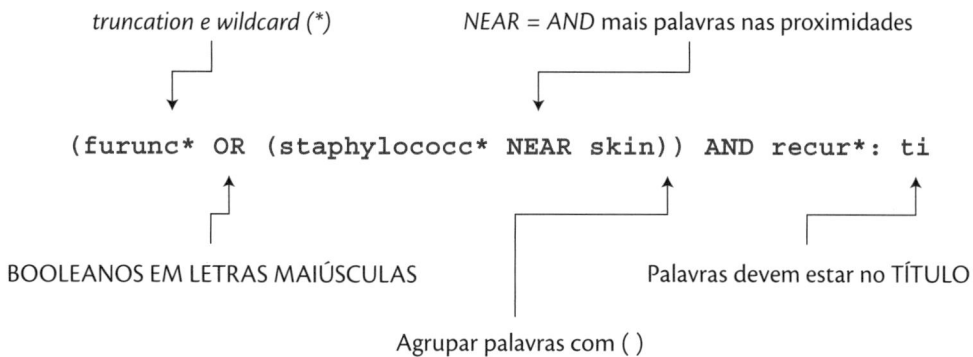

truncation e wildcard (*)   *NEAR = AND mais palavras nas proximidades*

```
(furunc* OR (staphylococc* NEAR skin)) AND recur*: ti
```

BOOLEANOS EM LETRAS MAIÚSCULAS   Palavras devem estar no TÍTULO

Agrupar palavras com ( )

Comando PubMed	O que ele faz	Alguns sinônimos (por exemplo, OVID)
`OR`	Encontra estudos contendo alguma das palavras ou expressões especificadas. Por exemplo, `child OR adolescent` encontra artigos com a palavra *child* ou com a palavra *adolescent*.	
`AND`	Encontra artigos contendo ambas as palavras ou expressões especificadas. Por exemplo, `child AND adolescent` encontra artigos com ambas as palavras *child* e *adolescent*.	+
`NEAR`	Como o `AND`, o `NEAR` exige a presença de ambas as palavras, mas as palavras especificadas devem também estar próximas entre si. Não está disponível no PubMed, mas está em outras interfaces MEDLINE.	ADJ
`NOT`	Exclui estudos contendo a palavra ou expressão especificada. Por exemplo, `child NOT adolescent` significa estudos com a palavra *child*, mas sem a palavra *adolescent*. Usar com cautela.	–
`Limits`	Os artigos encontrados podem ser restringidos de várias maneiras. Por exemplo, por data, por idioma, pela presença de resumo, etc.	
`( )`	Use os parênteses para agrupar palavras. Por exemplo, `(child OR adolescent) AND (hearing OR auditory)` encontra artigos com um ou ambos *child* e *adolescent* e um ou ambos *hearing* e *auditory*.	
`*`	*Truncation*: o * age como um *wildcard*, indicando quaisquer outras letras. Por exemplo, *child** é *child* mais quaisquer outras letras e equivale a `(child OR childs OR children OR childhood)`. Note que *wildcards* desativam o mapeamento MeSH automático no PubMed.	$
`[ti]` ou `:ti`	Encontra estudos com a palavra no título. Por exemplo, `hearing [ti]` encontra estudos com a palavra *hearing* no título.	`:ti` (Cochrane)
`so` ou `[so]`	Recupera artigos de uma fonte específica. Por exemplo, `hearing AND BMJ [so]` encontra artigos sobre *hearing* no BMJ.	
`MeSH`	MeSH é Medical Subject Headings, um vocabulário controlado de palavras-chave que pode ser usado no PubMed ou na Cochrane. Costuma ser útil usar MeSH juntamente a *textwords* (consulte a seção sobre "Como usar o PubMed" a seguir).	
`""`	O uso de aspas fará com que o banco de dados pesquise o dicionário de expressões para aquela expressão. Se nenhuma for encontrada, as palavras serão simplesmente unidas com AND.	

Busca com computador

Os computadores de nosso curso intensivo serão ajustados para a utilização do PubMed e da Cochrane Library. A pesquisa depende do tipo de questão que você fez. Para uma questão de intervenção, a melhor evidência vem de uma revisão sistemática de ECRs, e as melhores revisões sistemáticas estão no Cochrane Database of Systematic Reviews na Cochrane Library. Idealmente, você deve começar a busca no nível que fornecerá a melhor evidência possível (consulte a tabela dos níveis de evidência na página 52). Se não encontrar nada, passe para o próximo nível.

Contudo, a maioria das revisões da Cochrane também estão indexadas no PubMed; assim, recomendamos que, mesmo para uma questão de intervenção, você inicie sua busca procurando no PubMed Clinical Queries. Então, se tiver tempo ou quiser uma busca mais abrangente depois, poderá fazê-la na Cochrane Library, incluindo o banco de dados DARE (uma revisão no DARE é a próxima melhor evidência após uma revisão na Cochrane e então, se houver uma, você não precisa mais procurar). O Clinical Trial Register também informará se existe algum ensaio em andamento.

O caminho de busca que você pode seguir para encontrar **estudos** e **sínteses** para a maioria das questões é apresentado no fluxograma da próxima página.

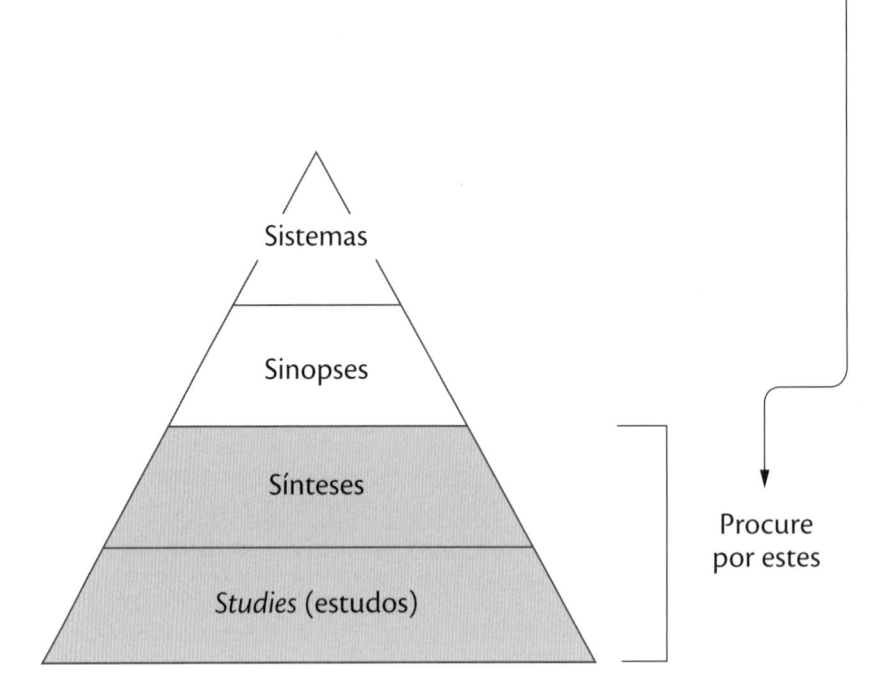

Sistemas

Sinopses

Sínteses

Studies (estudos)

Procure por estes

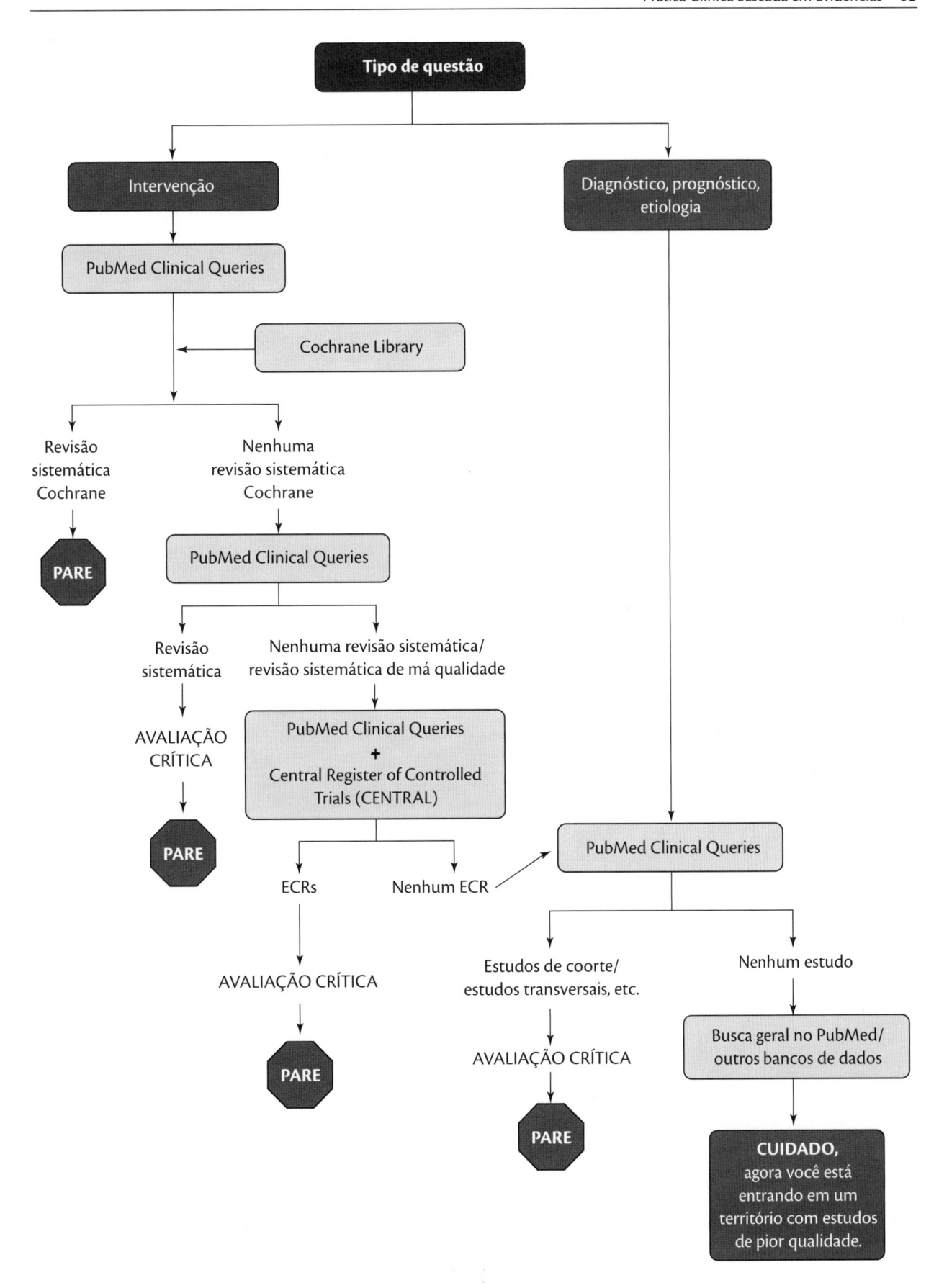

```
                            ┌─────────────────┐
                            │ Tipo de questão │
                            └─────────────────┘
                    ┌──────────────┴──────────────┐
                    ▼                             ▼
            ┌──────────────┐          ┌──────────────────────┐
            │ Intervenção  │          │ Diagnóstico,         │
            └──────────────┘          │ prognóstico,         │
                    │                 │ etiologia            │
                    ▼                 └──────────────────────┘
        ┌───────────────────────┐                │
        │ PubMed Clinical Queries│               │
        └───────────────────────┘                │
                    │         ┌──────────────┐   │
                    │◄────────│ Cochrane     │   │
                    │         │ Library      │   │
                    │         └──────────────┘   │
        ┌───────────┴────────────┐               │
        ▼                        ▼               │
   Revisão               Nenhuma                 │
   sistemática           revisão sistemática     │
   Cochrane              Cochrane                │
        │                        │               │
        ▼                        ▼               │
     ┌─────┐        ┌───────────────────────┐    │
     │PARE │        │PubMed Clinical Queries│    │
     └─────┘        └───────────────────────┘    │
                    ┌───────────┴──────────────┐ │
                    ▼                          ▼ │
              Revisão              Nenhuma revisão sistemática/
              sistemática          revisão sistemática de má qualidade
                    │                          │
                    ▼                          ▼
             AVALIAÇÃO          ┌──────────────────────────┐
             CRÍTICA            │ PubMed Clinical Queries  │
                    │           │           +              │
                    ▼           │ Central Register of      │
                 ┌─────┐        │ Controlled Trials        │
                 │PARE │        │ (CENTRAL)                │
                 └─────┘        └──────────────────────────┘
                             ┌───────────┴──────────┐
                             ▼                      ▼
                           ECRs              Nenhum ECR ──────┐
                             │                                │
                             ▼                                ▼
                       AVALIAÇÃO CRÍTICA       ┌───────────────────────┐
                             │                 │PubMed Clinical Queries│
                             ▼                 └───────────────────────┘
                          ┌─────┐              ┌────────────┴──────────┐
                          │PARE │              ▼                       ▼
                          └─────┘      Estudos de coorte/        Nenhum estudo
                                       estudos transversais, etc.     │
                                              │                       ▼
                                              ▼              ┌──────────────────┐
                                       AVALIAÇÃO CRÍTICA     │ Busca geral no   │
                                              │              │ PubMed/ outros   │
                                              ▼              │ bancos de dados  │
                                           ┌─────┐           └──────────────────┘
                                           │PARE │                    │
                                           └─────┘                    ▼
                                                          ┌───────────────────────┐
                                                          │      CUIDADO,         │
                                                          │ agora você está       │
                                                          │ entrando em um        │
                                                          │ território com estudos│
                                                          │ de pior qualidade.    │
                                                          └───────────────────────┘
```

Como usar o PubMed

Acesse a página "Entrez-PubMed" em:

http://www.ncbi.nlm.nih.gov/entrez/query.fcgi

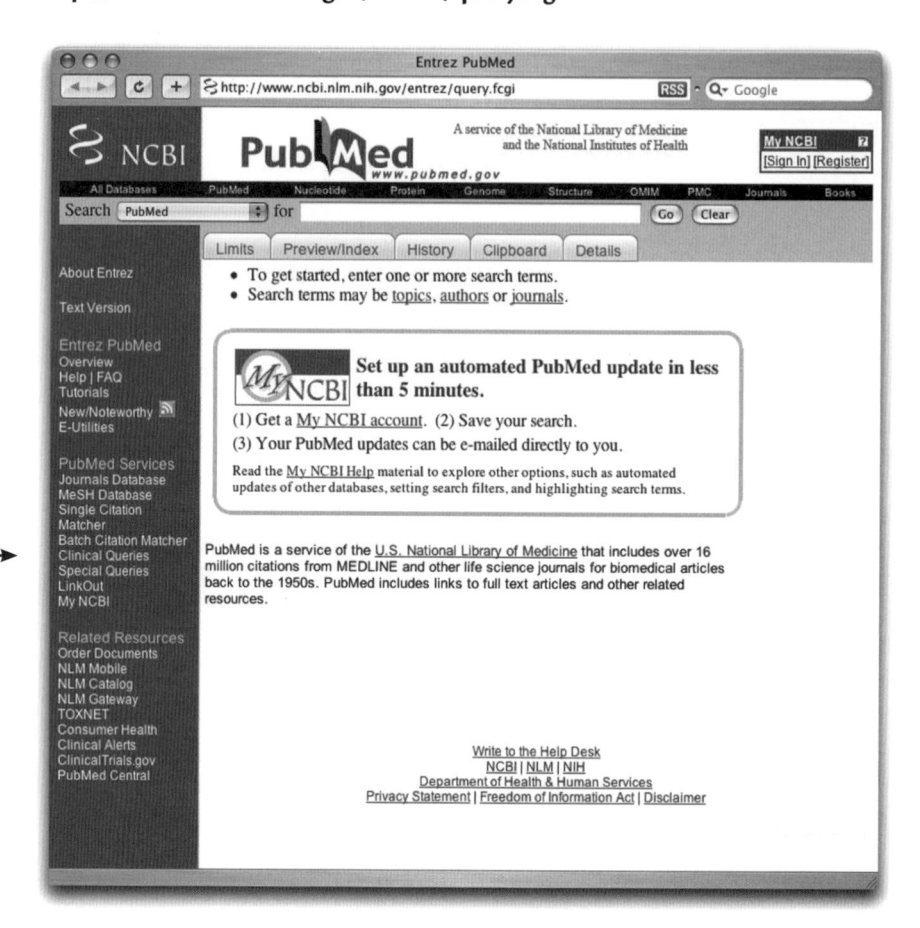

Você pode pesquisar diretamente na página de entrada digitando os termos para pesquisa no quadro na parte superior. Clique em "Limits" para ajustar limites como data, idioma e tipo de artigo. Porém, esse tipo de busca não apresenta nenhuma filtragem por qualidade de pesquisa e você provavelmente irá obter um grande número de artigos de utilidade variável.

Para melhorar a qualidade dos estudos obtidos, clique em "Clinical Queries" na barra lateral.

As telas de computador nas páginas 66-68 são reproduzidas de The National Center for Biotechnology Information, The National Library of Medicine, The National Institute of Health, Department of Health and Human Services.

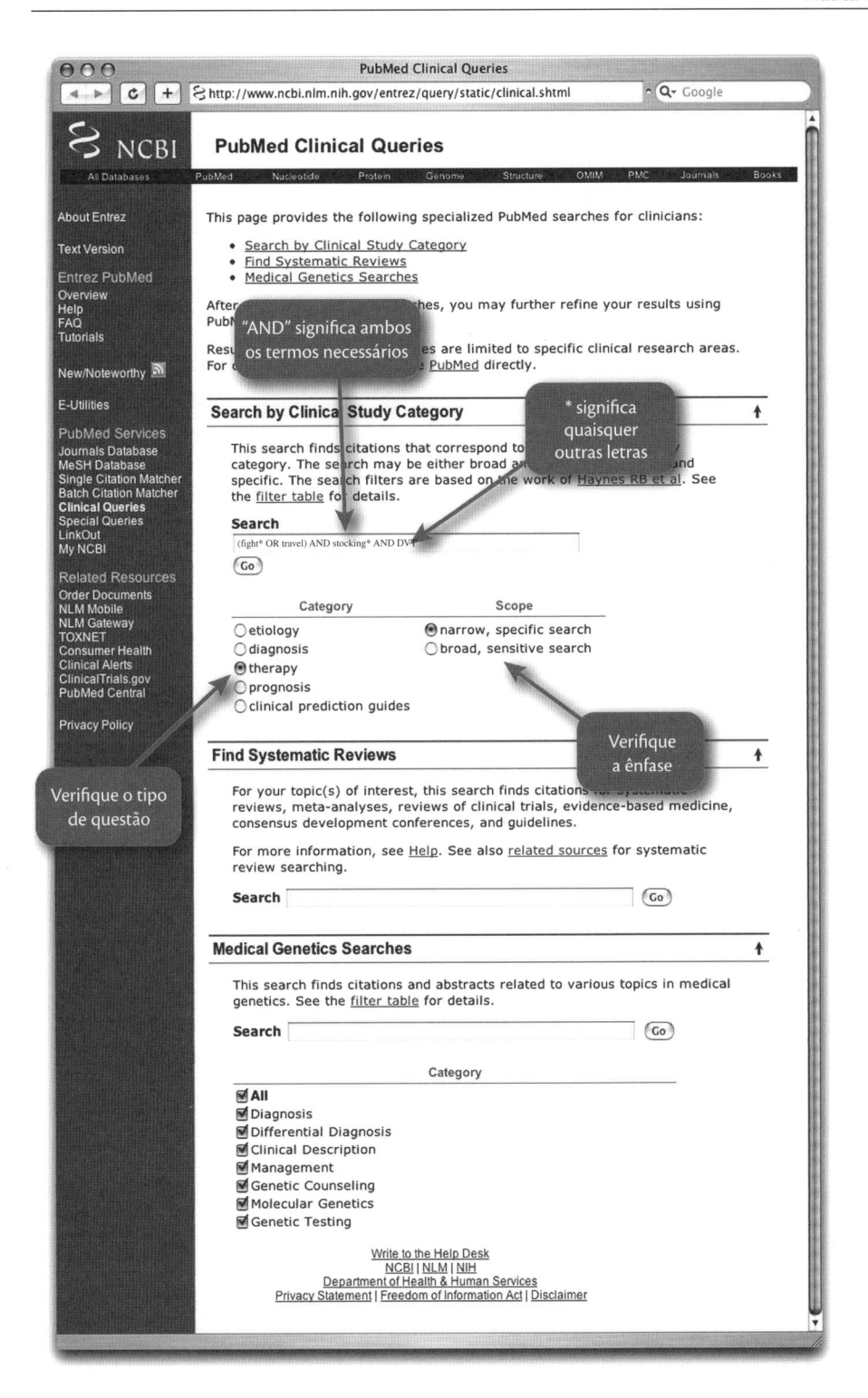

Após, insira o tipo de questão que está tentando responder (isto é, intervenção [therapy], diagnóstico [diagnosis], etiologia [etiology], prognóstico [prognosis]). Se você clicar no botão "Sensitivity" obterá mais artigos, mas alguns podem ser menos relevantes. "Specificity" fornecerá apenas artigos altamente relevantes.

Por fim, insira os termos para sua pesquisa no quadro e clique em "Go".

Mais sobre tópicos MeSH

Na página de entrada do PubMed, clique "MeSH Browser" na barra lateral. Na próxima tela, clique em "MeSH".

Após, clique em "Online searching" para acessar o navegador de busca. Agora, você pode inserir o termo que está procurando para obter a lista completa de tópicos MeSH para esse assunto.

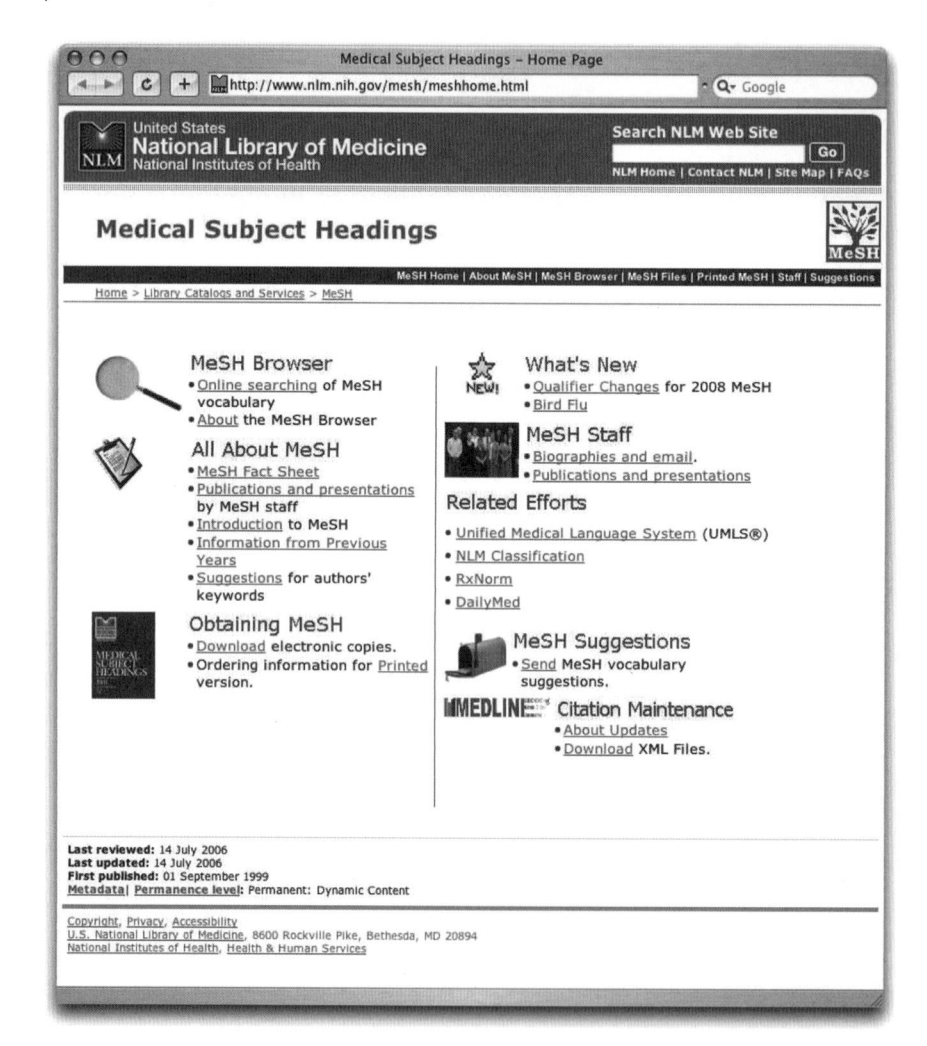

Tutorial PubMed

O PubMed tem um programa tutorial detalhado. Clique em "Tutorial" na barra lateral da página de entrada do PubMed. O tutorial é bastante detalhado e leva cerca de duas horas para ser visto completamente, mas é muito útil.

Como usar a Cochrane Library

Acesse a Cochrane Library seguindo as instruções em:
http://www.cochrane.org

Se você estiver em um país com registro para o uso da biblioteca, estará automaticamente capacitado para conectar-se e usá-la.*

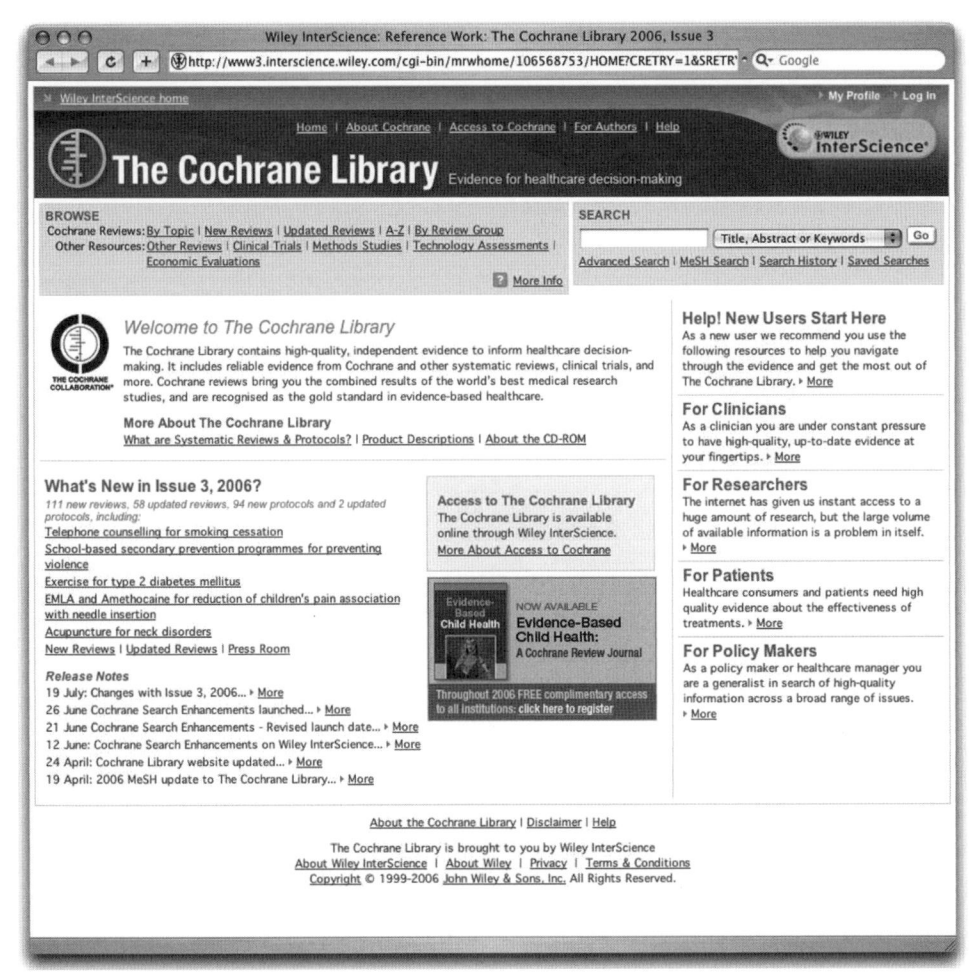

Tela de computador da página de internet de John Wiley & Sons, Inc's.
© 1999-2007 John Wiley & Sons, Inc.

Conforme descrito na página 59, a biblioteca inclui:

- Cochrane Database of Systematic Reviews
- Database of Abstracts of Reviews of Effectiveness
- Cochrane Controlled Trials Register (CENTRAL), que lista mais de 300.000 ensaios controlados já realizados ou atualmente em andamento
- Alguns outros bancos de dados (métodos, etc.)

---

*N. de R.T.: O acesso é gratuito no Brasil pelo site www.bireme.br.

Para utilizar a biblioteca, digite os termos a serem pesquisados no espaço fornecido. O resultado da busca mostrará os resultados totais da biblioteca e os resultados de cada banco de dados. Clique em cada relatório para ver os detalhes.

As revisões sistemáticas Cochrane são muito detalhadas, mas cada uma delas tem um resumo estruturado com os principais achados. Você também pode ir para a seção "Graphs" (gráficos), no final do relatório, e clicar nos estudos para ver os resultados das análises. Esses resultados geralmente podem ser usados para calcular um "número necessário para tratar" (NNT).

Por exemplo, os termos de busca "carpal tunnel AND corticosteroid" mostram a seguinte revisão sistemática:

"Local corticosteroid treatment for carpal tunnel syndrome"

A seção "Graphs" da revisão mostra um estudo em que o tratamento com corticosteroides foi comparado a tratamento com placebo, por meio dos números de pacientes que demonstraram melhora em um mês como desfecho.

Os resultados mostraram um benefício estatisticamente significativo em um mês para o grupo de pacientes tratados conforme a seguir:

	Número com melhora em 1 mês	% com melhora
Hidrocortisona	23/30	77
Placebo	6/30	20
Porcentagem com melhora em função do tratamento		57 (57 melhorados de 100 tratados)
NNT		100/57 = 1,75 (isto é, mais do que 1 em cada 2 pacientes tratados irá melhorar)

Nota: melhora dos sintomas após um mês não demonstrada.

"Aquecimento" para pesquisa

Antes de começar a pesquisar um estudo para responder à questão que você formulou na seção anterior, revisaremos o processo de busca com uma questão exemplo.

Passo 1: Criar uma estratégia de busca

Cenário: um homem obeso de 64 anos de idade, que tentou de várias maneiras perder peso, consulta um artigo de jornal sobre um "queimador de gorduras" (quitosana). Ele pede um conselho seu.

Sua questão no formato PICO pode ser:

P *População/problema* = pacientes obesos

I *Intervenção* = quitosana

C *Comparador/controle* = placebo

O *Outcome (desfecho)* = diminuição de peso

Questão: em pacientes obesos, a *quitosana*, em comparação com placebo, diminui o peso?

Passo 2: Converter essa questão em uma estratégia de busca

Para fazer isso, faça primeiramente três coisas:

1. Sublinhe os termos principais.
2. Enumere-os por ordem de importância de 1 a 4.
3. Pense em ortografias alternativas, sinônimos e truncagens.

Você pode terminar com:

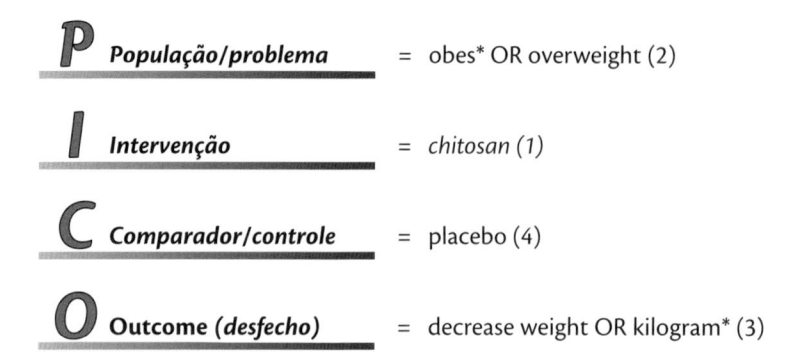

P *População/problema* = obes* OR overweight (2)

I *Intervenção* = *chitosan (1)*

C *Comparador/controle* = placebo (4)

O *Outcome (desfecho)* = decrease weight OR kilogram* (3)

NOTA:

* é um símbolo de truncagem (*truncation*) que significa que outras letras podem ser adicionadas à palavra.

OR encontra estudos contendo alguma das palavras/expressões especificadas, e torna sua busca mais abrangente.

AND encontra estudos contendo ambas as palavras/expressões especificadas, e torna sua busca mais limitada.

Agora, vá para o próximo exercício:

1. Abra o seu navegador e acesse http://www.pubmed.gov
2. Digite o termo que escolhemos como (1): "chitosan". Escreva o número de resultados encontrados.
3. Selecione "Clinical Queries" (menu à esquerda)
4. Selecione a categoria "Therapy" (que é o padrão) e pesquise sobre *chitosan* novamente. Escreva o número de resultados que encontrou agora.

Por que diminuiu? É por causa do filtro que o PubMed usa para focalizar em ensaios clínicos (para ver o filtro real, clique em filter table, na página Clinical Queries).

5. Tente adicionar "AND outro estágio", isto é, digite *chitosan* AND (*obes** OR *overweight*) – note que você precisa de parênteses ao redor de sua pesquisa OR. Isso deve reduzir o número de artigos ainda mais e certamente até um número possível de ser manejado.

Se tivéssemos usado todos os termos, a pesquisa poderia ter ficado assim:

Busca #1:   *chitosan*
Busca #2:   *obes** OR *overweight*
Busca #3:   *weight* OR *kilogram**
Busca #4:   *placebo*
Busca #5:   #1 AND #2 AND #3 AND #4

Porém, você deve ter descoberto que os primeiros 1 ou 2 termos da busca foram suficientes para limitar a pesquisa a cerca de 20 títulos.

Agora, aplique a estratégia de busca a um banco de dados, usando o botão "Search History" para visualizar e combinar os estágios de sua busca.

Suas próprias questões

Agora retorne à questão clínica que você desenvolveu em PCBE Passo 1 (Formular uma questão que possa ser respondida).

Use a tabela a seguir para escrever alguns termos para pesquisa que você pode usar para avançar na busca, com base em seu PICO e sinônimos. Enumere os termos por ordem de importância:

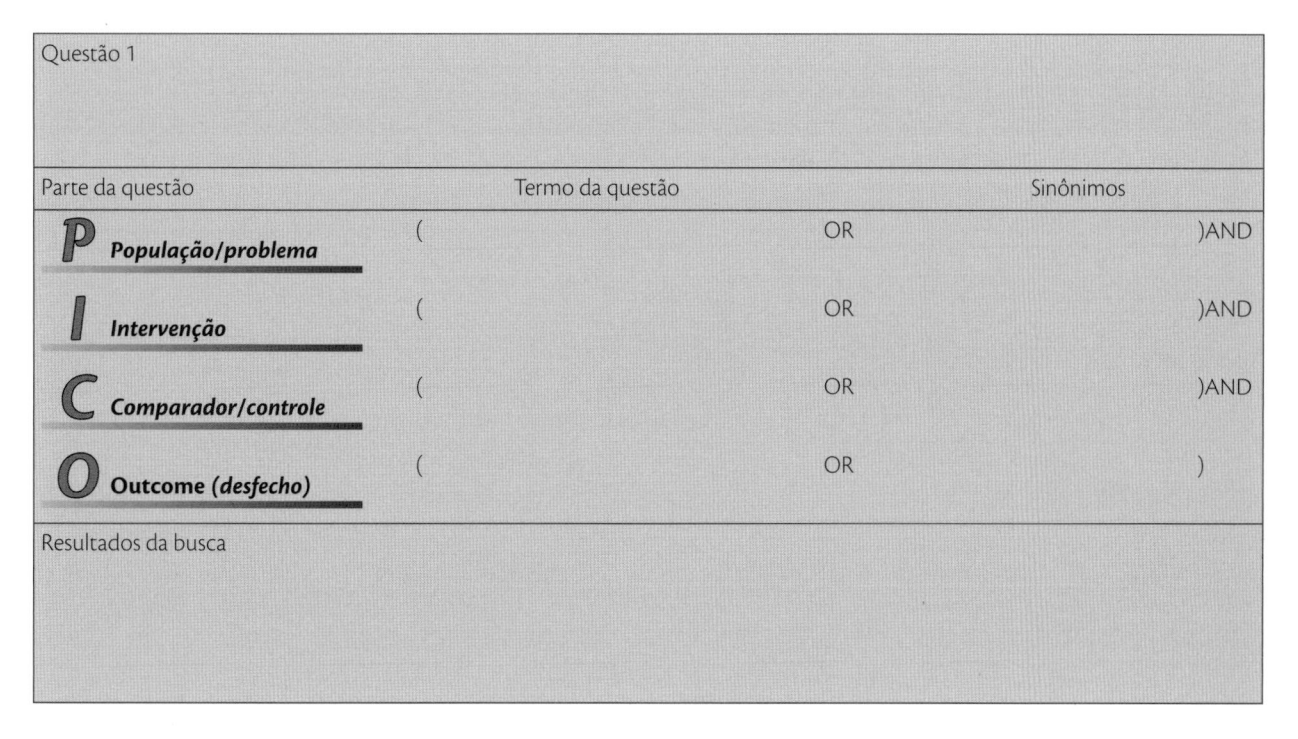

Questão 1			
Parte da questão	Termo da questão		Sinônimos
P *População/problema*	(	OR	)AND
I *Intervenção*	(	OR	)AND
C *Comparador/controle*	(	OR	)AND
O *Outcome (desfecho)*	(	OR	)
Resultados da busca			

Lembre-se de considerar a truncagem de palavras e o uso do símbolo *wildcard**, como por exemplo: *child**, em vez de *children*.

Questão 2		
Parte da questão	Termo da questão	Sinônimos
P *População/problema*	(	OR)AND
I *Intervenção*	(	OR)AND
C *Comparador/controle*	(	OR)AND
O *Outcome (desfecho)*	(	OR)

Para questões de intervenção, você deve tentar pesquisar tanto no PubMed quanto na Cochrane Library.

Sugerimos os passos a seguir para PubMed Clinical Queries:

1. Acesse http://www.pubmed.gov e selecione "Clinical Queries" (menu à esquerda).
2. Selecione a categoria apropriada (em geral, "Therapy", que é o padrão).
3. Digite o elemento mais crucial de sua pesquisa PICO (em geral, o I ou o P).
4. Se a sua busca não obtiver nenhum artigo, clique então no campo "Broad".
5. Se a sua busca obtiver mais do que 30 artigos, então tente adicionar mais termos. Por exemplo, se você usou apenas o "I", tente agora pesquisar o I AND P (use letras maiúsculas para o AND).
6. Selecione o melhor artigo individual (por exemplo, o ensaio maior ou mais longo NÃO necessariamente o mais recente). Anote o motivo de ter escolhido tal artigo.

Use as tabelas "Resultados" nas próximas duas páginas para cada uma das questões para anotar as diferentes palavras/expressões que você usou, o número de resultados e a "melhor evidência" final escolhida por você.

Resultados

Questão 1:

Termos de busca usados na Cochrane Library:	Número de resultados
Principais referências:	
Resultados (se possível incluindo risco absoluto, NNT, etc.):	

Termos de busca usados no PubMed	Número de resultados
Principais referências:	
Resultados (se possível incluindo risco absoluto, NNT, etc.):	

Questão 2:

Termos de busca usados na Cochrane Library:	Número de resultados
Principais referências:	
Resultados (se possível incluindo risco absoluto, NNT, etc.):	
Termos de busca usados no PubMed	Número de resultados
Principais referências:	
Resultados (se possível incluindo risco absoluto, NNT, etc.):	

Relatando a informação

Relate o que você descobriu durante sua sessão de pesquisa na literatura. Discuta o QUE você encontrou e COMO encontrou. Tente incluir evidências empíricas, como o NNT.

Achados da pesquisa na literatura:

Questionário: Buscar a melhor evidência

1. Qual o melhor tipo de estudo?

Para os assuntos descritos a seguir (exemplos 1 a 4), escolha o ÚNICO tipo de estudo mais relevante a partir dos tipos listados (opções A a F) e escreva a letra da opção escolhida no espaço fornecido no final do exemplo:

O melhor tipo de estudo para avaliar:

1. O efeito de um novo *tratamento* seria _____
2. A *prevalência* de cataratas seria _____
3. A acurácia de um novo teste *diagnóstico* seria _____
4. A *história natural* (*prognóstico*) seria _____

Opções:

A. Um estudo de coorte
B. Um estudo de caso-controle
C. Um ensaio controlado randomizado
D. Um levantamento populacional
E. Uma amostra consecutiva de pacientes com um teste padrão de referência
F. Um estudo qualitativo

2. Escolha o ÚNICO termo mais relevante a partir dos listados (opções A a L) para preencher os espaços em branco para os assuntos de pesquisa listados:

1. Palavras-chave codificadas pela National Library of Medicine são _____
2. Exige que um artigo contenha AMBAS as palavras _____
3. É usado para encontrar palavras com a mesma raiz _____
4. Contém o maior banco de dados de ensaios controlados randomizados _____
5. Exige que um artigo contenha UMA das palavras _____
6. É uma interface do MEDLINE disponível gratuitamente pela internet _____
7. Para usar todos os subtítulos de um termo MeSH você usaria um _____
8. Contém o maior banco de dados de estudos não randomizados _____

Opções:

A. Termos MeSH
B. Limitadores
C. PubMed
D. AND
E. OR
F. NOT
G. *Wildcard* (*)
H. EMBASE
I. OVID
J. The Cochrane Library
K. MEDLINE
L. Explode

3. **Leia os exemplos a seguir (A, B). Para cada um deles, indique se estão formulados para pesquisar corretamente uma resposta para a questão (assinale SIM ou NÃO onde indicado).**

   Exemplo A: que estratégias podem ser usadas para minimizar quedas em nossa população idosa?

   Pesquisa: elderly or (old and prevent* and fall) or fracture

   Essa pesquisa está corretamente formulada? ☐ Sim ☐ Não

   Se não estiver, qual é a formulação correta? _____

   Exemplo B: o ginkgo biloba aumenta a pressão arterial (ou causa hipertensão)?

   Pesquisa: ginkgo OR blood OR pressure OR hypertension

   Essa pesquisa está corretamente formulada? ☐ Sim ☐ Não

   Se não estiver, qual é a formulação correta? _____

As respostas para este questionário estão na seção "Respostas", na Parte 4 deste livro.

Notas

PCBE Passo 3: Avaliar Criticamente a Evidência

Nas seções anteriores, descobrimos como formular questões clínicas, identificar os melhores tipos de evidências para diferentes tipos de estudos e procurar pelos melhores estudos. O próximo passo consiste em analisar cuidadosamente o estudo ou estudos que você encontrou e decidir o quanto eles são bons para responder à sua dúvida clínica. Esse processo é chamado de "**avaliação crítica**".

Vimos em PCBE Passo 2 (Buscar a melhor evidência) que, para cada tipo de questão clínica, existe uma hierarquia de evidências. Os tipos de estudo com maior probabilidade de fornecer a melhor evidência estão no topo da hierarquia, com outros tipos de estudo menos confiáveis abaixo deles. Em cada caso, a provável melhor evidência (nível I) é uma revisão sistemática de vários dos melhores estudos individuais (nível II) – desde que a revisão esteja atualizada e bem feita!

Em PCBE Passo 2 também vimos que, se a sua dúvida clínica for uma questão de intervenção e você for suficientemente sortudo para encontrar uma revisão sistemática Cochrane, você não terá que pensar muito mais sobre a qualidade dos estudos individuais incluídos na revisão. Isso se deve ao fato de que os revisores da Cochrane seguem um protocolo rigoroso de avaliação crítica, e você *geralmente* pode ficar seguro de que os estudos incluídos são válidos e as conclusões obtidas são precisas, com base nos dados disponíveis – mas você deve pelo menos verificar a data da pesquisa da revisão para confirmar se está atualizada.

Entretanto, e se você encontrar, em vez de uma revisão Cochrane, um ou poucos estudos individuais ou outros tipos de revisões? Esta seção irá ensiná-lo a procurar as principais características de qualidade em estudos individuais (**pesquisa primária**) e revisões (**pesquisa secundária**) para determinar rapidamente se os resultados são válidos e clinicamente úteis.

A seção está ilustrada com exercícios práticos e exemplos trabalhados a partir da literatura médica para avaliação crítica de um estudo de pesquisa primária (um ensaio controlado randomizado, ou ECR) e um estudo de pesquisa secundária (uma revisão sistemática) para responder a uma dúvida de intervenção.

A **Parte 3** deste livro fornece exemplos, notas breves e planilhas para mostrar como esses mesmos princípios podem ser aplicados na avaliação de estudos que respondem a diferentes dúvidas clínicas (prognóstico e diagnóstico).

O objetivo de todos os exercícios nesta seção e na Parte 3 é ajudá-lo a avaliar criticamente uma variedade de tipos de estudos de maneira consistente, confiável e – mais importante – rápida!

Passos na PCBE

1. Formular uma questão que possa ser respondida.
2. Buscar a melhor evidência de desfechos disponível.
3. Avaliar criticamente a evidência (descobrir o quanto ela é boa e o seu significado).
4. Aplicar a evidência (integrar os resultados com a experiência clínica e as preferências do paciente).

Princípios da avaliação crítica – pesquisa primária

A pesquisa primária em cuidados de saúde objetiva medir diferenças entre grupos de indivíduos que recebem diferentes intervenções clínicas, ou são expostos a diferentes fatores de risco, ou têm diferentes características, etc. Da mesma maneira que na pesquisa em outros sistemas biológicos complexos, existem muitas coisas que podem dar errado, dependendo do quanto os estudos foram bem delineados e executados.

Apenas porque um estudo é o "melhor" tipo de estudo pela hierarquia para a nossa questão clínica (como um ECR para uma questão de intervenção), não podemos necessariamente confiar nas suas conclusões. Os estudos podem ser feitos de uma forma muito boa ou muito ruim (ou de qualquer modo entre essas duas formas). Assim, o tipo de estudo (nível de evidência) é apenas uma primeira dimensão da evidência que afeta a confiança que podemos vir a ter nas conclusões do autor. As outras dimensões podem ser determinadas por meio da avaliação crítica.

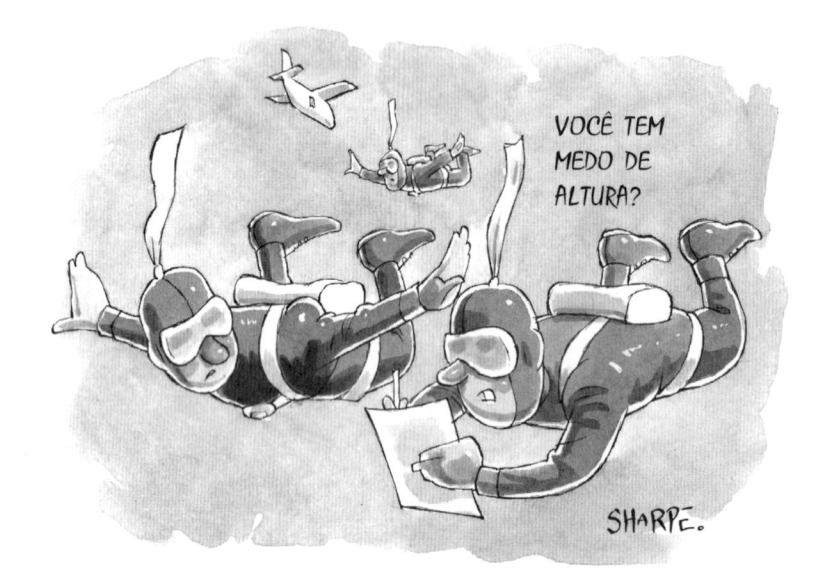

A avaliação crítica de pesquisa primária envolve especialmente três questões:

- Questão 1: qual é o PICO do estudo, e ele é parecido com o seu PICO?
- Questão 2: quão bem o estudo foi feito?
- Questão 3: o que os resultados significam e eles poderiam ser atribuídos ao acaso?

Nesta seção, consideraremos os princípios envolvidos em responder a essas dúvidas e aplicaremos esses princípios a um ECR sobre o uso de meias elásticas para reduzir o risco de trombose venosa profunda (TVP) em voos de longa distância. Consulte as seções marcadas com o logotipo:

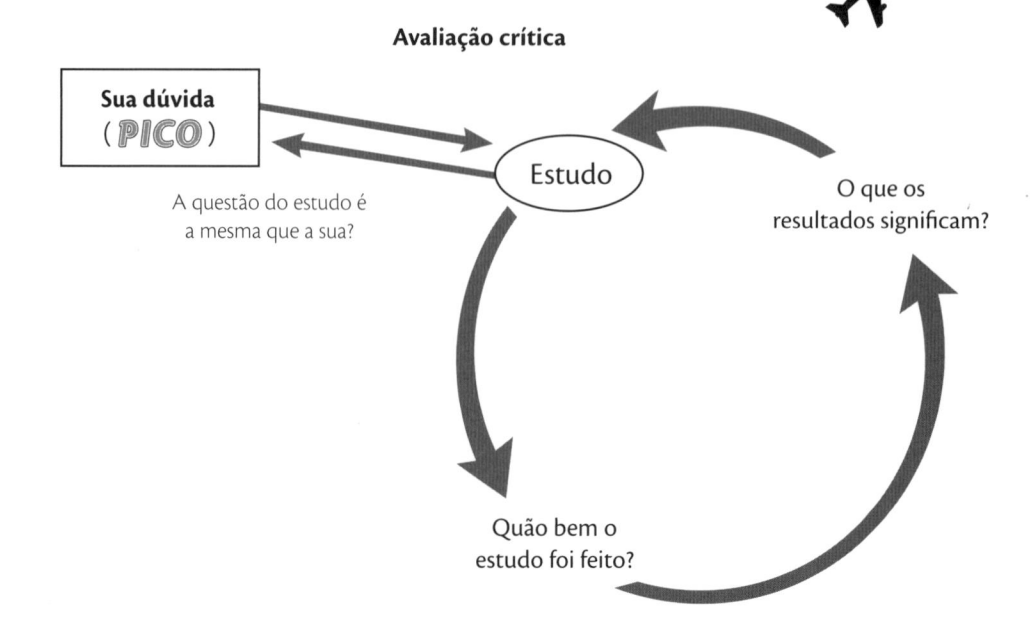

Avaliação crítica de um estudo de intervenção

Para ilustrar os princípios da avaliação crítica de pesquisa primária, consideraremos uma questão atual sobre intervenção para pessoas que viajam de avião – se o uso de meias elásticas em voos de longa distância ajuda a prevenir trombose venosa profunda (TVP). Imagine que seu PICO é o seguinte:

P *População/problema* = passageiros em voos de longa distância

I *Intervenção* = usando meias de compressão elásticas

C *Comparador/controle* = sem meias elásticas

O *Outcome (desfecho)* = TVP assintomática

Questão clínica

Em passageiros de voos de longa distância, o uso de meias de compressão elásticas, em comparação com o não uso, previne TVP?

Termos da busca

Com base na questão clínica (PICO), usamos os seguintes termos para a busca:

(flight* OR travel*) AND stocking* AND (DVT OR thrombosis)

Resultados da busca

PubMed Clinical Queries (*therapy, broad*), 20 resultados obtidos (referindo-se a 5 estudos e várias revisões, incluindo uma revisão Cochrane recente).

Para este exercício, escolhemos o seguinte estudo para analisar em mais detalhes:

Scurr et al (2001). Frequency and prevention of symptomless deep-vein thrombosis in long-haul flights: a randomised trial. *The Lancet* 357:1485-1489.

Conclusão dos autores

"O uso de meias de compressão elásticas durante viagens aéreas de longa distância está associado a uma redução em TVP assintomática".

O artigo integral está incluído nas páginas 105-109 deste livro.

Porém, como sabemos se os resultados são válidos e verdadeiros? O uso de meias elásticas é uma intervenção, portanto, o melhor tipo de pesquisa primária é um ECR (nível II), e o estudo de Scurr e colaboradores é, de fato, um ECR, mas o quanto podemos confiar nessa conclusão? Nas próximas páginas, utilizaremos os princípios da avaliação crítica para descobrir.

Nota: esta busca revelou vários estudos primários e vários artigos de revisão. Na "vida real", você iria direto para a revisão sistemática Cochrane – e verificar se ela é posterior aos ensaios individuais – já que ela forneceria a melhor evidência. Se não houvesse nenhuma revisão sistemática, você precisaria avaliar criticamente o maior (e algumas vezes, vários) dos estudos individuais. Porém, para o propósito deste exercício, selecionamos o estudo um pouco mais antigo por ser mais curto e mais fácil de seguir do que os outros dois.

Questão 1: A questão PICO do estudo é suficientemente parecida com a sua?

Quando você encontra um estudo o qual você acha que vai ajudar a responder à sua dúvida clínica, o primeiro item a analisar é se o PICO do estudo se parece com o de sua questão. Isso ajuda a orientá-lo no artigo e permite que você decida se ele realmente fornece informação útil relevante para seu PICO.

O estudo raramente será *exatamente* igual à sua questão, de modo que você precisa julgar se ele é suficientemente parecido para ajudá-lo em sua decisão clínica. Por exemplo, seu PICO pode ser:

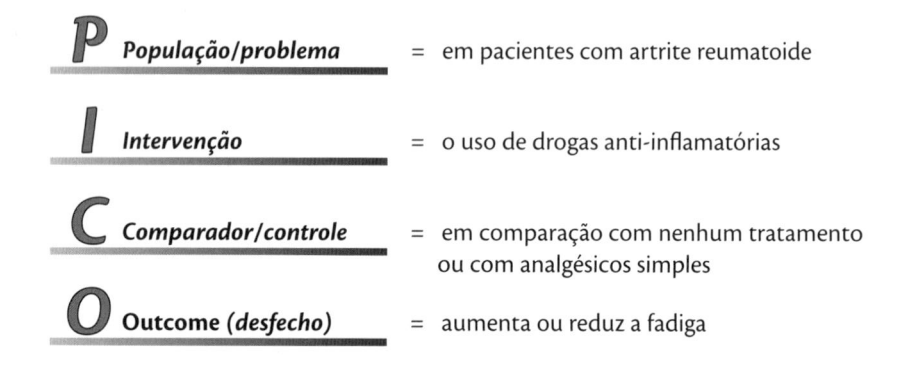

P *População/problema* = em pacientes com artrite reumatoide

I *Intervenção* = o uso de drogas anti-inflamatórias

C *Comparador/controle* = em comparação com nenhum tratamento ou com analgésicos simples

O *Outcome (desfecho)* = aumenta ou reduz a fadiga

No entanto, o artigo que você encontrou pode ser sobre se o uso de anti-inflamatórios reduz a dor articular. Isto é, o "PIC" é o mesmo, mas o "O" é dor articular em vez de fadiga. Porém, o estudo pode ter relatado algumas medidas como fadiga (que os pacientes geralmente consideram o sintoma mais importante) como um desfecho secundário; ou pode conter outra informação útil para sua dúvida. Assim, o primeiro passo é decidir rapidamente se você quer continuar avaliando-o ou não.

Outras diferenças importantes entre seu PICO e o PICO do estudo podem surgir, por exemplo, quando a sua questão é sobre crianças e a população do estudo é de adultos; ou quando a sua questão é sobre idosos (mais de 70 anos, por exemplo) e a população do estudo é de pessoas de meia-idade. Em tais situações, você terá que pensar com muito cuidado sobre a utilidade do estudo para responder sua questão. Discutiremos esse assunto em mais detalhes em PCBE Passo 4 (Aplicar a evidência).

> **O PICO do estudo de TVP é suficientemente parecido com o seu PICO?**
>
> Analisando o ensaio de TVP, o PICO pode ser identificado a partir do sumário. É muito parecido com o nosso PICO, embora a população se limite a pessoas acima de 50 anos de idade. Você provavelmente aceitaria isso como suficientemente semelhante para ser relevante. Se o PICO do estudo é significativamente diferente da sua questão clínica, você pode decidir não avaliá-lo e continuar a sua busca. Porém, nesse caso, parece que vale a pena continuar.

Questão 2: Quão bem o estudo foi feito?

A qualidade de um estudo epidemiológico – que também chamamos de validade interna – se baseia em quão bem os métodos de pesquisa preveniram que os resultados fossem afetados por vieses e fatores de confusão.

Viés é o grau no qual o resultado é desviado da verdade. Ele costuma refletir a tendência humana para, consciente ou inconscientemente, "ajudar" para que tudo funcione da maneira que achamos que deveria. Para os pesquisadores, isso pode se relacionar aos resultados que eles desejam para sustentar suas teorias. Para os indivíduos, pode estar relacionado a seus preconceitos sobre o que deveria estar acontecendo a eles (tal como sentir-se melhor ao tomar um comprimido). O viés é diferente do erro aleatório, ou da dispersão, que ocorre devido a diversas variáveis do sistema e é distribuído de maneira equilibrada ao redor da média verdadeira.

O resultado está no alvo?

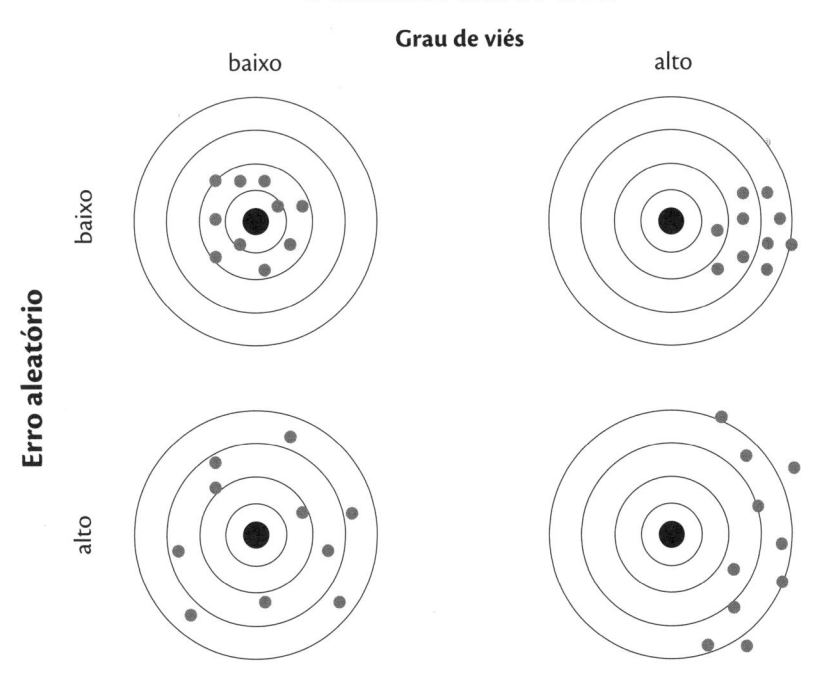

Grau de viés

Infelizmente, o viés parece ocorrer de muitas formas (por exemplo, no modo em que os indivíduos são selecionados para um estudo, no modo em que são alocados aos grupos, em como os grupos são tratados, na forma como as mensurações são realizadas) e ter diferentes proporções.

A melhor maneira de superar esses vieses é utilizar delineamentos de estudo que mantenham o máximo possível de pessoas "cegadas" em relação às intervenções e evitar que pesquisadores e indivíduos se envolvam no processo tanto quanto possível. Isso inclui a seleção de indivíduos para o estudo, a alocação para os grupos e as medidas de desfechos.

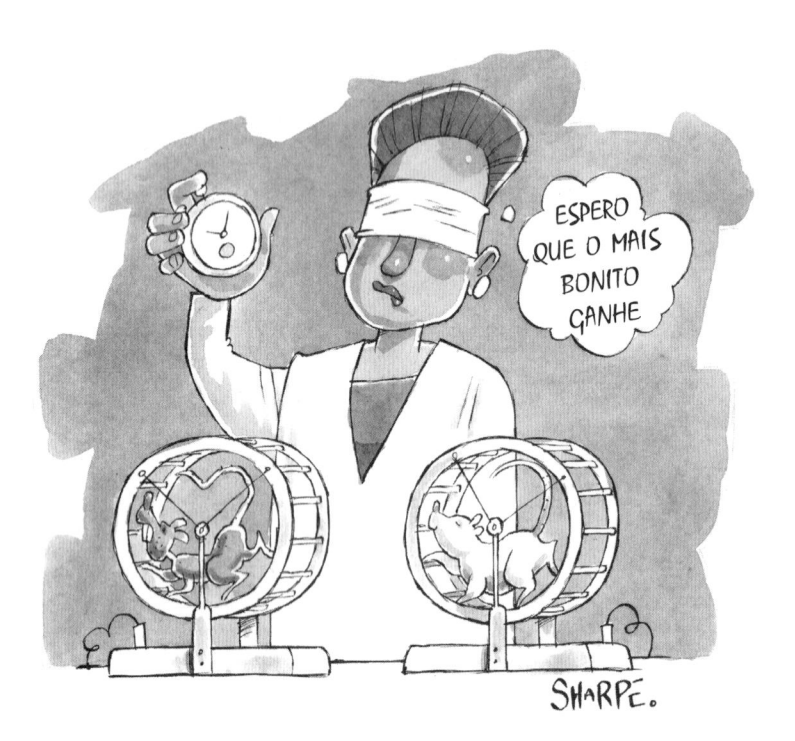

Os **fatores de confusão** são características dos pacientes e outros possíveis fatores causais, exceto aquele que está sendo medido, que podem afetar o desfecho do estudo. Para eliminar os fatores de confusão, precisamos assegurar que os grupos sejam tão equilibrados quanto possível no início do estudo e que o manejo dos grupos seja o mesmo em todos os aspectos exceto pelo tratamento ou exposição de interesse.

Para descobrir quão bem o viés e os fatores de confusão foram evitados em um estudo de cuidados de saúde, você precisa verificar cada estágio do estudo para ver quão bem o viés foi eliminado ou, dito de outro modo, o quanto que o estudo foi feito de maneira "imparcial"; isto é:

- Quão imparcialmente os indivíduos foram recrutados (o "P")?
- Quão imparcialmente os indivíduos foram alocados para os grupos (o "I" e o "C")?
- Quão imparcialmente os grupos do estudo foram mantidos com manejo e acompanhamento iguais (o "I" e o "C")?
- Quão imparcialmente os desfechos foram medidos (o "O")?

Se o estudo que você identificou eliminou o viés, então há uma boa chance de que os seus resultados (que respondem ao PICO) sejam confiáveis. Mas como ter certeza? As próximas seções descrevem os principais fatores a que se deve estar alerta.

Na figura da próxima página, relacionamos essas questões a métodos de estudo que têm maior probabilidade de eliminar o viés (isto é, são mais imparciais). Esses elementos formam o acrônimo "**RAMMbo**". Cada elemento de RAMMbo será discutido posteriormente. Os quadros marcados ilustram como esses elementos se aplicam a um ECR, usando o ensaio de TVP como exemplo.

Estrutura de um estudo de pesquisa comparativa em cuidados de saúde (pesquisa primária)

Questão do estudo	Delineamento do estudo (sistema GATE*)	Objetivo	Métodos do estudo	Avaliação crítica
P População/problema	Fonte / Indivíduos	**Recrutamento imparcial** Indivíduos representativos da população-alvo	Recrutar uma amostra suficientemente grande MAIS Recrutar os indivíduos de maneira randomizada OU Recrutar pacientes consecutivos (não selecionados)	**R**
I Intervenção		**Alocação imparcial** Grupos do estudo comparáveis	Alocar de maneira randomizada aos grupos (e ocultar a alocação) OU Ajustar para fatores de confusão (por exemplo, pareamento ou ajustamento estatístico)	**A**
C Comparador		**Manutenção imparcial**	Manejar os grupos de maneira igual (exceto pela intervenção ou exposição) Acompanhar todos os indivíduos e avaliar os desfechos relevantes nos grupos iniciais	**M**
O Outcome (desfecho)	I / C / + / −	**Mensuração imparcial** Medidas de desfecho válidas e sem vieses	Medir os desfechos com: indivíduos e avaliadores cegados e/ou medidas objetivas	**M** b o

* Veja a página 50

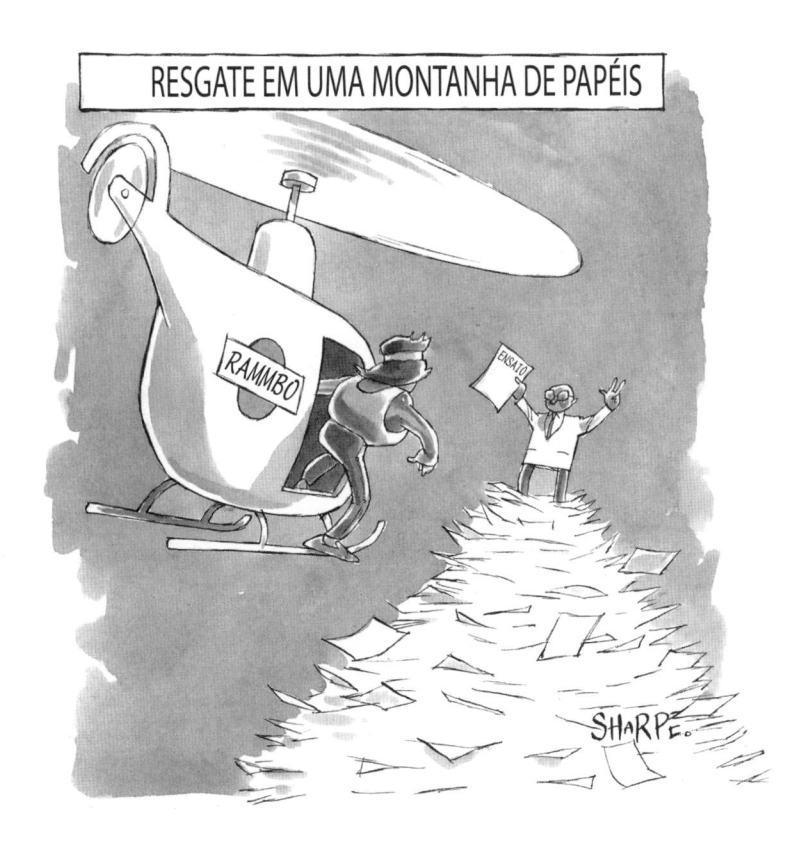

RESGATE EM UMA MONTANHA DE PAPÉIS

SHARPE

> **Passos na avaliação crítica de pesquisa primária**
>
> **R**ecrutamento
> Os indivíduos foram representativos da população-alvo?
>
> **A**locação ou ajustamento
> A alocação do tratamento foi ocultada antes da randomização e os grupos eram comparáveis no início do ensaio?
>
> **M**anutenção
> A comparabilidade entre os grupos do estudo foi mantida por manejo igual e acompanhamento adequado?
>
> **M**ensuração
> Os desfechos foram medidos com:
>> indivíduos e avaliadores cegados (**b**linded), e/ou
>>
>> medidas **O**bjetivas?

Recrutamento – os indivíduos foram representativos da população-alvo?

É importante que os indivíduos selecionados para um estudo representem de maneira apropriada a população de interesse (a população-fonte; por exemplo, homens, adultos, mulheres acima de 50 anos de idade). Se os indivíduos do estudo não forem representativos de uma população-fonte definível (por exemplo, um grupo etiológico ou grupo de risco específico), então pode ser difícil saber para que população ou populações os desfechos podem ser aplicados – não podemos ter certeza de uma maneira ou outra.

A melhor forma de assegurar que os grupos do estudo são representativos é:

- recrutar os indivíduos potenciais sequencialmente (ou de maneira aleatória a partir de toda a população de interesse) e descrever claramente a fonte de pacientes (por exemplo, primeira apresentação ou apresentação em emergência).

- apenas aplicar critérios de exclusão que sejam relevantes para os métodos do estudo (tal como excluir pessoas surdas de um estudo que exige que os sujeitos ouçam música) e não aqueles que se baseiam em outras características (tais como peso ou altura no caso de um estudo sobre audição).

Outros itens sendo iguais, nós também preferimos estudos "maiores" porque grupos de estudo pequenos fornecem uma estimativa imprecisa dos efeitos. Porém, o número de indivíduos necessários para um estudo significativo varia conforme o tipo de desfecho estudado. Para desfechos contínuos (tais como altura ou peso), 50 a 100 podem ser suficientes. Para eventos (ou desfechos binários), tais como ataque cardíaco, o número de indivíduos necessários depende de quão comum é o desfecho de interesse. Para eventos comuns, um ensaio pode exigir apenas algumas centenas de indivíduos, enquanto eventos raros apenas serão capturados com milhares de indivíduos.

Existem também alguns princípios de "regras práticas" para calcular quantos indivíduos são necessários para um estudo específico. Esses princípios (apelidados de "regras de café", pois podem ser usados enquanto se toma uma xícara de café) estão descritos no artigo de Glasziou e Doll *Was the study big enough? Two café rules*, que está incluído na seção "Leituras adicionais", na Parte 4 deste livro. A primeira regra é que precisamos de cerca de 50 "eventos" no grupo-controle; por exemplo, se a taxa de eventos esperada é de 10%, precisamos de 500 pessoas em cada braço do estudo. A aplicação estatística desses princípios também será discutida posteriormente na seção sobre o que os resultados mostram.

Recrutamento – os indivíduos no ensaio de TVP foram representativos da população-alvo?

Critérios de inclusão/exclusão

Em estudos experimentais, incluindo ECRs, é difícil obter uma amostra aleatória ou sequencial da população a ser testada devido à necessidade de consentimento. Isso significa que tais estudos geralmente não serão representativos de toda a população com um problema específico, de maneira que necessitamos ter uma ideia clara sobre quem representam. Assim, o estudo deve descrever claramente a gravidade, duração e/ou nível de risco dos pacientes recrutados para assegurar que a população-alvo seja adequadamente definida (isto é, o "P", ou população/problema do estudo).

O recrutamento no ensaio de TVP baseou-se em voluntários, que foram triados quanto à idade, intenção de submeter-se a viagens de longa distância e uma variedade de outros problemas de saúde com relação a seu risco e história prévia de TVP.

- "Os voluntários foram recrutados colocando-se anúncios nos jornais locais...".
- "Os passageiros foram incluídos se tivessem mais do que 50 anos de idade e pretendessem viajar em classe econômica com dois voos de pelo menos 8 horas de duração dentro de 6 semanas".
- "Os voluntários foram excluídos do estudo se tivessem..." (várias exclusões).

Tamanho dos grupos do estudo

Um total de 231 indivíduos foram recrutados (116 receberam meias elásticas; 116 não). Isso parece pouco, já que uma taxa de TVP de 10% geraria apenas 12 eventos, bem menos do que os nossos 50. Seria adequado, então, apenas se o efeito fosse extremamente grande.

Consulte "Volunteers and methods – Participants", no artigo reproduzido nas páginas 105-109.

Passos na avaliação crítica de pesquisa primária

Recrutamento

Os indivíduos foram representativos da população-alvo?

Alocação ou ajustamento

A alocação do tratamento foi ocultada antes da randomização e os grupos eram comparáveis no início do ensaio?

Manutenção

A comparabilidade entre os grupos do estudo foi mantida por manejo igual e acompanhamento adequado?

Mensuração

Os desfechos foram medidos com:

indivíduos e avaliadores cegados (**b**linded) e/ou

medidas **o**bjetivas?

Alocação – os grupos do estudo eram comparáveis?

É vital que os grupos sejam tão parecidos quanto possível em todos os aspectos exceto em relação à intervenção (ou exposição ou outro indicador) sendo estudada. Se os grupos não forem comparáveis no início, então uma diferença nos desfechos pode dever-se a uma das características não equiparadas (ou fatores de confusão) em vez de à intervenção (ou exposição ou outro indicador) sob consideração. Por exemplo, os aspectos nos quais os grupos podem diferir incluem:

- idade;
- sexo;
- fumante/não fumante;
- gravidade ou estágio da doença;
- outros fatores de risco;
- .... (existem muitos outros aspectos).

Os fatores de equiparação *mais* importantes são aqueles que predizem o desfecho da condição, que costuma estar mais relacionado à gravidade da doença.

Comparabilidade dos grupos

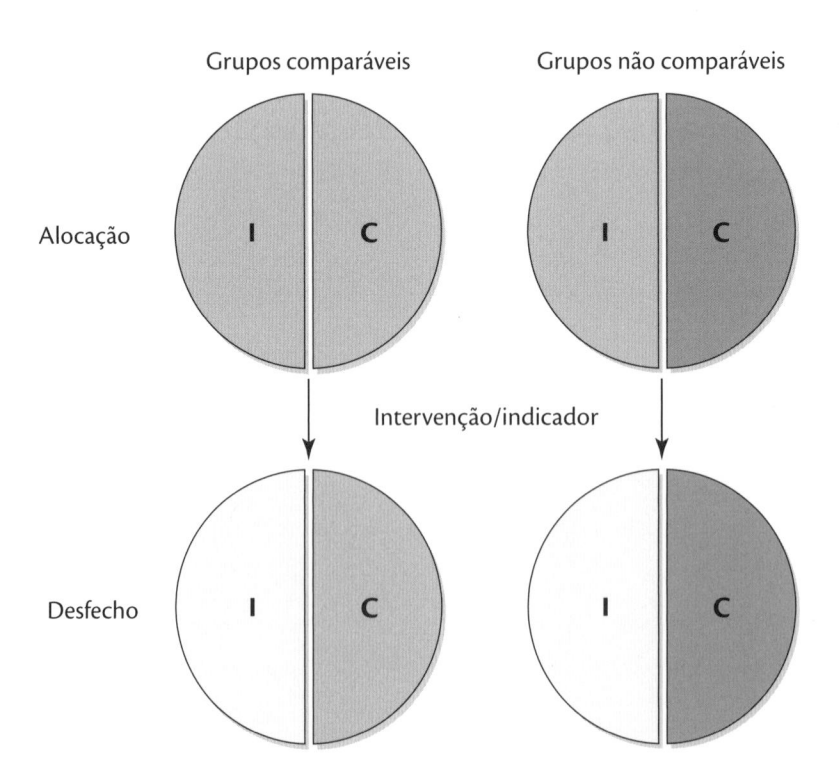

Os métodos para assegurar que os grupos do estudo sejam comparáveis variam conforme o tipo de estudo. O método ideal é experimental (como em ECRs), em que o pesquisador aloca os indivíduos aos grupos de forma aleatória – um processo que deve ser manejado com muito cuidado para evitar algum viés que faria com que os grupos não fossem comparáveis.

Estudos observacionais, coortes de indivíduos ou grupos de casos devem ser equiparados com coortes ou grupos de comparação. Mais uma vez, esse é um processo que deve ser manejado com muito cuidado e costuma exigir ajustamentos estatísticos cuidadosos para assegurar que os grupos sejam comparáveis (mas isso nunca é completamente possível, de maneira que a randomização é preferida sempre que for factível). Essas duas abordagens (alocação e ajustamento) serão descritas de maneira resumida posteriormente.

Alocação para os grupos

Em estudos experimentais, uma vez que os indivíduos consentiram em fazer parte do ensaio, eles são alocados de maneira aleatória para o grupo controle ou de intervenção (ou exposição/indicador). Porém, a randomização pode ser feita de maneira muito boa ou ruim. Para ser efetivo, o processo usado para a randomização deve assegurar que nem os indivíduos do ensaio nem os investigadores possam influenciar o grupo a ser designada cada pessoa ("ocultação de alocação"). Isso se deve ao fato de que, se o médico ou os indivíduos conhecerem o grupo a que uma pessoa foi alocada antes do consentimento, poderá ocorrer alocação seletiva e assimetria entre os grupos. Da mesma forma, se os indivíduos souberem o grupo em que estão, isso também pode introduzir vieses no relato dos desfechos (consulte a discussão de "Mensuração" nas páginas 96-98).

O melhor para se conseguir a ocultação da alocação é usar um processo de alocação por computador centralizado. Esse método é geralmente usado para grandes ensaios multicêntricos. Para ensaios menores, a utilização de uma pessoa independente (como o farmacêutico do hospital) e um sistema de envelopes lacrados gera um resultado satisfatório.

Métodos como alocar indivíduos de maneira alternada para cada grupo ou distribuir envelopes lacrados não são tão bons porque a alocação não é tão bem ocultada.

Outros métodos de alocação são algumas vezes usados, incluindo a alocação de indivíduos para grupos em dias alternados em sua primeira apresentação para tratamento, ou a seleção de indivíduos a partir de bancos de dados, mas esses métodos não ocultam a alocação e não são verdadeiramente randomizados.

Qualquer que seja o método empregado para a seleção de sujeitos e a alocação para os grupos, algo inesperado pode acontecer, de maneira que é importante verificar se os grupos formados são realmente comparáveis para tantas características quanto possível.

Para ocultar completamente a alocação, pode ser necessário administrar placebo aos indivíduos no grupo-controle, ou simular um tratamento que seja indistinguível do tratamento real. Isso também supera o problema do efeito placebo (consulte "Mensuração" nas páginas 96-98).

Ajustamento para fatores de confusão

Em estudos observacionais, como estudos de coorte ou estudos de caso-controle, os indivíduos não são alocados aos grupos de modo aleatório e, nesses casos, a maneira como os grupos do estudo são formados e equiparados torna-se o problema de qualidade mais importante. Já que a equiparação perfeita quase nunca é possível em estudos não randomizados, são necessários ajustamentos estatísticos para aproximar os grupos em termos de comparabilidade. Essa questão é discutida em mais detalhes na Parte 3 deste livro, que inclui um exemplo de uma avaliação crítica de um estudo de coorte para responder a uma questão de prognóstico.

Alocação – os grupos de estudo no ensaio de TVP eram comparáveis?

Randomização e ocultação

O ensaio de TVP é um estudo experimental no qual os voluntários selecionados foram alocados para o grupo do uso das meias ou para o grupo que não as usava (controle). Para avaliar se os grupos criados eram comparáveis (isto é, sem viés), precisamos perguntar se a alocação foi aleatória e se ela foi ocultada de qualquer pessoa que pudesse influenciar o desfecho.

O artigo afirma:

- "Os voluntários foram randomizados por meio de *envelopes lacrados* para um dos dois grupos".

Consulte "Volunteers and methods: Randomisation", no artigo sobre TVP reproduzido nas páginas 105-109.

Sabemos que os envelopes não são sempre bem ocultados de médicos ou pacientes, de maneira que, quando os grupos do estudo são alocados dessa forma, podem ficar assimétricos.

Características dos grupos do estudo

Como a alocação não foi completamente ocultada, precisamos analisar se um bom equilíbrio entre os dois grupos foi atingido. Os artigos de ECRs costumam incluir uma tabela que mostra características relevantes dos grupos do estudo. A tabela das características dos grupos do ensaio de TVP é apresentada posteriormente. Ela indica que as mulheres tinham maior probabilidade de ser "randomizadas" para o grupo do uso das meias (e que essa diferença era estatisticamente significativa).

Consulte "Table 1", no artigo sobre TVP reproduzido nas páginas 105-109.

	Sem uso de meias	Com uso de meias
Número	116	115
Pré-estudo		
Idade	62 (56-68)	61 (56-66)
Mulheres	61 (53%)	81 (70%)*
Veias varicosas	41	45
Hemoglobina	142	140
Durante o estudo		
Horas de voo	22	24
Dias de permanência	17	16

* $P < 0,01$

A importância de quaisquer diferenças entre os grupos depende da relação das diferenças com o desfecho sendo estudado, que deve ser discutida pelos autores do artigo. No caso do ensaio de TVP os autores argumentaram que existe pouca evidência de que mulheres acima de 50 anos de idade sejam mais ou menos suscetíveis à trombose venosa do que homens da mesma idade.

Consulte "Discussion", no artigo sobre TVP reproduzido nas páginas 105-109.

Manutenção – a comparabilidade entre os grupos do estudo foi mantida por manejo igual e acompanhamento adequado?

Uma vez que grupos comparáveis tenham sido obtidos, é importante que eles permaneçam assim! Ou seja, o manejo e o acompanhamento dos grupos deve manter o estado de comparabilidade entre eles.

Manejo igual

Os grupos do estudo devem ser manejados de maneira que a única diferença entre eles seja o fator sendo testado (por exemplo, tratamento com uma droga específica ou exposição a um fator de risco específico, como o tabagismo). Em estudos comparativos, isso significa que o grupo controle deve ser tratado exatamente da mesma forma que o grupo experimental em todos os aspectos, com exceção do fator sendo testado.

> **Tratamento desigual invalida os resultados**
>
> Em um ensaio de vitamina E em recém-nascidos pré-termo (1948), o tratamento com vitamina pareceu "prevenir" a fibroplasia retrolental. Porém, isso não se deveu à vitamina, mas sim ao fato de que os bebês recebiam oxigênio a 100% e os bebês no grupo de tratamento eram removidos do oxigênio para doses frequentes de vitamina, enquanto aqueles do grupo controle permaneciam no oxigênio.

Um cuidado especial também deve ser tomado para que se use uma estratégia de mensuração idêntica para todos (os grupos de estudo e controle) para evitar erros de mensuração. Isso pode ocorrer, por exemplo, se forem usados equipamentos, métodos ou avaliadores diferentes para medir os desfechos para os indivíduos em cada grupo do estudo.

Erro de mensuração

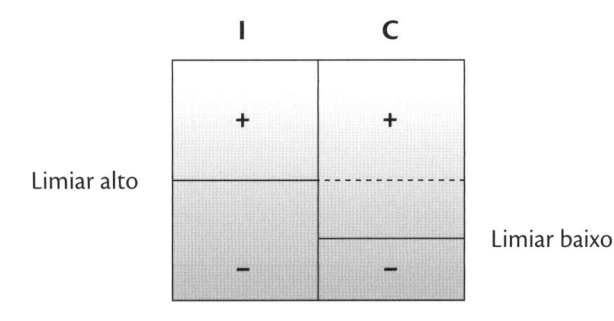

	I	C	
Limiar alto	+	+	
	−	−	Limiar baixo

Passos na avaliação crítica de pesquisa primária

Recrutamento

Os indivíduos foram representativos da população-alvo?

Alocação ou ajustamento

A alocação do tratamento foi ocultada antes da randomização e os grupos eram comparáveis no início do ensaio?

Manutenção

A comparabilidade entre os grupos do estudo foi mantida por manejo igual e acompanhamento adequado?

Mensuração

Os desfechos foram medidos com:

    indivíduos e avaliadores cegados (**b**linded), e/ou

    medidas **O**bjetivas?

Acompanhamento adequado

Inevitavelmente, alguns indivíduos abandonam o estudo, mudam de grupo ou são perdidos por motivos variáveis no acompanhamento durante um estudo. Esse é um problema grave porque os grupos remanescentes podem deixar de ser comparáveis.

Assim, essa questão trata de garantir que isso não tenha acontecido, e envolve analisar se:

- indivíduos no início = indivíduos no final (ou seja, a maioria dos indivíduos foi computada).
- os indivíduos foram analisados nos grupos em que iniciaram o estudo (isso é conhecido como o "princípio de intenção de tratar").

> **"Princípio de intenção de tratar"**
>
> Quando um indivíduo é randomizado, ele deve ser analisado no grupo em que foi alocado, mesmo se precisar receber tratamento, abandonar o ensaio ou cruzar para o outro grupo.

Os resultados também podem sofrer viés se os indivíduos não forem acompanhados por um tempo suficiente para que os desfechos relevantes sejam revelados em ambos os grupos. Assim, é importante que haja acompanhamento até que ocorram desfechos relevantes, ou até a morte (para estudos de coorte).

Manutenção – a comparabilidade entre os grupos do ensaio de TVP foi mantida?

Manejo e mensuração

Após os indivíduos terem sido alocados aos grupos no ensaio de TVP, o manejo pré-viagem, os planos de viagem e a estratégia de mensuração subsequentes foram os mesmos para ambos os grupos.

Consulte "Volunteers and methods – Investigators" e "Evaluation", no artigo sobre TVP reproduzido nas páginas 105-109.

Acompanhamento dos indivíduos

"Os passageiros compareceram para nova consulta no Stamford Hospital dentro de 48 horas depois de seu voo de retorno".

Nesse momento, os passageiros realizaram um exame de ultrassonografia para TVP assintomática e um exame de sangue.

Consulte "Volunteers and methods – Evaluation", no artigo sobre TVP reproduzido nas páginas 105-109.

Perdas de acompanhamento

Os artigos de pesquisa que relatam ECRs devem incluir um fluxograma mostrando os números de indivíduos e a sua progressão ao longo do ensaio. O fluxograma do ensaio de TVP mostra que:

231 indivíduos foram randomizados (115 para o uso de meias; 116 para o não uso)

200 foram analisados; isto é, 31 foram perdidos no acompanhamento conforme a seguir:

- 27 sem condições de consultar para a ultrassonografia subsequente;
- 2 foram excluídos da análise por terem sido promovidos à classe executiva;
- 2 foram excluídos da análise por estarem tomando anticoagulantes.

Quão importantes foram as perdas?

Elas foram igualmente distribuídas?

- Uso de meias: 15 perdas (6 homens; 9 mulheres).
- Sem uso de meias: 16 perdas (7 homens; 9 mulheres).

Eles tinham características semelhantes?

- Não é fornecida nenhuma outra informação sobre as características dos indivíduos perdidos.

Análise dos resultados

"Dados hematológicos foram incluídos na análise apenas quando voluntários foram examinados antes e depois da viagem. Todas as outras análises foram feitas com base na intenção de tratar, que incluiu todos os participantes randomizados".

Consulte "Trial profile" e "Results", no artigo sobre TVP reproduzido nas páginas 105-109.

> **Passos na avaliação crítica de pesquisa primária**
>
> **R**ecrutamento
>
> Os indivíduos foram representativos da população-alvo?
>
> **A**locação ou ajustamento
>
> A alocação do tratamento foi ocultada antes da randomização e os grupos eram comparáveis no início do ensaio?
>
> **M**anutenção
>
> A comparabilidade entre os grupos do estudo foi mantida por manejo igual e acompanhamento adequado?
>
> **M**ensuração
>
> Os desfechos foram medidos com:
>
> indivíduos e avaliadores cegados (**b**linded), e/ou
>
> medidas **O**bjetivas?

Mensuração – os desfechos foram medidos com indivíduos e avaliadores cegados e/ou medidas objetivas?

Mesmo se os grupos do estudo tiverem sido alocados de maneira aleatória ou ajustados para assegurar a comparabilidade no início do estudo, a maioria dos indivíduos tiver sido computada, os desfechos relevantes tiverem sido obtidos e analisados nos grupos iniciais, tudo ainda pode dar errado se os desfechos não forem medidos de maneira imparcial.

Os erros devidos a mensurações não padronizadas para os diferentes grupos do estudo já foram discutidos na página 93. Porém, a causa mais comum de problemas graves com as mensurações de desfechos é o "viés de mensuração". Esse viés reflete a tendência humana de "empurrar" de maneira imparcial os resultados na direção que acreditam que os resultados devem ir.

Se os indivíduos sabem o grupo em que estão, isso pode afetar o modo como eles se comportam no ensaio, como seguem o regime de tratamento, como relatam seus sintomas, e assim por diante.

Se a pessoa que está fazendo as medidas (avaliador de desfechos) sabe o grupo em que o paciente está, isso pode influenciar o modo como relata os resultados.

Esse viés pode ser superado com a utilização de indivíduos e avaliadores de desfechos que sejam "cegos" a respeito do grupo a que os indivíduos estão alocados. Um ensaio feito dessa forma é chamado de "duplo-cego" (*double-blind*) e os resultados de um estudo assim têm menor probabilidade de sofrer viés.

Um ensaio no qual os indivíduos ou os avaliadores de desfechos, mas não ambos, estão cegados para a alocação dos grupos, é chamado de estudo simples-cego (*single-blind*), e os resultados são menos confiáveis do que em um estudo duplo-cego por causa do potencial aumentado para viés. Um estudo no qual nem os indivíduos e nem os avaliadores de desfechos estão cegados é o tipo de estudo menos confiável de todos devido ao alto potencial para vieses.

Certamente, o viés de mensuração será significativamente reduzido se os desfechos medidos forem **objetivos** (como o peso) em vez de subjetivos (como sentir-se melhor). Para medidas altamente objetivas, como morte ou medidas de laboratório feitas por máquinas padronizadas, pode não haver necessidade de que os avaliadores estejam cegados. Porém, para medidas subjetivas, o cegamento é crucial. Assim, mesmo que os indivíduos e os médicos assistentes ou os pesquisadores não possam ser cegados, o estudo deve tentar fazer com que os avaliadores de desfechos estejam cegos para os grupos em que os pacientes estão.

> **"Cegamento"**
>
> **Melhor** – ensaio duplo-cego: tanto os indivíduos como os investigadores (avaliadores de desfechos) desconhecem a alocação dos grupos.
>
> **Moderado** – ensaio simples-cego: o indivíduo ou o investigador desconhece a alocação dos grupos.
>
> **Pior** – não cegado: tanto os indivíduos quanto os investigadores conhecem a alocação dos grupos.

Efeito placebo

Uma fonte comum de viés de mensuração em estudos experimentais é o chamado "efeito placebo", que é o efeito atribuível à expectativa de que um tratamento venha a ter um efeito.

Efeito placebo – ensaio em pacientes com prurido intenso crônico

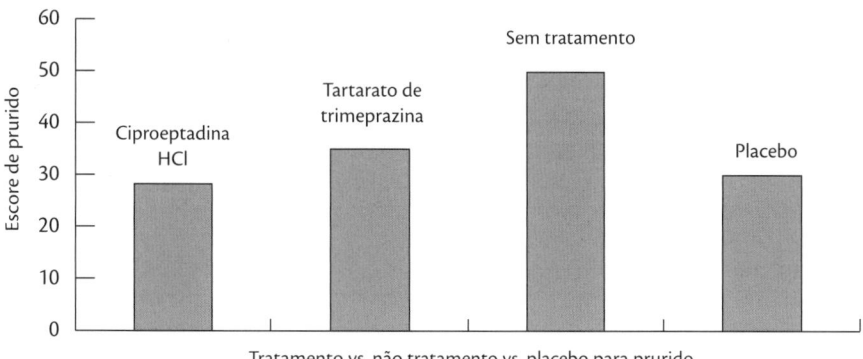

[Gráfico de barras mostrando Escore de prurido no eixo Y (0 a 60) para: Ciproeptadina HCl (~28), Tartarato de trimeprazina (~35), Sem tratamento (~50), Placebo (~30). Eixo X: Tratamento vs. não tratamento vs. placebo para prurido]

Assim, em um ensaio em que um tratamento é comparado com o não tratamento, um efeito (mesmo um efeito bem significativo) pode dever-se ao "efeito placebo" em vez de ao tratamento. Isso significa que, sempre que for praticável fazê-lo, o grupo-controle em um ECR deve receber um tratamento placebo que seja indistinguível do tratamento real (por exemplo, uma pílula de açúcar ou uma simulação de tratamento).

> **Mensuração – os desfechos no ensaio de TVP foram medidos com indivíduos e avaliadores cegados e/ou medidas objetivas?**
>
> **Indivíduos**
>
> "Embora o uso de meias tenha sido alocado de maneira aleatória, os passageiros conheciam o tratamento" (isto é, não estavam cegados).
>
> O uso de meias "placebo" (meias de baixa pressão) teria sido melhor já que teria cegado os indivíduos a respeito do grupo em que estavam, reduzindo assim qualquer tendência para que os indivíduos nos dois grupos se comportassem de maneira diferente durante seus voos.
>
> *Consulte "Volunteers and methods – Randomisation", no artigo sobre TVP reproduzido nas páginas 105-109.*
>
> **Avaliadores de desfechos**
>
> "A maioria dos pacientes retirava as meias no final da viagem. A enfermeira retirava as meias daqueles passageiros que continuavam a usá-las. Um exame dúplex adicional era então realizado sem o técnico saber o grupo a que o voluntário tinha sido randomizado" (isto é, cegado).
>
> O desfecho medido no ensaio de TVP (TVP assintomática em panturrilha) era sujeito a alguma interpretação por parte do técnico de ultrassom, fazendo com que o cegamento desses técnicos seja um problema de qualidade importante para esse ensaio.
>
> *Consulte "Volunteers and methods – Evaluation", no artigo sobre TVP reproduzido nas páginas 105-109.*

Questão 3: O que os resultados significam?

Após avaliar o estudo usando os critérios anteriores, você pode decidir que não vale mais a pena utilizá-lo para ajudar sua tomada de decisão. Se você decidir que o estudo merece maior consideração (ou, talvez, se for o único estudo disponível), o próximo estágio é ir para a seção de resultados e perguntar "O que os resultados mostram, e isso poderia dever-se ao acaso?".

Medidas de desfecho

Os resultados podem ser apresentados como desfechos binários (que são também chamados de desfechos dicotômicos), isto é, desfechos "sim" ou "não", que acontecem ou não acontecem, como câncer, ataque cardíaco ou morte; ou como desfechos contínuos, como peso, altura ou quantidade de colesterol no sangue.

Desfechos binários

Imagine um estudo em que 15 de 100 indivíduos (15% ou 0,15) no grupo-controle e 10 de 100 indivíduos (10% ou 0,10) no grupo de tratamento tenham morrido após 2 anos de tratamento. Os resultados podem ser descritos de várias maneiras, conforme demonstrado na tabela da página 100.

Desfechos contínuos

Desfechos contínuos são medidas que variam ao longo de uma série contínua (como peso ou altura). As medidas importantes são as médias dos grupos. A diferença entre as médias dos grupos tratamento e controle nos diz quão grande ou pequeno é o efeito.

Os resultados são verdadeiros e relevantes?

Se os resultados de um estudo parecem mostrar um efeito, você também terá que descobrir se esse efeito é real ou devido ao acaso.

Você nunca poderá determinar o risco exato de um desfecho binário em uma população ou o nível exato de um desfecho contínuo. O máximo que podemos fazer é estimar o verdadeiro risco ou nível com base na amostra de indivíduos do ensaio. Como sabemos que a estimativa do estudo reflete a situação real da população?

Aqui é onde entra a estatística e não nos aprofundaremos em métodos estatísticos detalhadamente. É suficiente dizer que a estatística fornece dois métodos para avaliar o acaso:

- valores de P (teste de hipótese)
- intervalos de confiança (estimativa)

Medidas de desfecho para desfechos binários

Medida	Significado	Exemplo
Risco relativo (RR) = risco do desfecho no grupo de tratamento/risco do evento no grupo-controle	O RR nos diz o quanto é mais provável que um evento ocorra no grupo de tratamento em relação ao grupo-controle RR = 1 significa que não há diferença entre os 2 grupos RR < 1 significa que o tratamento reduz o risco do evento RR > 1 significa que o tratamento aumenta o risco do evento	RR = 0,1/0,15 = 0,67 Como o RR é < 1, o tratamento diminui o risco de morte
Redução absoluta do risco (RAR) = risco do evento no grupo-controle − risco do evento no grupo de tratamento (também conhecida como diferença absoluta de risco)	O RAR nos diz a diferença absoluta nas taxas de eventos entre os dois grupos e fornece uma indicação do risco basal e efeito do tratamento RAR = 0 significa que não há diferença entre os 2 grupos (assim, o tratamento não teve efeito) RAR positivo significa que o tratamento é benéfico RAR negativo significa que o tratamento é prejudicial	RAR = 0,15 − 0,10 = 0,05 (5%) O benefício absoluto do tratamento é uma redução de 5% na taxa de morte (isto é, houve 5 mortes a menos no grupo de tratamento em comparação com o grupo-controle)
Redução do risco relativo (RRR) = RAR/risco do evento no grupo-controle (ou 1 − RR)	O RRR nos diz a redução na taxa do evento no grupo de tratamento em relação à taxa no grupo-controle **O RRR é provavelmente a medida de efeito do tratamento mais comumente relatada**	RRR = 0,05/0,15 = 0,33 (33%) OU 1 − 0,67 = 0,33 (33%)
Número necessário para tratar (NNT) = 1/RAR	O NNT nos diz o número de pacientes que precisamos tratar para prevenir 1 evento ruim	NNT = 1/0,05 = 20 Precisaríamos tratar 20 pessoas por 2 anos para prevenir 1 morte

Nota: os resultados também costumam ser demonstrados como uma "razão de chances" ou *odds ratio* (OR), em que as chances são uma medida de probabilidade em vez de risco. Porém, a OR é aproximadamente igual ao RR. (Consulte o "Glossário", na Parte 4 deste livro, para informações adicionais.)

Os **valores de P** são uma medida da probabilidade de que um resultado deva-se puramente ao acaso – de modo que queremos um valor de P baixo, sugerindo que o acaso é uma causa improvável da diferença entre os grupos. A pesquisa científica objetiva testar uma "hipótese nula" (que significa uma hipótese que não terá um efeito). Se o resultado do estudo (a estimativa pontual) mostra um efeito (isto é, a hipótese nula parece improvável), o valor de P nos diz a probabilidade de que esse efeito deva-se simplesmente ao acaso. Se o valor de P for baixo (em geral menor do que 0,05), significa que a probabilidade de que o resultado deva-se ao acaso também é baixa (menos do que 5%); isto é, existe um efeito real (ou um viés, que é o motivo de precisarmos avaliar criticamente antes de olhar o valor de P). Um efeito com um valor de P baixo é chamado de resultado "estatisticamente significativo", que não devemos confundir com um resultado clinicamente importante (o qual será explicado posteriormente).

Os **intervalos de confiança (ICs)** costumam ser mais informativos do que os valores de P. Eles são uma estimativa da faixa de valores que provavelmente inclui o valor real. Em geral, os ICs são colocados em 95%, que significa a faixa de valores que tem uma chance de 95% de incluir o valor real. Se o IC 95% para a diferença entre os grupos de tratamento e controle é pequeno e não se sobrepõe ao ponto de "não efeito" (0 para uma diferença ou 1 para uma razão), podemos ficar bastante certos de que o resultado é real (isto é, com um valor de P menor do que 0,05).

Quanto mais indivíduos no estudo, mais estreitos os ICs provavelmente serão e, dessa forma, estudos maiores geram resultados mais confiáveis do que estudos menores. Porém, o tamanho exato que um estudo deve ter para fornecer um resultado significativo depende de quão raro é o evento a ser analisado. Essa regra prática básica está descrita no artigo de Glasziou e Doll *Was the study big enough? Two café rules*, que está incluído na seção "Leituras adicionais" deste livro.

Significância estatística

(a) Resultado estatisticamente significativo ($P < 0{,}05$), mas com baixa precisão
(b) Resultado estatisticamente significativo ($P < 0{,}05$) com alta precisão
(c) Resultado não estatisticamente significativo ($P > 0{,}05$) com baixa precisão
(d) Resultado não estatisticamente significativo (sem efeito) com alta precisão

Porém, uma intervenção só pode ser considerada útil se o IC 95% inclui efeitos do tratamento clinicamente importantes. Assim, uma distinção relevante deve ser feita entre significância estatística e importância clínica.

- Significância estatística está associada ao tamanho do efeito e ao IC 95% em relação à hipótese nula.
- Importância clínica está associada ao tamanho do efeito e ao IC 95% em relação a um efeito mínimo que seria considerado clinicamente importante.

Por exemplo, uma redução em um sintoma pode ser mensurável e estatisticamente significativa, mas, a menos que seja suficiente para evitar a necessidade de medicação ou melhorar a qualidade de vida do paciente, ela não pode ser considerada clinicamente importante.

Importância clínica

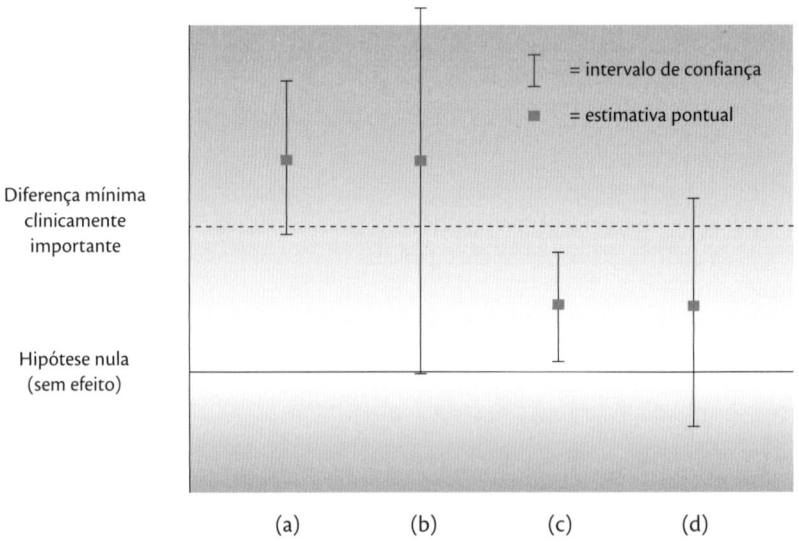

(a) a diferença é estatisticamente significativa e clinicamente importante
(b) a diferença não é estatisticamente significativa, mas é clinicamente importante
(c) a diferença é estatisticamente significativa, mas não é clinicamente importante
(d) a diferença não é estatisticamente significativa nem clinicamente importante

O que os resultados do ensaio de TVP significam?

TVP no grupo com uso de meias = 0 [risco absoluto (RA) = 0%]

TVP no grupo-controle = 12 [RA = 12%]

Redução absoluta do risco (RAR) = 12% - 0%

= 12%

O IC 95% para RAR não foi citado no artigo, mas nós o calculamos como sendo de 7 a 18%. Embora o valor de P não tenha sido citado no artigo, esse resultado é estatisticamente significativo, pois o IC não se sobrepõe ao 0 (que é o valor da RAR se não tivesse havido efeito).

Isso significa que esse estudo mostra que o benefício absoluto de usar as meias é uma redução de 12% em TVPs assintomáticas.

O número necessário para tratar (NNT) para evitar um caso de TVP = 1/0,12 = 8.

Consulte "Results", no artigo sobre TVP reproduzido nas páginas 105 a 109.

Resumo da avaliação crítica do ensaio de TVP

PICO

O PICO do ensaio de TVP é muito parecido com a nossa questão clínica sobre se o uso de meias elásticas em voos de longa distância reduz o risco de TVP.

Validade interna

Recrutamento

No ensaio de TVP os indivíduos foram inicialmente recrutados com base em apresentação voluntária. Os critérios de inclusão/exclusão asseguraram que os indivíduos recrutados eram representativos da população de interesse (mais de 50 anos de idade, viajando longas distâncias em classe econômica, sem história prévia de TVP, etc.). Embora não seja um estudo muito grande, os números de indivíduos (aproximadamente 100 indivíduos por grupo) foram suficientes para fornecer uma amostra representativa (e assim resultados estatisticamente significativos).

Alocação

A alocação de grupos foi aleatória, mas o método usado (envelopes lacrados) não foi um método muito efetivo para eliminar o viés de alocação. Os indivíduos sabiam em que grupo estavam.

Em função de viés de alocação (as mulheres estavam mais preparadas para usar meias elásticas?) ou de outros fatores, houve uma diferença estatisticamente significativa na proporção dos sexos entre os dois grupos. Os grupos estavam equilibrados quanto a outros fatores.

Manutenção

Uma vez alocados aos grupos, todos os indivíduos foram igualmente manejados, os desfechos relevantes foram medidos usando a mesma metodologia para ambos os grupos e houve apenas pequenas perdas no acompanhamento.

Mensuração

- **B**linding (cegamento) – os avaliadores de desfechos (ultrassonografistas) geralmente não conheciam os grupos do estudo a que os indivíduos pertenciam (ou seja, estavam cegados). Porém, os indivíduos sabiam o grupo em que estavam e não houve tratamento placebo, de maneira que não se pode descartar uma diferença no comportamento entre os dois grupos durante os voos.
- **O**bjetividade – a medida de desfecho era sujeita a alguma interpretação pelo técnico de ultrassom (ou seja, não objetiva).

No geral (validade interna): o ensaio foi moderadamente bem conduzido, mas teve alguma falhas metodológicas que poderiam ter afetado os desfechos.

Resultados

Os resultados mostraram uma grande diferença entre os grupos de tratamento e controle, que foi estatisticamente significativa (pois os ICs não se sobrepuseram ao zero).

Redução absoluta do risco (RAR) = 0,12 (12%; IC 95%, 7% a 18%)

NNT = 1/0,12 = 8

Conclusão

Enquanto os resultados mostram uma redução em TVP assintomática em passageiros de voos de longa distância, o estudo teve algumas falhas de delineamento que exigiriam investigação adicional dessa questão.

Ao mesmo tempo em que um NNT de 8 é impressionante, a importância disso permanece uma questão de julgamento clínico sobre as consequências, como o pequeno número de pessoas que se tornam sintomáticas, o número menor ainda de TVPs que podem causar embolia pulmonar e o número incerto de pessoas que desenvolverá síndrome pós-flebítica alguns anos mais tarde. Esse é um julgamento difícil. Porém, você deve estar interessado em saber que todos os autores deste livro usam meias elásticas em voos de longa distância (embora isso se deva parcialmente ao aumento do conforto e à diminuição do edema de tornozelos).

ARTICLES

Frequency and prevention of symptomless deep-vein thrombosis in long-haul flights: a randomised trial

John H Scurr, Samuel J Machin, Sarah Bailey-King, Ian J Mackie, Sally McDonald, Philip D Coleridge Smith

Summary

Background The true frequency of deep-vein thrombosis (DVT) during long-haul air travel is unknown. We sought to determine the frequency of DVT in the lower limb during long-haul economy-class air travel and the efficacy of graduated elastic compression stockings in its prevention.

Methods We recruited 89 male and 142 female passengers over 50 years of age with no history of thromboembolic problems. Passengers were randomly allocated to one of two groups: one group wore class-I below-knee graduated elastic compression stockings, the other group did not. All the passengers made journeys lasting more than 8 h per flight (median total duration 24 h), returning to the UK within 6 weeks. Duplex ultrasonography was used to assess the deep veins before and after travel. Blood samples were analysed for two specific common gene mutations, factor V Leiden (FVL) and prothrombin G20210A (PGM), which predispose to venous thromboembolism. A sensitive D-dimer assay was used to screen for the development of recent thrombosis.

Findings 12/116 passengers (10%; 95% CI 4·8–16·0%) developed symptomless DVT in the calf (five men, seven women). None of these passengers wore elastic compression stockings, and two were heterozygous for FVL. Four further patients who wore elastic compression stockings, had varicose veins and developed superficial thrombophlebitis. One of these passengers was heterozygous for both FVL and PGM. None of the passengers who wore class-I compression stockings developed DVT (95% CI 0–3·2%).

Interpretation We conclude that symptomless DVT might occur in up to 10% of long-haul airline travellers. Wearing of elastic compression stockings during long-haul air travel is associated with a reduction in symptomless DVT.

Lancet 2001; **357:** 1485–89
See Commentary page 1461

Department of Surgery (J H Scurr FRCS, P D Coleridge Smith FRCS) **and Department of Haematology** (Prof S J Machin FRCP, I J Mackie PhD, S McDonald BSc), **Royal Free and University College Medical School, London, UK; and Stamford Hospital, London, UK** (S Bailey-King RCN)

Correspondence to: Mr J H Scurr, Lister Hospital, Chelsea Bridge Road, London SW1W 8RH, UK
(e-mail: medleg@mailbox.co.uk)

Introduction

Every year the number of passengers travelling over long distances by air increases. Physicians working close to major airports have seen individual cases presenting with thromboembolic problems after air travel.[1-3] Results of retrospective clinical series[4-6] suggest that up to 20% of patients presenting with thromboembolism have undertaken recent air travel. Ferrari et al[7] reported a strong association between deep-vein thrombosis (DVT) and long travel (>4 h) in a case-control study, although only a quarter of his patients with DVT travelled by air. Kraaijenhagen and colleagues[8] looked at travel in the previous 4 weeks in patients presenting with DVT. They concluded that travelling times of more than 5 h were not associated with increased risk of DVT. The true frequency of this problem remains unknown and controversial. Episodes of DVT can arise without any symptom. Less than half the patients with symptomless DVT will develop symptoms, and only a few of those go on to have a clinically detectable pulmonary embolism.[9,10] In surgical series, a link between symptomless DVT, symptomatic DVT, and pulmonary embolism has been established.[11,12] Patients undergoing surgical procedures are assessed for risk, and appropriate prophylaxis is implemented.[13] We undertook a randomised controlled trial to assess the overall frequency of DVT in long-haul airline passengers and the efficacy of a class-I elastic compression stocking for the duration of the flight.

Volunteers and methods

Participants

Volunteers were recruited by placing advertisements in local newspapers and travel shops, and by press releases. The Aviation Health Institute referred many of the volunteers initially screened for this study, which took place in the Vascular Institute at the Stamford Hospital, London, UK. Passengers were included if they were over 50 years of age and intended to travel economy class with two sectors of at least 8 h duration within 6 weeks. Passengers were invited to undergo preliminary screening, which included an examination and completion of a medical questionnaire about previous illnesses and medication. Volunteers were excluded from the study if they had had episodes of venous thrombosis, were taking anticoagulants, regularly wore compression stockings, had cardiorespiratory problems, or had any other serious illness, including malignant disease. The study was approved by Stamford Hospital ethics committee. Volunteers who gave informal written consent were included in the study.

Investigators

Volunteers who were eligible for inclusion were investigated by duplex ultrasonography (General Electric LOGIQ 700, GE Medical Systems, Waukesha, USA) to detect evidence of previous venous thrombosis. The lower limbs were assessed by two technicians skilled in assessment of venous problems. Examinations were done with volunteers standing. To assess the competence of deep and superficial veins the technicians manually

ARTICLES

compressed the calf and measured the duration of reverse flow by colour or pulsed doppler sonography. Venous reflux was defined as duration of reverse flow exceeding 0·5 s. The presence of current or previous venous thrombosis was assessed from the B-mode image, colour flow mapping, and compression assessment of veins during B-mode imaging. Passengers who had evidence of previous thrombosis were excluded.

In the first 30 volunteers, ultrasound examination was undertaken 2 weeks before air travel and again within 2 days of the start of the first flight to provide a control interval in which occurrence of spontaneous DVT could be assessed in this population. No acute DVT was detected during this period. The logistics of the study made it difficult for passengers to attend Stamford Hospital on two occasions before travel and this part of the investigation was abandoned in the remaining volunteers. All subsequent volunteers were screened once before they travelled.

Blood was taken from all participants before travel for a series of haemostatic tests. Full blood and platelet counts were done on a routine cell counter. We used the Dimertest Gold EIA assay (Agen Biomedical Ltd, Acacia Ridge, Australia) to measure D-dimer. We took the upper 95% confidence limit of normal value as 120 pg/L. We used routine PCR techniques for identification of the factor V Leiden and prothrombin G20210A gene mutations.

Randomisation
Volunteers were randomised by sealed envelope to one of two groups. The control group received no specific additional treatment; the other group was given class-I (German Hohenstein compression standard; 20–30 mm Hg) below-knee elastic compression stockings (Mediven Travel; Medi UK Ltd, Hereford, UK). Participants were advised to put on the stockings before the start of travel and to remove the stockings after arrival for every flight by which they travelled. Although the stockings were allocated randomly, the passengers were aware of the treatment. Passengers arranged their own air travel. There was no collaboration with the airlines, although two passengers were upgraded from economy to business class.

Evaluation
Passengers reattended the Stamford Hospital within 48 h of their return flight. They were interviewed by a research nurse and completed a questionnaire inquiring about: duration of air travel, wearing of stockings, symptoms in the lower limbs, and illnesses and medication taken during their trip. Most passengers removed their stockings on completion of their journey. The nurse removed the stockings from those passengers who had continued to wear them. A further duplex examination was then undertaken with the technician unaware of the group to which the volunteer had been randomised. Another blood sample was taken for repeat D-dimer assay. In passengers for whom clinically significant abnormalities of the lower limb veins were detected on duplex ultrasonography, including calf vein thrombosis, the volunteers' general practitioners were notified in writing so that treatment could be arranged.

Statistics
Because of insufficient published data we could not pre-calculate sample size. Since the investigation was intended as a pilot study, we chose a total of 200 passengers. Recruitment was continued until 100 volunteers had been investigated in each group. A finding of no case of venous thrombosis in this number of passengers would have resulted in a 95% CI for the rate of DVT of 0–2%. To measure a thrombotic event occurring in 2% or fewer passengers would require a very large study, and the low frequency would have limited implications for air travellers. Data were analysed by contingency tables and calculation of the differences in proportions, and 95% CIs by a computer program (CIA version 1.1, 1989, BMA Publishers, London, UK). We used median and interquartile range for haematological data since data were not normally distributed. Haematological data were included in the analysis only when volunteers were examined before and after travel. All other analyses were done on an intention-to-treat basis, which included all randomised participants.

Results

Volunteers were excluded before randomisation if they did not fulfil the entry requirements or could not attend hospital for investigation both before and after travel (figure). Thus, 231 of 479 volunteers were randomised. 27 passengers were unable to attend for subsequent ultrasound investigation because of ill-health (three), change of travel plans, or inability to keep appointments (24). Two who

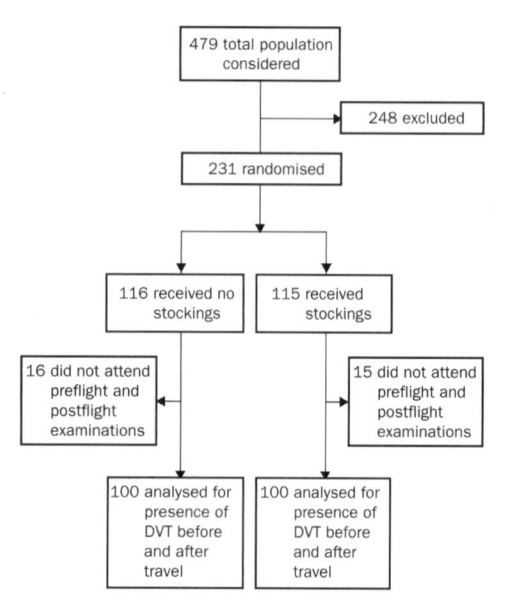

Trial profile

	No stockings	Stockings
Number	116	115
Age (years)	62 (56–68)	61 (56–66)
Number of women (%)	61 (53%)	81 (70%)
Number with varicose veins	41	45
Days of stay	17 (13–32)	16 (13–27)
Hours flying time	22 (18–36)	24 (19–35)
Haemoglobin (g/L)	142 (133–149)	140 (133–147)
WBC ($\times 10^9$/L)	5·9 (5·0–7·3)	6·0 (5·0–6·9)
Packed cell volume	0·44 (0·42–0·47)	0·44 (0·41–0·46)
Platelets ($\times 10^9$/L)	240 (206–272)	242 (219–290)
Number FVL positive	7	4
Number PGM positive	1	3

Median (interquartile range) shown, unless otherwise indicated. WBC=white blood cells. FVL=factor V Leiden. PGM=prothrombin gene mutation.

Table 1: **Characteristics of study groups**

ARTICLES

	DVT	No DVT	SVT	No SVT
Number	12	188	4	196
Number of women	7	117	4	120
Age (years)	67 (58–68)	62 (55–68)	67 (64–70)	62 (55–68)
Days of stay	18 (8–21)	16 (13–27)	18 (16–21)	16 (13–26)
Hours flying time	21 (17–25)	24 (18–27)	28 (25–33)	24 (18–35)
Haemoglobin (g/L)	142 (132–146)	140 (133–148)	130 (125–133)	140 (133–148)
WBC ($\times 10^9$/L)	6·1 (5·7–7·0)	6·0 (5·0–7·1)	6·3 (5·6–6·8)	6·0 (5·0–7·2)
Packed cell volume	0·44 (0·42–0·47)	0·44 (0·42–0·47)	0·40 (0·39–0·40)	0·44 (0·42–0·47)
Platelets ($\times 10^9$/L)	240 (206–272)	244 (216–285)	264 (237–236)	241 (214–286)
Number FVL positive	2	9	1	10
Number PGM positive	0	4	1	3
Preflight D-dimer (pg/L)*	44,45,54,66	ND	33,58	ND
Postflight D-dimer (pg/L)	33,41,54,59,63,91	ND	36,93	ND
Stockings	0	100	4	96

Volunteers grouped according to presence of symptomless deep vein thrombosis (DVT) and superficial thrombophlebitis (SVT). Median (interquartile range) shown, unless otherwise indicated. WBC=white blood cells. FVL=factor V Leiden. PGM=prothrombin gene mutation. ND=not detectable (below the limit of sensitivity of the assay, 32 pg/L). *D-dimer values are those individual values greater than 32 pg/L, all other passengers had concentrations less than 32 pg/L.

Table 2: **Age and haematological data in 200 passengers examined before and after air travel**

were upgraded to business class and two taking anticoagulants were also excluded. A similar number of men and women were excluded in the two groups: six and nine in the stocking group and seven and nine in the no stocking group, respectively. The remaining 200 passengers were invesigated before and after long-haul economy air travel. None of the 31 volunteers who were excluded after randomsiation underwent follow-up duplex ultrasound examination.

The characteristics of the two groups were closely matched, but by chance a greater proportion of women were included in the stocking group (table 1). Table 2 shows results of haematological investigations. After air travel, 12 (10%; 95% CI 4·8–16·0%) passengers not wearing elastic stockings had developed symptomless DVT in the calf that were detected on duplex ultrasound examination. None of the 115 passengers (CI 0–3·2%) wearing compression stockings had DVT. A further four people all of whom were wearing compression stockings, developed superficial thrombophlebitis in varicose veins (3%; 1·0–8·7%). None of the no-stockings-group developed superficial thrombophelbitis (0–3·1%). Four of the patients with symptomless DVT were given low-molecular-weight heparin subcutaneosuly for 5 days and were referred to their general practitioner for further treatment. The remaining eight were asked to take aspirin, referred to their general practitioner, and advised to undergo a further scan and receive treatment if appropriate. General practitioners were kept informed of these developments. The four passengers with superficial thrombophlebitis received treatment, one with aspirin and three with a non-steroidal anti-inflammatory drug (diclofenac).

14 (7%) of the 200 participants examined both before and after travel, were heterozygous for either factor V Leiden (11) or prothrombin gene mutation (four). One person had both gene mutations and had an episode of thrombophlebitis. Two passengers with symptomless DVT were factor V Leiden positive. The full blood count, platelet count, and D-dimer assays provided no prognostic information.

The before and after travel questionnaires were examined to identify concomitant medication, including that begun during air travel (table 3). Only two passengers took drugs in addition to their usual medication. Most drugs were evenly distributed in the two groups, although there was a trend towards more patients taking hormone replacement therapy in the stocking than in the non-stocking group (percentage difference 8%, CI −1 to 17%). Several volunteers took aspirin as part of their regular medication.

Discussion

About one in ten passengers not wearing elastic compression stockings developed symptomless DVT after airline travel, which is a surprisingly large proportion of the study group. The passengers were all aged more than 50 years and undertook long journeys by air (median 24 h), both of which are factors that could increase the risk of thrombosis. As far as we are aware no other workers have undertaken such a prospective study.

Other investigators[14] have shown postoperative symptomless DVT (detected by radio-fibrinogen scanning) in about 30% of general surgical patients in whom no prophylactic measure was applied. We accept that symptomless calf vein thrombosis is probably not a major risk to health, but the approach might be useful in future interventional studies. Published clinical series have recorded DVTs detected after investigation of calf symptoms. They showed that 10–20% of isolated calf vein thromboses extend to more proximal veins.[15,16] Pulmonary embolism can arise in about 10% of patients presenting with isolated calf vein thrombosis.[15,17] However, patients presenting with symptomatic calf vein thrombosis often have recognised predisposing factors such as malignant disease or thrombophilia.[15,16] We excluded patients with a history of serious illness or previous thrombotic episodes and all those with post-thrombotic vein damage on duplex ultrasonography. We believe that the thrombi detected in our study were attributable to long-haul air travel. Environmental changes that take place during long-haul air travel may provoke calf vein thrombosis. Once the journey has been completed these factors no longer apply, allowing spontaneous resolution of calf vein thromboses without complication in most cases.

In our study no symptomless DVT was detected in the stocking group. In hospital practice there is evidence that graduated compression stockings are effective at reducing the risk of DVT after surgical treatment.[18] Our findings strongly suggest that stockings also protect against

	Number of participants	
	No stockings	Stockings
Aspirin	9	11
Hormone replacement therapy	8	16
Thyroxine	6	6
Antihypertensives, including diuretics	10	12
Antipeptic ulcer drugs	8	3

*Includes additions to usual drugs.

Table 3: **All drugs taken by volunteers who attended for examination before and after air travel***

symptomless DVT after air travel. However, four passengers with varicose veins developed superficial thrombophlebitis while wearing stockings. In all four, thrombophlebitis occurred in varicose veins in the knee region which were compressed by the upper edge of the stocking.

The prothrombotic gene mutations that we investigated are together present in about 10% of European populations. The combined prevalence of these abnormalities was 7% in our volunteers, but 19% in those developing superficial or deep venous thrombosis. These data should be regarded with caution, in view of the small number of people we studied.

D-dimer, a specific degradation product of cross-linked fibrin, measured by a sensitive EIA procedure, is a useful diagnostic aid in detection of venous thromboembolism.[19] Failure to detect raised concentrations of D-dimer in passengers with positive ultrasound scans might be related to the short half-life of D-dimer (about 6 h), combined with the long (up to 48 h) time of blood sampling on return from travel. This interval between completion of the final leg of air travel and testing may have affected the usefulness of the test. Additionally, in all volunteers who developed symptomless DVT, the thrombus arose only in calf veins which would also result in a modest rise in plasma D-dimer.

Ferrari and co-workers[7] have also shown an association between travel and developments of DVT, but only a quarter of their patients with DVT had travelled by air. Although Kraaijenhagen and colleagues[8] recorded no association of DVT with travel, many of their airline passengers have flown for less than 5 h. These case-control studies also indicate that DVT related to air travel is not a major healthcare problem, perhaps because only a small proportion of the population undertakes long-haul journeys at any time. These investigators included people with several potential confounding factors such as previous venous thrombosis, malignant disease, and recent surgery, whereas we excluded such individuals. Bendz et al[20] simulated long-haul flights in a hypobaric chamber and noted substantially increased plasma markers of thrombosis in volunteers exposed to reduced ambient pressure. A major drawback was that they did not have a control group. However, their findings suggest a possible additional mechanism for thrombosis after air travel. We measured D-dimer values but, because of the study design, we could not show an association with the development of symptomless DVT.

We accept that our method of recruitment was not ideal, although we did exclude individuals at highest risk. We were concerned that because of their interest in the problem some of the volunteers may have taken steps to reduce the occurrence of venous thrombosis—ie, by being active during the flight and drinking more fluids. We could not assess the effect that participation in the study had on the behaviour of volunteers while aboard the aircraft. These factors would have applied equally to both our study groups. Whether leg exercises, walking, or drinking water prevent thrombotic events after airline travel remains to be established.

The randomisation procedure was not stratified or miminised for any factor, since we regarded this study as a pilot investigation, which resulted in even distribution between the study groups for most factors. Volunteers with the most important predisposition to DVT—a previous history of evidence of DVT—were excluded, ensuring that no bias resulted from this factor.[21] However, the stocking group contained more women than men (table 1). There is little evidence that women are more or less susceptible than men to venous thrombosis in the age group we investigated.[22] After airline travel, symptomless DVT was more-or-less evenly distributed between men and women (five of 55 men and seven of 61 women, table 3) in the non-stocking group.

We used duplex ultrasonography to detect symptomless DVT. Venography was judged unethical in symptomless volunteers. Others have shown[23,24] that duplex ultrasonography is a reliable method of detecting calf vein thrombosis, as well as proximal vein thrombosis, in symptom-free patients. In a series of studies the reliability of duplex ultrasonography in the diagnosis of calf vein thrombosis has been compared with venography.[25-29] The main failing of duplex ultrasonography is that it may underestimate the true frequency of calf vein thrombosis, but it has a specificity of 79–99%. Our data may have underestimated the true rate of calf vein thrombosis by as much as 30%. The fact that some individuals wore compression stockings until shortly before the post-travel examination is unlikely to have affected the sensitivity of the test. The most important factors determining the reliability of this examination are whether it is technically possible to image the deep veins and the presence of post-thrombotic vein damage.[28] All volunteers with post-thrombotic appearance on ultrasonography were excluded from this investigation and none of our participants had severe calf swelling, which would have prevented adequate images of the calf veins being obtained. We believe that the frequency of symptomless DVT that we recorded is reliable.

Contributors
John Scurr, Samuel Machin, Ian Mackie and Philip Coleridge Smith designed the study. John Scurr and Sarah Bailey-King recruited volunteers. Day to day conduct of study, record keeping and assessment of volunteers and clincial data analysis was the responsibility of Sarah Bailey-King. Ian Mackie and Sally McDonald did the haematological investigations. Overall analysis of data was by John Scurr and Philip Coleridge Smith, and statistical analysis by Philip Coleridge Smith. The writing committee consisted of John Scurr, Samuel Machin, and Philip Coleridge Smith.

Acknowledgments
We thank staff of Stamford Hospital for providing nursing and administrative support for this study, and for agreeing to undertake the duplex ultrasound examinations. Medi UK Ltd supplied the stockings worn by volunteers and provided a grant to cover the costs of the haematological examinations.
John Scurr is presently evaluating a device for increasing blood flow through the legs. He has spoken on behalf of the manufacturer to endorse this product. This research began after the current paper was submitted to *The Lancet*.

References

1. Patel A, Fuchs GJ. Air travel and thromboembolic complications after percutaneous nephrolithotomy for staghorn stone. *J Endourol* 1998; **12:** 51–53.
2. Milne R. Venous thromboembolism and travel: is there an association? *J R Coll Phys Lond* 1992; **26:** 47–49.
3. Sahiar F, Mohler SR. Economy class syndrome. *Aviat Space Environ Med* 1994; **65:** 957–60.
4. Nissen P. The so-called "economy class" syndrome or travel thrombosis. *Vasa* 1997; **26:** 239–46.
5. Ribier G, Zizka V, Cysique J, Donatien Y, Glaudon G, Ramialison C. Venous thromboembolic complications following air travel. Retrospective study of 40 cases recorded in Martinique. *Rev Med Intern* 1997; **18:** 601–04.
6. Eklof B, Kistner RL, Masuda EM, Sonntag BV, Wong HP. Venous thromboembolism in association with prolonged air travel. *Dermatol Surg* 1996; **22:** 637–41.
7. Ferrari E, Chevallier T, Chapelier A, Baudouy M. Travel is a risk factor for venous thromboembolic disease: a case-control study. *Chest* 1999; **115:** 440–44.

8 Kraaijenhagen RA, Haverkamp D, Koopman MMW, Prandoni P, Piovella F, Büller H. Travel and the risk of venous thrombosis. *Lancet* 2000; **356:** 1492–93.
9 Kakkar VV, Howe CT, Flanc C, Clarke MB. Natural history of postoperative deep-vein thrombosis. *Lancet* 1969; **2:** 230–32.
10 Negus D, Pinto DJ. Natural history of postoperative deep-vein thrombosis. *Lancet* 1969; **2:** 645.
11 Dalen JE, Alpert JS. Natural history of pulmonary embolism. *Prog Cardiovasc Dis* 1975; **17:** 259–70.
12 Coon WW. Epidemiology of venous thromboembolism. *Ann Surg* 1977; **186:** 149–64.
13 THRIFT Consensus Group. Risk of and prophylaxis for venous thromboembolism in hospital patients. Thromboembolic Risk Factors. *BMJ* 1992; **305:** 567–74.
14 Collins R, Scrimgeour A, Yusuf S, Peto R. Reduction in fatal pulmonary embolism and venous thrombosis by perioperative administration of subcutaneous heparin. Overview of results of randomized trials in general, orthopaedic, and urologic surgery. *N Engl J Med* 1988; **318:** 1162–73.
15 Kazmers A, Groehn H, Meeker C. Acute calf vein thrombosis: outcomes and implications. *Am Surg* 1999; **65:** 1124–27.
16 O'Shaughnessy AM, Fitzgerald DE. The value of duplex ultrasound in the follow-up of acute calf vein thrombosis. *Int Angiol* 1997; **16:** 142–46.
17 Meissner MH, Caps MT, Bergelin RO, Manzo RA, Strandness DE Jr. Early outcome after isolated calf vein thrombosis. *J Vasc Surg* 1997; **26:** 749–56.
18 Colditz GA, Tuden RL, Oster G. Rates of venous thrombosis after general surgery: combined results of randomised clinical trials. *Lancet* 1986; **2:** 143–46.
19 Bounameaux H, de Moerloose P, Perrier A, Reber G. Plasma measurement of D-dimer as a diagnostic aid in suspected venous thromboembolism: an overview. *Thromb Haemost* 1994; **71:** 1–6.
20 Bendz B, Rostrup M, Sevre K, Andersen T, Sandset PM. Association between acute hypobaric hypoxia and activation of coagulation in human beings. *Lancet* 2000; **356:** 1657–58.
21 Nicolaides AN, Irving D. Clinical factors and the risk of deep vein thrombosis. In: Nicolaides AN, ed. Thromboembolism: aetiology, advances in prevention and management. Lancaster: MTP, 1975: 193–203.
22 Kniffin WD Jr, Baron JA, Barrett J, Birkmeyer JD, Anderson FA Jr. The epidemiology of diagnosed pulmonary embolism and deep venous thrombosis in the elderly. *Arch Intern Med* 1994; **154:** 861–66.
23 Robinson KS, Anderson DR, Gross M, et al. Accuracy of screening compression ultrasonography and clinical examination for the diagnosis of deep vein thrombosis after total hip or knee arthroplasty. *Can J Surg* 1998; **41:** 368–73.
24 Cornuz J, Pearson SD, Polak JF. Deep venous thrombosis: complete lower extremity venous US evaluation in patients without known risk factors—outcome study. *Radiology* 1999; **211:** 637–41.
25 Westrich GH, Allen ML, Tarantino SJ, et al. Ultrasound screening for deep venous thrombosis after total knee athroplasty. 2-year reassessment. *Clin Orthop* 1998; **356:** 125–33.
26 Forbes K, Stevenson AJ. The use of power Doppler ultrasound in the diagnosis of isolated deep venous thrombosis of the calf. *Clin Radiol* 1998; **53:** 752–54.
27 Mantoni M, Strandberg C, Neergaard K, et al. Triplex US in the diagnosis of asymptomatic deep venous thrombosis. *Acta Radiol* 1997; **38:** 327–31.
28 Robertson PL, Goergen SK, Waugh JR, Fabiny RP. Colour-assisted compression ultrasound in the diagnosis of calf deep venous thrombosis. *Med J Aust* 1995; **163:** 515–18.
29 Krunes U, Teubner K, Knipp H, Holzapfel R. Thrombosis of the muscular calf veins-reference to a syndrome which receives little attention. *Vasa* 1998; **27:** 172–75.

Avaliação crítica rápida de seu próprio estudo primário para uma questão de intervenção

Você pode agora avaliar criticamente estudos de pesquisa primária para a questão de intervenção que encontrou durante sua sessão de busca anteriormente. Lembre-se de que o melhor tipo de pesquisa primária para uma questão de intervenção é um ECR.

Se preferir, você pode avaliar o artigo sobre imunização de crianças que está incluído no final desta seção.*

Para o artigo escolhido, use o espaço reservado nas próximas páginas para a avaliação crítica e então:

(a) decida se a validade interna do estudo é suficiente para permitir conclusões seguras (todos os estudos têm algumas falhas; mas essas falhas são ruins a ponto de fazê-lo descartar o estudo?);

(b) se o estudo for suficientemente válido, examine-o e interprete os resultados – qual é a relevância ou o tamanho dos efeitos da intervenção?

---

* Como este artigo foi publicado em 2000, já há um estudo maior sobre o comprimento da agulha. Porém, mantivemos o estudo de 2000 para o propósito deste exercício.

Avaliação crítica rápida de um ECR

Passo 1: Qual é a questão do estudo?

População/problema: ....

Intervenção: ....

Comparação: ....

Outcomes (desfechos): ....

Passo 2: Quão bem o estudo foi feito? (validade interna)

Recrutamento – os indivíduos foram representativos?	
O que é melhor?	**Onde encontro a informação?**
Sabemos que grupo de pacientes é este (cenário, critérios de inclusão/exclusão)? Idealmente, os indivíduos devem ser consecutivos (ou algumas vezes aleatórios), mas a proporção de pacientes elegíveis que consentem e são incluídos deve ser conhecida.	Logo no início, em **Métodos**, deve haver a indicação de como os pacientes foram selecionados para o estudo.
Este artigo: Sim ☐ Não ☐ Incerto ☐ Comentários:	
Alocação – a alocação foi randomizada e ocultada...?	
O que é melhor?	**Onde encontro a informação?**
A *randomização centralizada computadorizada* é ideal e é geralmente usada em ensaios multicêntricos. Ensaios menores podem usar uma pessoa independente (por exemplo, o farmacêutico do hospital) para "policiar" a randomização.	Em **Métodos** deve haver uma indicação de como os pacientes foram alocados aos grupos e se a randomização foi ocultada ou não. Os autores devem descrever como o processo foi "policiado" ou se há alguma menção sobre mascaramentos (por exemplo, placebos com a mesma aparência ou uma terapia simulada).
Este artigo: Sim ☐ Não ☐ Incerto ☐ Comentários:	
.... de forma que os grupos fossem comparáveis no início do ensaio?	
O que é melhor?	**Onde encontro a informação?**
Se o processo de randomização funcionou (isto é, alcançou grupos comparáveis) os grupos devem ser semelhantes. Quanto mais semelhantes, melhor. Deve haver alguma indicação sobre se as diferenças entre os grupos são estatisticamente significativas (isto é, valores de P).	Em **Resultados** deve haver uma tabela de "Características iniciais" comparando os grupos randomizados em uma série de variáveis que poderiam afetar o desfecho (idade, fatores de risco, etc.). Se não houver, deve haver uma descrição da semelhança entre os grupos nos primeiros parágrafos da seção **Resultados**.
Este artigo: Sim ☐ Não ☐ Incerto ☐ Comentários:	

Manutenção – os grupos têm cointervenções iguais...?	
O que é melhor?	**Onde encontro a informação?**
Exceto pela intervenção, os pacientes nos diferentes grupos devem ser tratados exatamente da mesma maneira (por exemplo, com respeito a tratamentos ou testes adicionais, mensurações).	Verifique na seção **Métodos** o protocolo exato seguido por cada grupo (tal como consultas de acompanhamento, tratamentos adicionais permitidos) e na seção **Resultados** para qualquer informação adicional.
Este artigo: Sim ☐ Não ☐ Incerto ☐ Comentários:.............................	
... e houve acompanhamento adequado?	
O que é melhor?	**Onde encontro a informação?**
As perdas no acompanhamento devem ser mínimas – preferivelmente de menos de 20%. Os pacientes devem também ser analisados nos grupos a que foram randomizados – "análise de intenção de tratar".	A seção **Resultados** deve indicar quantos pacientes foram randomizados e quantos foram realmente incluídos na análise. Algumas vezes um fluxograma é fornecido (mas, se não for, tente fazê-lo você mesmo).
Este artigo: Sim ☐ Não ☐ Incerto ☐ Comentários:.............................	
Mensuração – os indivíduos e avaliadores foram mantidos "cegados" para o tratamento recebido e/ou as medidas foram objetivas?	
O que é melhor?	**Onde encontro a informação?**
Para desfechos *objetivos* (por exemplo, morte) o cegamento é menos crítico, mas para desfechos *subjetivos* (por exemplo, sintomas ou função) o cegamento do avaliador de desfechos é crítico.	A seção **Métodos** deve descrever como o desfecho foi avaliado e se os avaliadores conheciam o tratamento dos pacientes.
Este artigo: Sim ☐ Não ☐ Incerto ☐ Comentários:.............................	

Passo 3: O que os resultados significam?

Que medida foi usada e quão grande foi o efeito do tratamento?	
NNT (= 1/RAR)	
Poderia o efeito dever-se ao acaso?	
Valor de *P*	Intervalo de confiança (IC)

Conclusão

Validade interna   ....

Resultados   ....

General practice

Effect of needle length on incidence of local reactions to routine immunisation in infants aged 4 months: randomised controlled trial

Linda Diggle, Jonathan Deeks

Abstract

Objective To compare rates of local reactions associated with two needle sizes used to administer routine immunisations to infants.
Design Randomised controlled trial.
Setting Routine immunisation clinics in eight general practices in Buckinghamshire.
Participants Healthy infants attending for third primary immunisation due at 16 weeks of age: 119 infants were recruited, and 110 diary cards were analysed.
Interventions Immunisation with 25 gauge, 16 mm, orange hub needle or 23 gauge, 25 mm, blue hub needle.
Main outcome measures Parental recordings of redness, swelling, and tenderness for three days after immunisation.
Results Rate of redness with the longer needle was initially two thirds the rate with the smaller needle (relative risk 0.66 (95% confidence interval 0.45 to 0.99), P = 0.04), and by the third day this had decreased to a seventh (relative risk 0.13 (0.03 to 0.56), P = 0.0006). Rate of swelling with the longer needle was initially about a third that with the smaller needle (relative risk 0.39 (0.23 to 0.67), P = 0.0002), and this difference remained for all three days. Rates of tenderness were also lower with the longer needle throughout follow up, but not significantly (relative risk 0.60 (0.29 to 1.25), P = 0.17).
Conclusions Use of 25 mm needles significantly reduced rates of local reaction to routine infant immunisation. On average, for every five infants vaccinated, use of the longer needle instead of the shorter needle would prevent one infant from experiencing any local reaction. Vaccine manufacturers should review their policy of supplying the shorter needle in vaccine packs.

Introduction

As part of the UK childhood immunisation schedule, infants routinely receive diphtheria, pertussis, and tetanus (DPT) vaccine and *Haemophilus influenzae* type b (Hib) vaccine at 2, 3, and 4 months.[1] Nationally available guidelines advise practitioners to administer primary vaccines to infants by deep subcutaneous or intramuscular injection using either a 25 or 23 gauge needle but give no recommendation regarding needle length.[1] The question of optimum needle length for infant immunisation has not previously been addressed in Britain, despite calls from nurses for evidence on which to base immunisation practice. We conducted a randomised controlled trial of the two needle sizes currently used by UK practitioners to determine whether needle size affects the incidence of redness, swelling, and tenderness.

Participants and methods

Participants

Eight of 11 general practices approached in Buckinghamshire agreed to participate in the study. Practice nurses recruited healthy infants attending routine immunisation clinics. Parents received written information about the study when attending for the second primary vaccination and were asked if they wished to participate when they returned for the third vaccination. The only exclusion criteria were those normally applicable to a child receiving primary immunisations.[1]

Oxford Vaccine Group, University Department of Paediatrics, John Radcliffe Hospital, Oxford OX3 9DU
Linda Diggle
senior research nurse

ICRF/NHS Centre for Statistics in Medicine, Institute of Health Sciences, University of Oxford, Oxford OX3 7LF
Jonathan Deeks
senior medical statistician

Correspondence to: L Diggle
linda.diggle@paediatrics.oxford.ac.uk

BMJ 2000;321:931-3

General practice

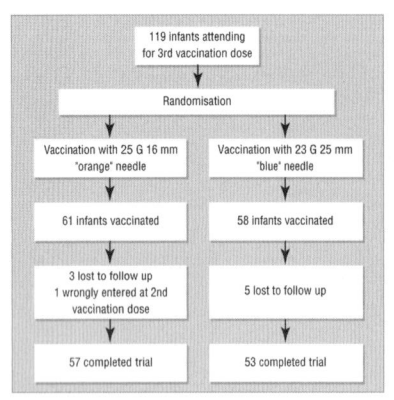

Flow chart describing randomisation sequence

We obtained ethical approval from the local ethics committee.

Interventions
Infants were allocated to receive their third primary immunisation with either the 25 gauge, 16 mm needle or the 23 gauge, 25 mm needle according to a computer generated blocked randomisation scheme stratified by practice. Allocations were concealed in sequentially numbered opaque envelopes opened once written parental consent was obtained. Practice nurses were instructed verbally, by demonstration and in writing, to use the technique of injecting into the anterolateral thigh, stretching the skin taut and inserting the needle at a 90° angle to the skin.[2] The right thigh was used, with the needle inserted into the skin up to the hub.

Outcomes
Parents recorded redness, swelling, and tenderness in a diary for three days after immunisation. The size of swelling and redness were measured with a plastic ruler, while the child's reaction to movement of the limb or to touch of the site was graded with a standard scale. We supplied parents with a prepaid envelope to return the diary, and we contacted parents by telephone if return was delayed.

At the start of the trial all practices were using the 0.5 ml mix of Pasteur-Merieux DPT/Hib vaccine. However, a change in national vaccine supply necessitated a switch to the 1.0 ml mix of Evans DPT and Wyeth Lederle Hib-Titer. Blocked randomisation ensured that the numbers receiving each vaccine were evenly distributed between the groups.

Statistical analysis
In order to detect clinically important relative differences of 25% in tenderness and 30% in redness

Baseline characteristics of 4 month old infants and rate of local reactions to immunisation over three days by needle used for vaccination. Values are numbers (percentages) of infants unless stated otherwise

Local reaction	Size of needle		Difference between longer and shorter needle	
	23 G, 25 mm (n=53)	25 G, 16 mm (n=57)	Relative risk (95% CI); P value	Test for trend
Baseline characteristics				
Mean (SD) weight (kg)*	6.7 (0.9)	6.8 (0.9)		
Age at vaccination (weeks):				
16-17	37 (70)	36 (63)		
18-19	11 (21)	16 (28)		
≥20	5 (9)	5 (9)		
Sex				
Male	34 (64)	30 (53)		
Female	19 (36)	27 (47)		
Site of injection:				
Left leg	13 (25)	12 (21)		
Right leg	40 (75)	45 (79)		
Vaccine type†:				
0.5 ml	8 (15)	8 (14)		
1.0 ml	45 (85)	49 (86)		
Local reactions				
Redness:				
At 6 hours	21 (40)	34 (60)	0.66 (0.45 to 0.99); P=0.04	P=0.007
At 1 day	15 (28)	36 (63)	0.45 (0.28 to 0.72); P=0.0002	P<0.0001
At 2 days	5 (9)	22 (39)	0.24 (0.10 to 0.60); P=0.0004	P=0.0004
At 3 days	2 (4)	16 (28)	0.13 (0.03 to 0.56); P=0.0006	P=0.001
Swelling:				
At 6 hours	12 (23)	33 (58)	0.39 (0.23 to 0.67); P=0.0002	P=0.0009
At 1 day	15 (28)	36 (63)	0.45 (0.28 to 0.72); P=0.0002	P=0.0001
At 2 days	10 (19)	29 (51)	0.37 (0.20 to 0.69); P=0.0005	P=0.0007
At 3 days	7 (13)	23 (40)	0.33 (0.15 to 0.70); P=0.001	P=0.002
Tenderness:				
At 6 hours	9 (17)	16 (28)	0.60 (0.29 to 1.25); P=0.17	P=0.4
At 1 day	4 (8)	8 (14)	0.54 (0.17 to 1.68); P=0.3	P=0.4
At 2 days	0	3 (5)	0 (not estimable); P=0.09	P=0.4
At 3 days	0	1 (2)	0 (not estimable); P=0.3	P=0.2
Any local reaction	33 (62)	48 (84)	0.74 (0.58 to 0.94); P=0.009	

*Weight missing for three infants.
†0.5 ml vaccine=Pasteur Merieux DPT/Hib. 1 ml vaccine=Evans DPT reconstituting Wyeth Lederle Hib-Titer.

and swelling, we estimated that 250 infants should be recruited for the study to have 80% power of detecting differences at the 5% significance level. In January 2000, problems with vaccine supply necessitated the temporary nationwide replacement of the whole cell component of the combined DPT/Hib vaccine with acellular pertussis vaccine.[3] As this vaccine has a different local reactogenicity profile, we decided to stop the trial early.

We used χ^2 tests to compare the proportions of children with each local reaction at 6 hours and 1, 2, and 3 days after immunisation. We compared differences in the size of reaction using a χ^2 test for trend.

Results

Of the 119 children recruited to the study, 61 were randomised to the 16 mm needle group and 58 to the 25 mm needle group (see figure). Nine were not included in the analysis (four in the 16 mm needle group and five in the 25 mm group): diaries were not returned for eight, while the ninth was mistakenly included in the study at the second vaccination. Inclusion of this child did not materially affect the results. The two groups had similar baseline characteristics (see table).

Over half of the infants vaccinated with the 16 mm needle subsequently experienced redness and swelling (table). The rate of redness with the 25 mm needle was initially two thirds the rate with the 16 mm needle (relative risk 0.66 (95% confidence interval 0.45 to 0.99)), and, by the third day, this had decreased further to a seventh (relative risk 0.13 (0.03 to 0.56)). Similarly, rates of swelling after injection with the longer needle were initially around a third of those after use of the smaller needle (relative risk 0.39 (0.23 to 0.67)), and this difference was maintained for all three days. These differences were statistically significant. Tenderness was less frequent and, although the rates of tenderness were also lower with the longer needle throughout follow up, the differences were not significant (table).

Discussion

This study showed that both redness and swelling were significantly reduced when the 23 gauge, 25 mm, blue hub needle was used instead of the 25 gauge, 16 mm, orange hub needle to administer the third dose of diphtheria, pertussis, and tetanus and *Haemophilus influenzae* type b vaccines to infants. The differences suggest that, for every three to five infants vaccinated with the longer rather than the shorter needle, one case of redness and one of swelling would be prevented.

The needles compared in this study are those most commonly used in general practice.[4] As they differed in both length (16 v 25 mm) and bore (25 v 23 gauge), we cannot know which of these factors determined the observed differences in the rates of redness and swelling. However, previous studies comparing injections given at different depths (subcutaneous versus intramuscular) with the same gauge needle have shown similar differences in local reactions.[5 6] We suggest that the length of the longer needle used in our study ensured that the vaccine reached the thigh muscle in 4 month old infants.

Although our study was not blinded, parents were not told which needle was used to vaccinate their child. We believe that if knowledge of needle allocation introduced bias into the results, it would be less likely that such bias would be in the direction of the longer needle.

These findings are of clinical importance for those involved in administering infant immunisations. In the United Kingdom, where routine vaccines are currently supplied with the shorter needle, a change in the manufacturing process is now required. Any factor that can reduce the rates of adverse reactions in childhood vaccinations has the potential to improve parental acceptance of vaccines[7] and would be welcomed by practitioners.

> **O que já se sabe sobre este assunto**
>
> A maioria das crianças experimenta reações locais a vacinações de rotina.
>
> As reações locais prévias foram citadas pelos pais como um desincentivo para vacinações adicionais.
>
> As diretrizes nacionais sobre imunizações não especificam um comprimento de agulha preferencial.
>
> **O que este resultado acrescenta**
>
> As reações locais são significativamente reduzidas pelo uso de agulha de calibre 23, 25 mm e hub azul em vez de agulha de calibre 25, 16 mm e hub laranja fornecida pelos fabricantes de vacinas.

We thank the parents and babies involved in the study, and the following practice nurses at Buckinghamshire surgeries for recruiting infants and administering immunisations: Lyn Hurry, Waddesdon; Lyn Murphy, Whitehill; Carol Gill, Aston Clinton; Judith Brown, Meadowcroft; Cesca Carter, Wendover; Nicky Oliver, Oakfield; Chris Mildred, Wing; Clare Stroud, Tring Road. We also thank Professor Richard Moxon and Drs Paul Heath, Jim Buttery, Jodie McVernon, Jenny MacLennan, and Karen Sleeman from the Oxford Vaccine Group for helpful advice and support and Dr Ann Mulhall for research supervision.

Contributors: LD conceived and planned the study, recruited and trained practice nurses, managed data collection, wrote the first draft of the paper, and is guarantor for the study. JD advised on design, produced the randomisation scheme, and undertook all analyses. Both authors had input into the final manuscript.

Funding: This study was funded by the Smith and Nephew Foundation through the award of a nursing research scholarship.

Competing interests: None declared.

1. Department of Health. *Immunisation against infectious diseases*. London: HMSO, 1996.
2. World Health Organisation. *Immunisation in practice. Module 8. During a session: giving immunisations*. Geneva: WHO, 1998. (www.who.int/vaccines-documents/DoxTrng/H4IIPhtm (accessed 3 October 2000).)
3. Department of Health. *Current vaccine issues: action update*. London: DoH, 1999. (Professional letter PL/CMO/99/5.)
4. Diggle L. A randomised controlled trial of different needle lengths on the incidence of local reactions when administering the combined injection of diphtheria/pertussis/tetanus (DPT) and Haemophilus influenzae type b (Hib) to infants at 4-months of age [dissertation]. London: Royal College of Nursing Institute, 1999.
5. Mark A, Carlsson R, Granstrom M. Subcutaneous versus intramuscular injection for booster DT vaccination of adolescents. *Vaccine* 1999;17:2067-72.
6. Scheifele DW, Bjornson G, Boraston S. Local adverse effects of meningococcal vaccine. *Can Med Assoc J* 1994;150:14-5.
7. Lieu T, Black S, Ray G, Martin K, Shinefield H, Weniger B. The hidden costs of infant vaccination. *Vaccine* 2000;19:33-41.

(Accepted 22 September 2000)

Princípios de avaliação crítica – pesquisa secundária

As revisões da literatura científica variam desde sínteses objetivas e quantitativas da informação a partir da melhor evidência de pesquisas até resumos extremamente subjetivos e seletivos. O desafio para a avaliação crítica de pesquisa secundária é decidir em que porção do espectro a revisão está. Isso envolve analisar as mesmas três questões que já consideramos para pesquisa primária (estudos individuais):

- Questão 1: qual é o PICO do estudo e ele é parecido com o seu PICO?
- Questão 2: quão bem o estudo foi feito?
- Questão 3: o que os resultados significam e poderiam ser atribuídos ao acaso?

Nesta seção, consideraremos os princípios envolvidos em responder a essas questões e aplicaremos esses princípios a uma revisão sistemática de estudos para uma questão de intervenção. Consulte as seções marcadas com o logotipo:

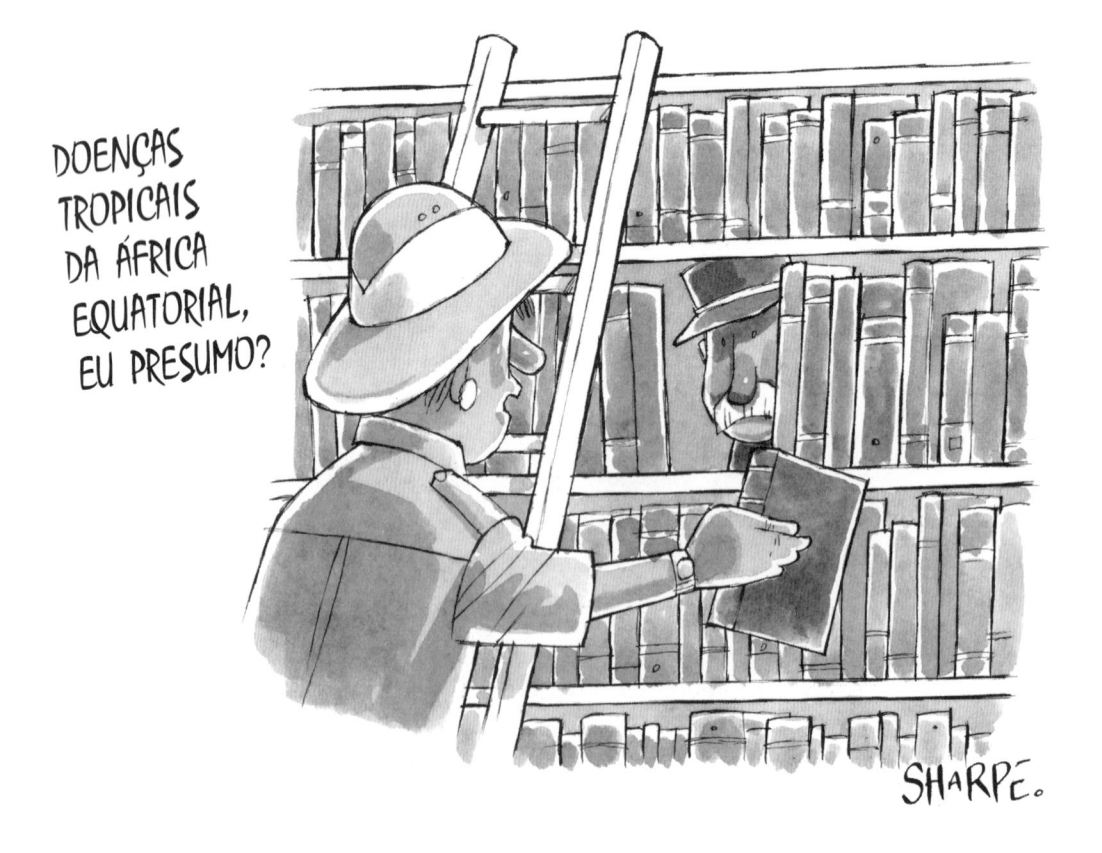

Avaliação crítica de uma revisão sistemática de estudos de intervenção

Nesta seção, imaginaremos que você anda investigando uma questão importante para pacientes mais velhos – se injeções de corticosteroides na articulação do joelho melhoram os sintomas de osteoartrite do joelho.

Redução de sintomas de osteoartrite do joelho

P *População/problema* = pessoas mais velhas (acima de 50 anos de idade) com osteoartrite do joelho

I *Intervenção* = injeções de corticosteroides na articulação do joelho

C *Comparador/controle* = sem injeções

O *Outcome (desfecho)* = redução nos sintomas

Questão clínica

Em pessoas mais velhas (> 50 anos), as injeções de corticosteroides na articulação do joelho, em comparação com não fazer injeções, reduzem os sintomas de osteoartrite?

Busca

Uma busca em PubMed: Clinical Queries usando os termos

corticosteroid AND knee* AND osteoarthrit*

... nos traz poucos artigos de revisão, dos quais o maior e mais recente é uma revisão Cochrane publicada em 2005. Apesar de você querer ficar com a revisão Cochrane, para este exercício, queremos que você imagine que a única revisão sobre esse assunto é uma publicada no BMJ em 2004:

Arrol F, Goodyear-Smith F (2004). Corticosteroid injections for osteoarthritis of the knee: meta-analysis. *British Medical Journal* 328:869-873.

Essa revisão é mais concisa do que a revisão Cochrane e apresenta as principais características que precisamos discutir. O artigo integral está incluído nas páginas 129-133.

Conclusão dos autores

Os autores desse artigo concluíram que: "A evidência sustenta a melhora a curto prazo (até duas semanas) dos sintomas após injeção intra-articular de corticosteroides para osteoartrite de joelho". Mas quão confiável é essa conclusão? Nas próximas páginas, utilizaremos princípios da avaliação crítica para descobrir.

Questão 1: Qual é o PICO do estudo e ele é parecido com o seu PICO?

Mais uma vez, antes que você comece a avaliar uma revisão sistemática, vale a pena descobrir antes a questão (PICO) que a revisão abordou. Conforme vimos para a pesquisa primária, isso ajuda a orientá-lo no artigo e a decidir se ele fornece informações úteis relevantes ao seu PICO (consulte também a discussão adiante sobre se a questão está claramente colocada).

> **O PICO do estudo dos corticosteroides é parecido com o seu PICO?**
>
> Ao observar a revisão dos corticosteroides, o I e o O do PICO podem ser identificados a partir das seções "Abstract" e "Introduction" do artigo reproduzido nas páginas 129-133, enquanto uma rápida verificação na "Table 2" mostra a população dos estudos incluídos. Novamente, é muito parecido com o nosso PICO. Assim, certamente vale a pena continuar.

Questão 2: Quão bem o estudo foi feito?

Como na pesquisa primária, a pesquisa secundária e a síntese de informações (como revisões sistemáticas, diretrizes para a prática clínica e ferramentas de decisão) são propensas a vários tipos de vieses, tais como:

- viés nos estudos publicados que são incluídos na revisão (viés de seleção), ou na escolha dos estudos que são publicados em um primeiro momento (viés de publicação);
- viés no nível de importância atribuído aos resultados do estudo pelo pesquisador secundário;
- viés na maneira como os resultados são resumidos e apresentados.

Nesta seção, descreveremos como esses problemas podem ser minimizados na pesquisa secundária usando o artigo dos corticosteroides como exemplo. Essencialmente, a pesquisa secundária de boa qualidade segue os primeiros três passos que já discutimos para a PCBE. São eles:

- formular uma questão que possa ser respondida   **Q**
- encontrar a melhor evidência   **E**
- avaliar criticamente a evidência   **A**

Porém, ao passo que discutimos como a PCBE pode ser usada pelos médicos para encontrar informações de maneira muito rápida e guiar a tomada de decisões para um paciente específico, uma revisão sistemática (ou outro tipo de pesquisa secundária) pode levar muitos meses para ficar pronta e envolve uma busca extremamente abrangente na literatura e uma análise dos estudos incluídos.

O quarto passo da pesquisa secundária é sintetizar os resultados dos estudos incluídos e usá-los para formular a conclusão da pesquisa (**S**).

Uma comparação entre os passos da PCBE e os passos da pesquisa secundária (nesse caso, uma revisão sistemática) está demonstrada na tabela a seguir.

Comparação entre PCBE e pesquisa secundária

Passos	PCBE	Pesquisa secundária (por exemplo, uma revisão sistemática)	Problemas na avaliação crítica
Q	Formular uma questão (PICO)	Formular uma questão (PICO)	A pesquisa propõe uma questão claramente focada (PICO) e a usa para direcionar a busca e selecionar os artigos para inclusão?
E	Encontrar a melhor evidência	Encontrar a melhor evidência	A busca encontrou todas as melhores evidências?
A	Avaliar os estudos incluídos	Avaliar os estudos incluídos	Os estudos foram criticamente avaliados?
S	–	Sintetizar os resultados (tabelas e gráficos de resumo)	Os resultados foram sintetizados com tabelas e gráficos de resumo apropriados?
	Aplicar os resultados	–	Consulte PCBE Passo 4: aplicar a evidência
Comentários	Tempo: < 2 minutos 1 médico 1-20 artigos Pode aplicar os achados para *este* paciente	Tempo: 6 meses + Equipe de pesquisadores Até 2.000 artigos Não pode aplicar os achados para *este* paciente, mas futuros pacientes podem se beneficiar do resumo da evidência	

> **Passos na avaliação crítica para estudos secundários**
>
> **Questionar**
> A pesquisa propõe uma questão claramente focada (PICO) e a utiliza para direcionar a busca?
>
> **Encontrar**
> A busca encontrou todas as melhores evidências?
>
> **Avaliar**
> Os estudos foram criticamente avaliados?
>
> **Sintetizar**
> Os resultados foram sintetizados com tabelas e gráficos de resumo apropriados?

Questionar – a pesquisa propõe uma questão claramente centrada?

A pesquisa secundária pode perder o rumo se os pesquisadores não fizerem uma questão centrada e, em vez disso, começarem a analisar uma ampla variedade de artigos desconexos na esperança de que as questões certas finalmente surjam. Essa abordagem pode ser apropriada quando um pesquisador está conduzindo um estudo de escopo em uma área nova, mas ela não funcionará se o objetivo da pesquisa for descobrir o que funciona e o que não funciona para auxiliar decisões específicas em cuidados de saúde.

Assim, o primeiro item a verificar é se a questão principal a ser avaliada está claramente declarada. Idealmente, deve ser possível identificar todos os elementos do PICO a partir das seções de introdução e métodos do artigo. Porém, no mínimo, a intervenção ou exposição (como terapia ou teste diagnóstico) e o(s) desfecho(s) deve(m) estar expresso(s) em termos de uma relação simples.

É importante que as revisões tenham uma questão de pesquisa centrada de forma que a questão possa ser usada para direcionar a busca, conforme vimos em PCBE Passo 2, e para estabelecer critérios sobre quais artigos incluir para avaliação adicional.

Assim como critérios relacionados ao PICO, os pesquisadores costumam usar tipos de estudo como critério principal (por exemplo, incluindo apenas ECRs). Os estudos excluídos também devem ser relatados com as razões para a exclusão.

Isso ajuda a eliminar uma grande fonte de viés e subjetividade em pesquisa secundária, chamada de "viés de seleção". O viés de seleção é semelhante a um pesquisador primário que escolhe quais dados deve incluir em seus resultados – obviamente se apenas os "melhores" dados forem incluídos, o artigo será enganoso.

> **Questão – os revisores do artigo de corticosteroides fizeram uma questão de pesquisa centrada?**
>
> A revisão dos corticosteroides inclui as seguintes informações sobre os objetivos da revisão e a seleção de artigos:
>
> "Objetivos: determinar a eficácia de injeções intra-articulares de corticosteroides para osteoartrite de joelho...".
>
> *Consulte "Abstract", no artigo sobre corticosteroides reproduzido nas páginas 129 a 133.*
>
> "Eficácia" também é definida como "melhora dos sintomas de osteoartrite de joelho".
>
> *Consulte o último parágrafo de "Introduction", no artigo sobre corticosteroides reproduzido nas páginas 129 a 133.*
>
> "Nosso critério de seleção foi de ensaios randomizados controlados com placebo nos quais a eficácia dos corticosteroides intra-articulares para osteoartrite de joelho, de qualquer duração, pudesse ser avaliada."
>
> Foram incluídos 10 ECRs com base nisso a partir de 36 artigos inicialmente identificados.
>
> *Consulte "Methods" e Fig. 1, no artigo sobre corticosteroides reproduzido nas páginas 129 a 133.*

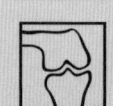

Encontrar – a busca encontrou todas as melhores evidências?

Estratégia de busca

O primeiro passo para evitar o viés de seleção é o uso de métodos sistemáticos e objetivos para encontrar todos os artigos de alta qualidade que se relacionam com a questão de pesquisa. Assim, a pesquisa secundária de boa qualidade inclui um protocolo de busca que mostra claramente os métodos usados para pesquisar na literatura. Isso deve envolver a busca na Cochrane Library e nos principais bancos de dados eletrônicos de estudos publicados (como PubMed [para MEDLINE] e EMBASE; consulte PCBE Passo 2: buscar a melhor evidência).

Uma vez que nem todos os estudos estão incluídos nos bancos de dados e alguns podem não ser revelados pelas palavras-chave usadas, a busca deve também incluir alguma pesquisa manual em periódicos relevantes, atas de encontros científicos e/ou listas de referências de artigos encontrados nas buscas. Idealmente, a revisão deve incluir artigos em outros idiomas além do inglês.

Superando o viés de publicação

Por mais que pesquisadores cuidadosos possam encontrar todos os artigos *publicados* sobre um tópico específico, muita pesquisa primária ainda ficará faltando devido ao "viés de publicação". Isso ocorre porque os autores e editores de periódicos gostam de publicar artigos que mostram resultados positivos e são mais relutantes em publicar aqueles que mostram resultados nulos ou negativos. Na verdade, os pesquisadores costumam nem enviar para publicação artigos que não sustentam suas hipóteses (isto é, mostram resultados nulos ou negativos).

Porém, para fazer sentido como um todo, os resultados nulos e negativos são tão importantes quanto os positivos. Assim, a pesquisa secundária de boa qualidade precisa levar em conta tanto estudos não publicados quanto os publicados. Como isso é feito deve ser discutido na seção de métodos ou protocolo para busca e pode incluir a verificação de registros de ensaios clínicos (como o Current Controlled Trials, que é um metarregistro de ensaios controlados em http://www.controlled-trials.com), o contato com especialistas que trabalhem na área específica da pesquisa para perguntar se eles conhecem alguma pesquisa relevante não publicada, a verificação de atas de encontros científicos, a internet e outras fontes de literatura não publicada.

Passos na avaliação crítica para estudos secundários

Questionar
A pesquisa propõe uma questão claramente focada (PICO) e a utiliza para direcionar a busca?

Encontrar
A busca encontrou todas as melhores evidências?

Avaliar
Os estudos foram criticamente avaliados?

Sintetizar
Os resultados foram sintetizados com tabelas e gráficos de resumo apropriados?

> **Encontrar – a revisão de corticosteroides encontrou todas as melhores evidências?**
>
> **Protocolo de busca**
>
> "Pesquisamos no MEDLINE (1966 a 2003) e no EMBASE (1980 a 2003)."
>
> "As listas de referências [dos estudos incluídos] foram inspecionadas quanto a artigos relevantes."
>
> "Pesquisamos no registro de ensaios controlados Cochrane."
>
> **Como os revisores do artigo dos corticosteroides superaram o viés de publicação?**
>
> "Os autores dos estudos incluídos foram contatados sobre detalhes de trabalhos adicionais."
>
> *Consulte "Methods", no artigo sobre corticosteroides reproduzido nas páginas 129 a 133.*

> **Rumo ao registro compulsório de ensaios clínicos**
>
> Em setembro de 2004, os membros do International Committee of Medical Journal Editors, representando 11 periódicos médicos de prestígio, deram um passo importante para reduzir o viés de publicação. Eles anunciaram que, para ensaios que começaram o recrutamento a partir de 1º de julho de 2005, apenas publicariam os resultados se o ensaio estivesse em um registro disponível ao público antes da seleção do primeiro paciente. O objetivo dessa iniciativa é alimentar um banco de dados público e abrangente de todos os ensaios clínicos.
>
> A Organização Mundial da Saúde (OMS) também promoveu a ideia de um padrão mundial único para as informações que os autores de ensaios devem revelar, e os governos do mundo todo começaram a introduzir uma legislação para a revelação mandatória de todos os ensaios.
>
> Consulte informações adicionais em:
>
> **http://www.who.int/mediacentre/news/releases/2006/pr25/en/index.html**
>
> **http://www.controlled-trials.com/**
>
> Referência:
>
> De Angelis C, Drazen JM, Frizelle FA, Haug C, et al (2004). Clinical trial registration: a statement from the International Committee of Medical Journal Editors. *Annals of Internal Medicine* 141:477-478.

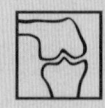

Avaliar – os estudos foram criticamente avaliados?

Mesmo que a busca tenha sido muito bem feita, a validade dos resultados e as conclusões da revisão dependerão da qualidade dos estudos individuais incluídos.

Assim, um artigo ou relatório de pesquisa secundária de boa qualidade deve incluir uma avaliação crítica para cada um dos estudos mostrando a qualidade dos estudos em termos da lista de verificação RAMMbo (ou semelhante) descrita neste livro na página 87.

Como a avaliação crítica pode ser subjetiva, idealmente, cada estudo deve ser analisado por dois avaliadores trabalhando de maneira independente. Quaisquer pontos de discordância devem ser discutidos para se chegar a um consenso.

Se quaisquer estudos forem excluídos de análises adicionais com base na avaliação crítica, eles devem ser listados com os outros estudos excluídos juntamente às razões para a exclusão. Uma boa avaliação fará duas coisas:

- dizer qual foi a qualidade mínima do estudo necessária para a inclusão;
- traçar um panorama claro da qualidade e das limitações dos estudos incluídos.

Avaliar – como os revisores do artigo de corticosteroides avaliaram os estudos?

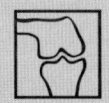

"Os dois autores avaliaram de maneira independente a qualidade metodológica usando o sistema de escore de Jadad. O consenso foi obtido após discussão."

Consulte "Methods" e "Table 1", no artigo sobre corticosteroides reproduzido nas páginas 129 a 133.

Passos na avaliação crítica para estudos secundários

Questionar

A pesquisa propõe uma questão claramente focada (PICO) e a utiliza para direcionar a busca?

Encontrar

A busca encontrou todas as melhores evidências?

Avaliar

Os estudos foram criticamente avaliados?

Sintetizar

Os resultados foram sintetizados com tabelas e gráficos de resumo apropriados?

> **Passos na avaliação crítica para estudos secundários**
>
> **Questionar**
>
> A pesquisa propõe uma questão claramente focada (PICO) e a utiliza para direcionar a busca?
>
> **Encontrar**
>
> A busca encontrou todas as melhores evidências?
>
> **Avaliar**
>
> Os estudos foram criticamente avaliados?
>
> **Sintetizar**
>
> Os resultados foram sintetizados com tabelas e gráficos de resumo apropriados?

Sintetizar – os resultados foram sintetizados com tabelas e gráficos de resumo apropriados?

A questão de qualidade final para a pesquisa secundária é quão bem os resultados foram extraídos e resumidos. Como para o passo de avaliação, para reduzir qualquer viés dos revisores, é uma boa ideia se os dados forem extraídos dos estudos incluídos por dois avaliadores que trabalhem de maneira independente. Os dois avaliadores podem então comparar e resolver quaisquer discrepâncias.

A maneira mais apropriada de apresentar os resultados dependerá do propósito da pesquisa secundária (por exemplo, para uma revisão sistemática e metanálise, diretrizes para a prática clínica ou ferramentas de decisão). Deve haver pelo menos um resumo sucinto dos estudos incluídos (geralmente em uma tabela), mostrando os tipos de estudos, intervenções ou exposições testadas, números de indivíduos, os resultados da avaliação crítica e os resultados (incluindo os intervalos de confiança 95%) de cada estudo em separado. Apresentações gráficas como *forest plots* também são úteis (consulte adiante) e, para uma metanálise, um resumo da medida, intervalos de confiança e heterogeneidade também deve ser incluído.

Se resultados diferentes forem obtidos nos estudos individuais, será difícil tirar conclusões seguras da revisão. As tabelas e os gráficos devem então indicar se os resultados foram semelhantes de estudo para estudo, ou se houve qualquer grande discrepância (heterogeneidade).

A heterogeneidade sugere que deve haver outros fatores nos estudos responsáveis pelos resultados diferentes, e os autores da revisão devem incluir uma discussão sobre esses possíveis fatores. Eles podem ser tanto os elementos PICO (diferenças na população, intervenções, comparadores e medidas de desfechos) quanto a qualidade metodológica dos estudos. Consulte adiante uma discussão adicional sobre heterogeneidade.

> **Sintetizar – os revisores do artigo sobre corticosteroides sintetizaram os resultados usando tabelas e gráficos de resumo apropriados?**
>
> "Tabela 2 – Detalhes dos estudos incluídos com desfechos sobre melhora em osteoartrite do joelho".
>
> Essa tabela mostra um resumo dos 10 estudos incluídos com informações sobre os pacientes e o tipo de osteoartrite que sofriam, grupos de intervenção e controle e desfechos.
>
> *Consulte "Outcome", em "Table 2", no artigo sobre corticosteroides reproduzido nas páginas 129 a 133.*
>
> As Figuras 2, 3 e 4 mostram *forest plots* para 3 melhoras em sintomas de osteoartrite e incluem análises estatísticas de heterogeneidade.
>
> *Consulte "Figs. 2-4", no artigo sobre corticosteroides reproduzido nas páginas 129 a 133.*

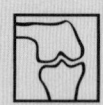

Questão 3: O que os resultados significam?

As pesquisas secundárias, como uma revisão sistemática, fornecem um resumo dos dados a partir dos resultados de vários estudos individuais.

Se os resultados dos estudos individuais forem semelhantes, um método estatístico (chamado de metanálise) pode ser usado para combinar os resultados dos estudos individuais e uma estimativa geral resumida é calculada.

A metanálise fornece valores ponderados para cada um dos estudos individuais conforme o seu tamanho. Os resultados individuais dos estudos devem ser expressos de uma maneira padronizada, tal como risco relativo, razão de chances ou diferença média entre os grupos. Os resultados da análise são tradicionalmente exibidos em uma figura, como esta a seguir, chamada de ***forest plot***.

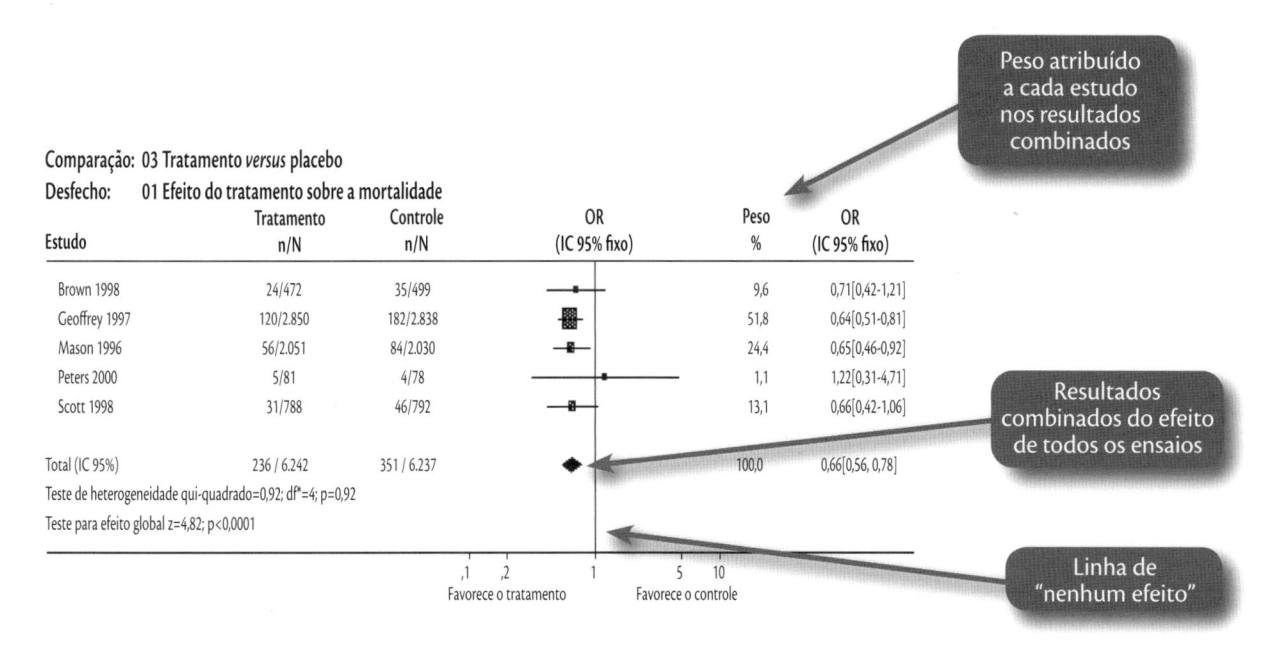

Comparação: 03 Tratamento *versus* placebo
Desfecho: 01 Efeito do tratamento sobre a mortalidade

Estudo	Tratamento n/N	Controle n/N	OR (IC 95% fixo)	Peso %	OR (IC 95% fixo)
Brown 1998	24/472	35/499		9,6	0,71[0,42-1,21]
Geoffrey 1997	120/2.850	182/2.838		51,8	0,64[0,51-0,81]
Mason 1996	56/2.051	84/2.030		24,4	0,65[0,46-0,92]
Peters 2000	5/81	4/78		1,1	1,22[0,31-4,71]
Scott 1998	31/788	46/792		13,1	0,66[0,42-1,06]
Total (IC 95%)	236 / 6.242	351 / 6.237		100,0	0,66[0,56, 0,78]

Teste de heterogeneidade qui-quadrado=0,92; df*=4; p=0,92
Teste para efeito global z=4,82; p<0,0001

,1 ,2 1 5 10
Favorece o tratamento   Favorece o controle

- Peso atribuído a cada estudo nos resultados combinados
- Resultados combinados do efeito de todos os ensaios
- Linha de "nenhum efeito"

Nota: consulte o "Glossário", na Parte 4 deste livro, para uma definição de razão de chances.

O *forest plot* representado acima representa uma metanálise de cinco ensaios que avaliaram os efeitos de um tratamento hipotético sobre a mortalidade. Os estudos individuais estão representados por um quadrado preto e uma linha horizontal, que correspondem respectivamente à estimativa pontual e ao IC 95% da razão de chances (OR) (consulte a seção anterior sobre pesquisa primária para mais explicações sobre o significado desses termos).

O tamanho (área) do quadrado preto reflete o peso do estudo na metanálise. A linha vertical sólida corresponde a "nenhum efeito" do tratamento – isto é, uma razão de chances de 1,0. Quando o intervalo de confiança inclui o 1, isso indica que o resultado não é significativo em níveis convencionais (P > 0,05).

---
* N. de T. Do inglês *degrees of freedom* (graus de liberdade).

O losango na parte de baixo representa a razão de chances combinada ou agrupada de todos os cinco ensaios com o seu IC 95%. Nesse caso, ele mostra que o tratamento reduz a mortalidade em 34% (RC 0,66, IC 95% 0,56 a 0,78). Note que o losango não se sobrepõe à linha de "nenhum efeito" (o intervalo de confiança não inclui o 1), de forma que podemos concluir que a RC agrupada é estatisticamente significativa. O teste para o efeito global também indica significância estatística (P < 0,0001).

Explorando a heterogeneidade

A heterogeneidade pode ser avaliada por meio do "olho" ou, mais formalmente, com testes estatísticos, como o I^2 e o teste qui-quadrado de Cochrane (Q). No teste do "olho", você procura por sobreposição dos intervalos de confiança dos ensaios com a estimativa resumida. A quantidade de heterogeneidade é calculada como o valor I^2 (0 se nenhuma; perto de 1 se muita) e a significância estatística desse valor pode ser avaliada usando o teste Q de Cochrane.

- Se o teste Q de Cochrane é estatisticamente significativo, existe heterogeneidade definida.

- Se o teste Q de Cochrane não é estatisticamente significativo mas a razão entre o teste Q de Cochrane e os graus de liberdade (Q/df) é maior do que 1, existe possível heterogeneidade.

- Se o teste Q de Cochrane não é estatisticamente significativo e Q/df é menor do que 1, então a heterogeneidade é muito improvável.

No exemplo anterior, Q/df é menor do que 1 (0,92/4 = 0,23) e o valor de P não é significativo (0,92), indicando que não há heterogeneidade.

Nota: o nível de significância para o teste Q de Cochrane costuma ser estabelecido como 0,1 devido ao baixo poder do teste para detectar heterogeneidade.

Para decidir sobre o valor de um tratamento, é importante ter boas informações sobre seus efeitos adversos, mas isso geralmente não aparece nem em ensaios individuais nem em revisões sistemáticas.

O que os resultados da revisão sobre corticosteroides significam?

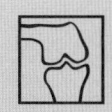

O artigo dos corticosteroides fornece três *forest plots*.

Figura 2 – melhora em até duas semanas após injeção de esteroides no joelho

Seis estudos incluíram esse desfecho. Apenas três dos estudos individuais são estatisticamente significativos e um deles tem um IC muito grande. Porém, a estimativa resumida mostra um RR = 1,66 (IC 95% 1,37-2,01), que não atravessa o 1 (a razão para "nenhum efeito") e, dessa forma, é uma melhora estatisticamente significativa.

- Escore de heterogeneidade (Q de Cochrane): P = 0,12 (não significativo); df = 5; Q/df = 0,024 (< 1).
- Isso indica que a heterogeneidade é improvável.
- Cerca de 45% dos pacientes melhoraram com placebo (a taxa de eventos controle). O número necessário para tratar (NNT) para obter uma melhora com base na estimativa do resumo foi de 3,5.

Figura 3 – melhora em 16 a 24 semanas após injeção de alta dose de esteroide no joelho em dois estudos de alta qualidade

Dois estudos de alta qualidade incluíram esse desfecho. Nenhum dos estudos é estatisticamente significativo.

- Porém, a estimativa resumida mostra um RR = 2,09 (IC 95% 1,20 a 3,65), que é uma melhora estatisticamente significativa.
- Escore de heterogeneidade (Q de Cochrane): P = 0,83 (não significativo); df = 1; Q/df = 0,83 (< 1).
- Isso indica que a heterogeneidade é improvável.
- Cerca de 21% dos pacientes melhoraram com placebo (taxa de eventos controle); NNT = 4,4.

Figura 4 – níveis de dor relatados em até duas semanas após injeção de esteroides

Cinco estudos incluíram esse desfecho. A estimativa resumida mostra um RR = −16,47 (IC 95% -22,92 a -10,03), que é uma redução na dor estatisticamente significativa.

Resumo da avaliação crítica da revisão sobre corticosteroides

Validade interna

Questionar

A revisão sobre os corticosteroides é uma revisão sistemática baseada em uma questão clínica clara e o PICO é semelhante ao nosso.

Encontrar

Os critérios de inclusão e os métodos de busca estão citados na seção de métodos. Os critérios de inclusão se basearam na questão clínica.

Uma busca abrangente foi conduzida na literatura, incluindo MEDLINE (PubMed) e EMBASE. Os pesquisadores contataram os autores dos artigos incluídos diretamente e avaliaram as listas de referências quanto à presença de outros artigos relevantes. Eles também pesquisaram ensaios clínicos não publicados no registro de ensaios controlados da Cochrane.

Eles conseguiram 36 estudos, dos quais 10 foram incluídos. Os estudos excluídos não estão listados com as razões individuais para as exclusões.

Avaliar

Apenas ECRs foram considerados. Os estudos foram avaliados criticamente usando os escores de qualidade de Jadad, e os escores estão demonstrados no artigo.

Sintetizar

O artigo inclui uma clara tabela de resumo dos estudos incluídos, com *forest plots* e análise de heterogeneidade para três medidas de desfechos.

Resultados

Os resultados mostram uma melhora estatisticamente significativa nos sintomas, incluindo redução na dor, por até 2 semanas após injeções de corticosteroides em uma variedade de dosagens. Dois estudos também demonstraram melhora estatisticamente significativa nos sintomas em 16 a 24 semanas após injeção de uma dose mais alta. As análises de heterogeneidade em cada caso mostraram que a heterogeneidade era improvável.

Não houve menção a efeitos colaterais no artigo, o que significa que devemos procurar isso em outro local. Por exemplo, quão comum foram as reações locais ou infecções?

Conclusão global

O estudo é uma revisão sistemática de boa qualidade que mostra uma redução estatisticamente significativa em sintomas de osteoartrite após injeções de corticosteroides em várias doses. São necessárias mais pesquisas sobre a relação entre a duração do alívio dos sintomas e a dosagem.

Corticosteroid injections for osteoarthritis of the knee: meta-analysis

Bruce Arroll, Felicity Goodyear-Smith

Abstract

Objectives To determine the efficacy of intra-articular corticosteroid injections for osteoarthritis of the knee and to identify numbers needed to treat.

Data sources Cochrane controlled trials register, Medline (1966 to 2003), Embase (1980 to 2003), hand searches, and contact with authors.

Inclusion criteria Randomised controlled trial in which the efficacy of intra-articular corticosteroid injections for osteoarthritis of the knee could be ascertained.

Results In high quality studies, the pooled relative risk for improvement in symptoms of osteoarthritis of the knee at 16-24 weeks after intra-articular corticosteroid injections was 2.09 (95% confidence interval 1.2 to 3.7) and the number needed to treat was 4.4. The pooled relative risk for improvement up to two weeks after injections was 1.66 (1.37 to 2.0). The numbers needed to treat to get one improvement in the statistically significant studies was 1.3 to 3.5 patients.

Conclusion Evidence supports short term (up to two weeks) improvement in symptoms of osteoarthritis of the knee after intra-articular corticosteroid injection. Significant improvement was also shown in the only methodologically sound studies addressing longer term response (16-24 weeks). A dose equivalent to 50 mg of prednisone may be needed to show benefit at 16-24 weeks.

Introduction

Knee pain is relatively common. Around a quarter of people aged 55 years or more in the United Kingdom and the Netherlands have persistent pain, and one in six will consult their general practitioner.[1] Osteoarthritis is the single most common cause of disability in older adults, with 10% of patients aged 55 or more having painful disabling osteoarthritis of the knee, a quarter of whom are severely disabled.[1] With no cure (excluding joint replacement), treatment is directed at pain relief and improvement or maintenance of function.

Intra-articular injection of steroid is a common treatment for osteoarthritis of the knee. Clinical evidence suggests that benefit is short lived, usually one to four weeks.[2] The short term effect of steroids shown by controlled trials and clinical experience vary, however, with some patients seen by rheumatologists achieving a significant and sustained response beyond a few weeks. This may be explained by only one injection usually being given in clinical trials and at a lower dose (20 mg) than the 40 mg triamcinolone recommended by the American College of Rheumatologists.[3] Pain scores may also be an insensitive outcome measure.

Concern has been expressed that long term treatment could promote joint destruction and tissue atrophy.[2] Studies of cartilage damage, however, tend to suggest that changes are more likely due to the underlying disease than the steroid injection.[4]

Three papers have reviewed the general management of osteoarthritis of the knee, one specifically on corticosteroid injections, but no meta-analysis has been undertaken.[1 4-6] We therefore performed a meta-analysis to determine whether intra-articular injections of corticosteroid are more efficacious than placebo in improving the symptoms of osteoarthritis of the knee.

Methods

We searched the Cochrane controlled trials register, Medline (1966 to 2003), and Embase (1980 to 2003) using the MeSH terms triamcinolone; prednisolone; prednisone; hydrocortisone; adrenal cortex hormones; osteoarthritis; knee; injections, intra-articular; and randomized controlled trial, and the non-MeSH terms injections; randomised controlled trial; and corticosteroid and steroid. Authors of included studies were contacted for details of any further work. The reference lists were scrutinised for relevant papers.

Our selection criterion was randomised placebo controlled trials in which the efficacy of intra-articular corticosteroids for osteoarthritis of the knee, of any duration, could be assessed. We considered improvement as the most important patient oriented outcome. Terms used to determine the discrete outcomes were distinct improvement, subjective improvement, decreased pain, overall improvement, clinically relevant outcomes, and response to the osteoarthritis research scale.[7-12] Numbers needed to treat were calculated from dichotomous outcomes.[13]

The two authors independently assessed the methodological quality using the Jadad scoring system.[14] Consensus was reached through discussion. Data extraction was similarly achieved. Data were analysed with Review Manager 4.1 (Update Software, Oxford). We calculated the relative risk and number needed to treat for improvement. An a priori subgroup analysis was conducted for study quality, dose of drug, duration of effect, specialty of injector, and condition of the knee. The dose equivalents were obtained from elsewhere.[15] The conduct of this review was undertaken according to the QUOROM statement.[16]

Results

Ten trials met the inclusion criteria (fig 1).[2 7-12 17-19] An additional paper examined intra-articular corticosteroid injections postoperatively, but we did not consider this paper in the review.[20] Table 1 shows the quality scores of the included studies, and table 2 summarises details of the studies and improvements attained.

Six studies provided data on improvement of symptoms of osteoarthritis of the knee after intra-articular corticosteroid injections (fig 2). These showed a significant improvement (rela-

Primary care

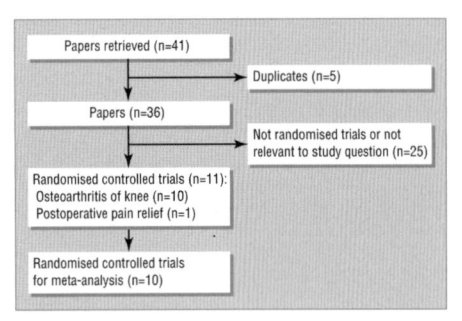

Fig 1 Summary of search results

tive risk 1.66, 95% confidence interval 1.37 to 2.01). For the statistically significant studies the number needed to treat to obtain one improvement was between 1.3 and 3.5. No important harms were reported other than transient redness and discomfort. Only one study investigated potential loss of joint space and found no difference between corticosteroid and placebo up to two years.[2]

Neither of the two high quality studies were statistically significant for improvement at 16 to 24 weeks, but the pooled result gave a relative risk of 2.09 (1.20 to 3.65) with a number needed to treat of 4.4 based on this result (fig 3). Significant heterogeneity was found when the one low quality study was included. The result was non-significant by random effects analysis. Figure 4 shows the results of pooling the 100 mm visual analogue scale for five studies. When standard deviations were not reported, we assigned a value of 30, as this was the highest reported value and was taken as a conservative estimate. This result is statistically significant. We found no results for pain 16 weeks after injection. A funnel plot of the six studies suggested that there was an absence of small studies with small effects (fig 5). The smallest study had 12 patients and the largest 71.

A similar result was found for improvement up to two weeks for the high dose studies. The effect at 16 to 24 weeks for these studies was the same as the two high quality studies. It was not possible to make a definitive analysis of the clinical conditions of the knee. The patients seemed to have mainly mild to moderate osteoarthritis. The dose equivalent to prednisone varied from 6.25 mg to 80 mg.

Discussion

Intra-articular injections of corticosteroid improve symptoms of osteoarthritis of the knee. Effects were beneficial up to two weeks and at 16 to 24 weeks. This is the first meta-analysis on this topic and the first review to show benefits of such injections in improvement of symptoms, which may extend beyond 16 weeks. We also report clinically significant numbers needed to treat, ranging between 1.3 and 3.5 patients. The one study that investigated potential loss of joint space found no difference between corticosteroid and placebo up to two years.[2] This study also used a higher dose of triamcinolone (40 mg) than most of the other studies (20 mg) and gave repeated injections (every three months for two years).

Responses to intra-articular corticosteroids injections vary between the clinical experience of rheumatologists, where some patients have a significant and sustained response, to the short term benefit shown by randomised controlled trials.[4] Trials tend to use one injection only and at lower doses than the recommended 20 mg triamcinolone.[3] Subjective pain scales may also be an insensitive outcome measure in this condition.[4]

One limitation of our review is possible publication bias, in that by missing unpublished trials or those that showed negative effects we may have overestimated the benefits of corticosteroid injections. We believe, however, that our comprehensive, systematic search strategy enabled us to identify most research in this discipline. Another limitation of our study was the small size of the included studies.

Unlike other reviews we report improvement in symptoms, as we believe this is a more important patient oriented outcome than increases in range of movement or pain reduction.[21] Only the review by Pendleton and coworkers attempted to pool the results of papers, but they did not perform a meta-analysis, rather they reported the number of studies that showed benefits compared with those that did not and a median effect size.[5] Apart from the fact that other reviewers did not pool their data, we had the benefit of access to an article that was in press.[12] When this was added to the other two studies, the pooled result was statistically significant for the two high quality studies.[12] Larger studies are needed to confirm these findings.

The dose of corticosteroid required to improve symptoms is not clear from our review. The equivalent dose of prednisone varied from 6.25 mg to 80 mg.[12] [19] A dose of 20 mg triamcinolone (equivalent to 25 mg of prednisone) seems to be efficacious for pain control at two weeks. Only one study used 40 mg triamcinolone, and this found a benefit at 24 months for night pain and stiffness on one scale but not on another.[2] This study also gave repeated injections and monitored loss of joint space (reporting no difference). The three studies that reported improvement at 16 weeks used different cortisones. The two

Table 1 Jadad quality scores for 10 studies of intra-articular corticosteroid injections for osteoarthritis of the knee

Study	1	2	3	4	5	6	7	8	9	10	11	Jadad score[14]
Cederlöf 1966[7]	+	+	?	?	+	?	+	+	+	+	–	3
Dieppe 1980[8]	+	+	?	+	?	–	+	+	+	+	+	3
Friedman 1980[9]	+	+	?	+	+	+	+	+	+	+	–	5
Gaffney 1995[10]	+	+	?	+	–	–	+	+	–	+	+	3
Jones 1996[17]	+	+	?	+	+	–	+	–	–	+	+	3
Miller 1958[18]	+	+	?	+	–	?	+	+	–	+	–	2
Ravaud 1999[11]	+	+	?	+	+	+	+	+	+	+	+	5
Raynauld 2003[2]	+	+	?	+	–	–	+	+	+	+	+	3
Smith 2003[12]	+	+	?	–	+	+	+	+	+	+	+	5
Wright 1960[19]	+	+	?	+	+	+	?	+	–	+	–	5

Numbers 1-11 follow Pedro format (www.cchs.usyd.edu.au/pedro/); Jadad score is calculated from different set of criteria[14]. 1=eligibility criteria specified; 2=patients randomised to groups; 3=concealment of allocation; 4=groups similar at baseline; 5=patients blinded; 6=practitioners administering intervention blinded; 7=assessors blinded; 8=measurements of key outcomes obtained from >85% of patients; 9=intention to treat analysis; 10=statistical comparisons between groups; 11=point measures and measures of variability provided.
+Criterion clearly satisfied.
–Criterion not clearly satisfied.
?Unclear whether criterion was satisfied.

Primary care

Table 2 Details of included studies with outcomes on improvement in osteoarthritis of knee

Study, location	Condition	Details of patients	Injectors; nature of injection	Outcome	Jadad score
Cederlöf 1966,[7] Sweden	History of aching after exertion, not trauma related and positive radiograph but no noticeable cartilage destruction	≥40 years; no details on sex or duration of osteoarthritis	Surgeons; aspiration and intra-articular steroid injection (Meticortelone 2 ml) compared with placebo (saline); prednisone equivalent 50 mg	No significant difference between groups at 1, 3, and 8 weeks. Results reported as distinct improvement. At one week, 18/26 in experimental group, 14/25 in control group; eight weeks, 17/26 in experimental group, 19/25 in control group had continued improvement compared with baseline	3/5
Dieppe 1980,[8] United Kingdom	Bilateral symptomatic osteoarthritis of knees	Mean 65 years; eight females, four males; most had grade 2-4 radiographic changes. Duration of osteoarthritis 7.5 years	Rheumatologist; aspiration and intra-articular steroid injection (triamcinolone hexacetonide 20 mg) compared with placebo (saline); prednisone equivalent 25 mg	Small, transient reduction in pain and tenderness compared with placebo. At one week, subjective improvement in 10/12 in experimental group, 1/12 in control group. Visual analogue scale at one week: mean 36 (SD 29) in experimental group, 70 (30) in control group	3/5
Friedman 1980,[9] United States	Mild to moderate changes on radiograph	42-75 years; mean duration of osteoarthritis 24 months for corticosteroid group and 36 months for placebo group	Rheumatologist; aspiration and intra-articular steroid injection (triamcinolone hexacetonide 20 mg) compared with placebo (saline); prednisone equivalent 25 mg	Steroid provided short term pain relief; at one week but not at 4, 6, 8 weeks. At one week described as decreased pain; 15/17 in experimental group, 12/17 in control group	5/5
Gaffney 1995,[10] United Kingdom	38% synovial fluid and knee pain for six months	Mean 67 years; 60 females, 24 males. Mean duration 6.7 years for corticosteroid group and 7.1 years for placebo group	Rheumatologist; aspiration and intra-articular steroid injection (triamcinolone hexacetonide 20 mg) compared with placebo (saline); prednisone equivalent 25 mg	Steroid provided short term pain relief. Benefit at one week but not at six weeks. At one week overall improvement; 33/42 in experimental group, 21/42 in control group. Visual analogue scale: mean 21.7 (SD 20.7) in experimental group, 43.1 (28.7) in control group	3/5
Jones 1996,[17] United Kingdom	Clinical and radiological osteoarthritis of knee	Mean 71 years; 23 males, 37 females. No details on duration of osteoarthritis	Rheumatologist; aspiration and intra-articular steroid injection (methylprednisolone 40 mg) compared with placebo (saline); prednisone equivalent 40 mg	Steroid provided short term pain relief. Responders at eight weeks: 28/30 in experimental group, 9/30 in control group	3/5
Miller 1958,[18] Scotland	Primary osteoarthritis	No details on age, sex, or duration of osteoarthritis	Unclear who injected; intra-articular steroid injection (hydrocortisone 50 mg) compared with lactic acid; local anaesthetic; saline; and mock injection. Injections given five times at two week intervals; prednisone equivalent 12.5 mg	Steroid did not provide improvement better than placebo at six weeks or six months follow up after completion of treatment. Term used was "improved." At six months: 4/34 in experimental group, 2/34 in control group; at 16 weeks 6/37 in experimental group, 8/36 in control group	2/5
Ravaud 1999,[11] France	Most had knee effusion; all had osteophytes and minimal joint space narrowing	Mean 63-67 years; 66 females, two males. No details on duration of osteoarthritis	Rheumatologist; intra-articular steroid injection (cortivazol 1.5 ml) with or without joint lavage compared with placebo (saline); prednisone equivalent 37.5 mg	Steroid provided short term pain relief up to four weeks but no effect at 24 weeks. At one week clinically relevant improvement in pain, 16/25 in experimental group and 7/28 in control group. At 24 weeks: 12/25 in experimental group and 6/28 in control group. Visual analogue scale at one week: (n=24) mean 23.7 (SD 26.2) in experimental group, (n=21) 45.7 (26.6) in control group	5/5
Raynauld 2003,[2] Canada	Kellgren and Lawrence grade 2 or 3	63 years; 67.5% female. Mean duration of osteoarthritis 9.8 years for corticosteroid group and 8.7 years for placebo group	Rheumatologist; intra-articular steroid injection (triamcinolone 40 mg) and placebo (saline) every three months for two years; prednisone equivalent 50 mg	Area under curve showed benefit for night pain and stiffness: 34 in each of experimental and control groups. At one year patient visual analogue scale: 34.32 (SD 20.9) in experimental group, 31.1 (21.1) in control group	3/5
Smith 2003,[12] Australia	Radiograph grade 2 or 3	Mean 66-67 years; 44 males, 27 females	Orthopaedic surgeon and rheumatologist; intra-articular steroid injection (methylprednisolone acetate 120 mg) after joint lavage compared with placebo; prednisone equivalent 80 mg	Steroid better than placebo only at four week follow up but not at 8, 12, or 24 weeks. Osteoarthritis Research Society response occurred: at two weeks 25/38 in experimental group, 15/33 in control group; at 24 weeks 16/38 in experimental group, 7/33 in control group. Visual analogue scale at two weeks: mean 20.8 (SD 30) in experimental group, 24.7 (30) in control group	5/5
Wright 1960,[19] United Kingdom	Denominator knees not pooled	No details on personal characteristics or duration of osteoarthritis	Internal medicine specialist; intra-articular steroid injections (hydrocortisone acetate 25 mg and hydrocortisone tertiary-butylacetate 25 mg) compared with placebo (injection vehicle). Four injections given at two weekly intervals; prednisone equivalent 6.25 mg	Both steroids provided transient pain relief at two weeks (25 patients, 38 knees)	5/5

Primary care

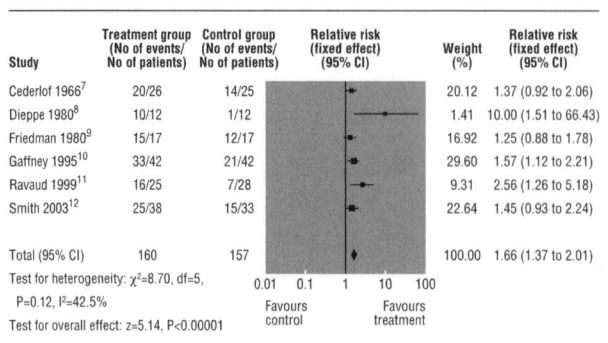

Fig 2 Improvements up to two weeks after steroid injection in knee

Study	Treatment group (No of events/ No of patients)	Control group (No of events/ No of patients)	Weight (%)	Relative risk (fixed effect) (95% CI)
Cederlof 1966[7]	20/26	14/25	20.12	1.37 (0.92 to 2.06)
Dieppe 1980[8]	10/12	1/12	1.41	10.00 (1.51 to 66.43)
Friedman 1980[9]	15/17	12/17	16.92	1.25 (0.88 to 1.78)
Gaffney 1995[10]	33/42	21/42	29.60	1.57 (1.12 to 2.21)
Ravaud 1999[11]	16/25	7/28	9.31	2.56 (1.26 to 5.18)
Smith 2003[12]	25/38	15/33	22.64	1.45 (0.93 to 2.24)
Total (95% CI)	160	157	100.00	1.66 (1.37 to 2.01)

Test for heterogeneity: $\chi^2=8.70$, df=5, P=0.12, $I^2=42.5\%$
Test for overall effect: z=5.14, P<0.00001

studies using high doses showed a statistically significant difference suggesting that higher dose steroids may give a longer benefit.[2 12] It is not clear to whom the results of this study would apply.[11 12] All the studies were done in hospital settings.

One study found that predicting benefit was not possible.[17] In contrast to another study, those who had synovial fluid aspirated had a better response.[10] This only occurred in the intervention group, ruling out that aspiration was associated with accurate placement of the needle. Another explanation is that the presence of knee effusion is correlated with the presence of synovitis and that intra-articular steroids my be effective against the inflammation.[4] One study recommended joint lavage combined with steroid injection if a knee effusion persisted after one or two steroid injections eight to 10 days apart.[4] Joint lavage was either efficacious (at two weeks) or nearly efficacious (efficacious when controlled for severity from radiographic evidence at 24 weeks) for more than 16 weeks.[11 12]

Evidence supports short term (up to two weeks) improvement of symptoms from intra-articular corticosteroid injection for osteoarthritis of the knee, and the only methodologically-sound studies addressing longer term response (16-24 weeks) also show significant improvement. Doses of 50 mg equivalent of prednisone may be needed to obtain benefits at 16 to 24 weeks. Corticosteroid injection in addition to lavage needs further investigation. Currently no evidence supports the promotion of disease progression by steroid injections. Repeat injections seem to be safe over two years but needs confirmation from other studies.

Contributors: BA and FG-S were involved in extracting the data, appraising the article, and writing the paper. BA did the mathematical pooling; he will act as guarantor for the paper. The guarantor accepts full responsibility for the conduct of the study, had access to the data, and controlled the decision to publish.

Funding: This study was funded by the New Zealand Accident Rehabilitation and Compensation Insurance Corporation. Their role was limited to commissioning the work.

Competing interests: None declared.

Ethical approval: Not required.

Study	Treatment group (No of events/ No of patients)	Control group (No of events/ No of patients)	Weight (%)	Relative risk (fixed effect) (95% CI)
Ravaud 1999[11]	12/25	6/28	43.0	2.24 (0.99 to 5.08)
Smith 2003[12]	16/38	7/33	57.0	1.98 (0.93 to 4.23)
Total (95% CI)	28/63	13/61	100.00	2.09 (1.20 to 3.65)

Test for heterogeneity: $\chi^2=0.05$, df=1, P=0.83
Test for overall effect: z=2.61, P=0.009

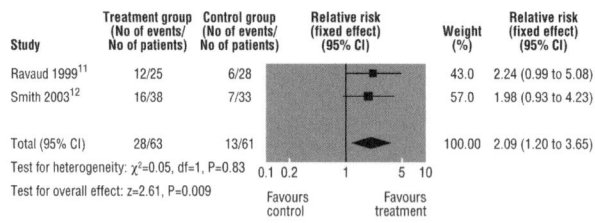

Fig 3 Improvements at 16-24 weeks after high dose steroid injection in knee for two high quality studies

Study	No of patients	Treatment Mean (SD)	No of patients	Control Mean (SD)	Weight (%)	Weighted mean difference (fixed effect) (95% CI)
Dieppe 1980[8]	12	38.0 (29.0)	12	70.0 (30.0)	7.45	-32.00 (-55.61 to -8.39)
Gaffney 1995[9]	42	21.7 (20.7)	42	43.1 (28.7)	36.26	-21.40 (-32.10 to -10.70)
Jones 1998[17]	29	48.0 (30.0)	30	57.5 (30.0)	17.71	-9.50 (-24.81 to 5.81)
Ravaud 1999[11]	24	23.7 (26.2)	21	45.7 (26.6)	17.36	-22.00 (-37.47 to -6.53)
Smith 2003[12]	38	20.8 (30.0)	33	24.7 (30.0)	21.22	-3.90 (-17.89 to 10.09)
Total (95% CI)	145		138		100.00	-16.47 (-22.92 to -10.03)

Test for heterogeneity: $\chi^2=6.87$, df=4, P=0.14, $I^2=41.7\%$
Test for overall effect: z=5.01, P=0.00001

Fig 4 Visual analogue scale for pain up to two weeks after steroid injection in knee

Primary care

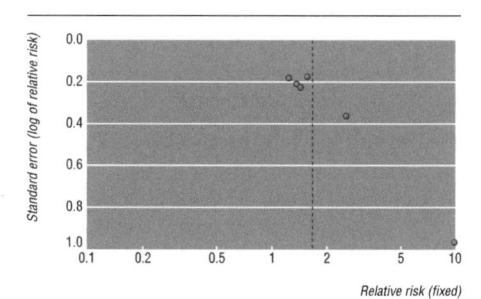

Fig 5 Funnel plot for corticosteroids compared with placebo

1 Peat G, McCarney R, Croft P. Knee pain and osteoarthritis in older adults: a review of community burden and current use of primary health care. *Ann Rheum Dis* 2001;60:91-7.
2 Raynauld J, Buckland-Wright C, Ward R, Choquette D, Haraoui B, Martel-Pelletier J, et al. Safety and efficacy of long-term intraarticular steroid injections in osteoarthritis of the knee. *Arth Rheum* 2003;48:370-7.
3 American College of Rheumatology subcommittee on osteoarthritis guidelines. Recommendations for the medical management of osteoarthritis of the hip and knee. *Arth Rheum* 2000;43:1905-15.
4 Ayral X. Injections in the treatment of osteoarthritis. *Best Pract Res Clin Rehumatol* 2001;15:609-26.
5 Pendleton A, Arden N, Dougados M, Doherty M, Bannwarth B, Bijlsma JW, et al. EULAR recommendations for the management of knee osteoarthritis: report of a task force of the Standing Committee for International Clinical Studies Including Therapeutic Trials (ESCISIT). *Ann Rheum Dis* 2000;59:936-44.
6 Mazieres B, Masquelier AM, Capron MH. A French controlled multicenter study of intraarticular orgotein versus intraarticular corticosteroids in the treatment of knee osteoarthritis: a one-year follow up. *J Rheumatol Suppl* 1991;27:134-7.
7 Cederlof S, Jonson G. Intraarticular prednisolone injection for osteoarthritis of the knee. A double blind test with placebo. *Acta Chir Scand* 1966;132:532-7.
8 Dieppe PA, Sathapatayavongs B, Jones HE, Bacon PA, Ring EF. Intra-articular steroids in osteoarthritis. *Rheumatol Rehabil* 1980;19:212-7.
9 Friedman DM, Moore ME. The efficacy of intraarticular steroids in osteoarthritis: a double-blind study. *J Rheumatol* 1980;7:850-6.
10 Gaffney K, Ledingham J, Perry JD. Intra-articular triamcinolone hexacetonide in knee osteoarthritis: factors influencing the clinical response. *Ann Rheum Dis* 1995;54:379-81.
11 Ravaud P, Moulinier L, Giraudeau B, Ayral X, Guerin C, Noel E, et al. Effects of joint lavage and steroid injection in patients with osteoarthritis of the knee: results of a multicenter, randomized, controlled trial. *Arth Rheum* 1999;42:475-82.
12 Smith MD, Wetherall M, Darby T, Esterman A, Slavotinek J, Robert-Thomson P, et al. A randomized placebo-controlled trial of arthroscopic lavage versus lavage plus intra-articular corticosteroids in the management of symptomatic osteoarthritis of the knee. *Rheumatol* 2003;42:1477-85.
13 Guyatt G, Juniper EF, Walter SD, Griffith LE, Goldstein RS. Interpreting treatment effects in randomised trials. *BMJ* 1998;316:690-3.
14 Jadad AR, Moore RA, Carroll D, Jenkinson C, Reynolds JM, Gavaghan DJ, et al. Assessing the quality of reports on randomised clinical trials: is blinding necessary? *Control Clin Trials* 1996;17:1-12.
15 Lane NE, Lukert B. The science and therapy of glucocorticoid-induced bone loss. *Endocrinol Metab Clin North Am* 1998;27:465-83.
16 Moher D, Cook D, Eastwood S, Olkin I, Rennie D, Stroup DF. Improving the quality of reports of meta-analyses of randomized controlled trials: the QUOROM statement. Quality of reporting of meta-analyses. *Lancet* 1999;354:1896-900.
17 Jones A, Doherty M. Intra-articular corticosteroids are effective in osteoarthritis but there are no clinical predictors of response. *Ann Rheum Dis* 1996;55:829-32.
18 Miller J, White J, Norton T. The value of intra-articular injections in osteoarthritis of the knee. *J Bone Joint Surg* 1958;4013:636-43.
19 Wright V, Chandler G, Morison R, Hartfall S. Intra-articular therapy in osteoarthritis. Comparison of hydrocortisone acetate and hydrocortisone teriary-butylacetate. *Ann Rheum Dis* 1960;19:257-61.
20 Wang JJ, Ho ST, Lee SC, Tang JJ, Liaw WJ. Intraarticular triamcinolone acetonide for pain control after arthroscopic knee surgery. *Anesth Analgesia* 1998;87:1113-6.
21 Liang MH, Lew RA, Stucki G, Fortin PR, Daltroy L. Measuring clinically important changes with patient-oriented questionnaires. *Med Care* 2002;40:II45-51.

(*Accepted 21 January 2004*)

doi 10.1136/bmj.38039.573970.7C

Department of General Practice and Primary Health Care, School of Population Health University of Auckland, Private Bag 92019 Auckland
Bruce Arroll *associate professor*
Felicity Goodyear-Smith *senior lecturer*
Correspondence to: B Arroll b.arroll@auckland.ac.nz

O que já se sabe sobre este assunto

Corticosteroides intra-articulares fornecem alívio a curto prazo (duas semanas) dos sintomas de osteoartrite do joelho.

A preocupação é que injeções múltiplas possam danificar a cartilagem articular.

O que este resultado acrescenta

Corticosteroides intra-articulares são provavelmente efetivos em melhorar os sintomas de osteoartrite do joelho por 16 a 24 semanas.

O número necessário tratar é de 4,4.

Doses maiores de cortisona (equivalente a 50 mg de prednisona) podem ser mais efetivas do que doses menores, especialmente após 16 ou mais semanas.

Avaliação crítica rápida de seu próprio estudo de pesquisa secundária para uma questão de intervenção

Agora, você pode avaliar criticamente os estudos de pesquisa secundária que encontrou durante a sua sessão de busca feita anteriormente.

Se preferir, você pode avaliar o artigo sobre metoclopramida para enxaqueca aguda que está incluído no final desta seção.

Para o artigo escolhido, utilize o espaço reservado para a avaliação crítica nas próximas páginas e então:

(a) decida se a validade interna do estudo é suficiente para permitir conclusões seguras (todos os estudos têm algumas falhas; mas essas falhas são tão ruins a ponto de fazê-lo descartar o estudo?).

(b) se o estudo é suficientemente válido, observe e interprete os resultados – qual é a relevância ou tamanho dos efeitos da intervenção?

Avaliação crítica rápida de uma revisão sistemática

Passo 1: Qual é a questão do estudo?

População/problema: ....

Intervenção: ....

Comparação: ....

Outcomes (desfechos): ....

Passo 2: Quão bem o estudo foi feito? (validade interna)

Questionar – a revisão sistemática aborda uma questão focada (PICO)?	
O que é melhor?	**Onde encontro a informação?**
A principal questão sendo abordada deve ser claramente definida. A exposição, como terapia ou teste diagnóstico, e o(s) desfecho(s) de interesse serão geralmente expressos em termos de uma relação simples.	O **Título**, **Resumo** ou **parágrafo final** da **Introdução** devem definir claramente a questão. Se você ainda não conseguir determinar qual é a questão centrada após ler essas seções, procure outro artigo!
Este artigo: Sim ☐ Não ☐ Incerto ☐ Comentários:	
... e a usou para direcionar a busca e selecionar artigos para inclusão?	
O que é melhor?	**Onde encontro a informação?**
A inclusão ou exclusão de estudos em uma revisão sistemática deve ser claramente definida *a priori*. Os critérios de elegibilidade usados devem especificar os pacientes, intervenções ou exposições e desfechos de interesse. Em muitos casos, o tipo de delineamento de estudo será também um componente importante do critério de elegibilidade.	A seção **Métodos** deve descrever em detalhes os critérios de inclusão e exclusão. Normalmente, isso incluirá o delineamento do estudo.
Este artigo: Sim ☐ Não ☐ Incerto ☐ Comentários:	
Encontrar – a busca encontrou todas as evidências relevantes?	
O que é melhor?	**Onde encontro a informação?**
O ponto de partida para uma busca abrangente de todos os estudos relevantes são os principais bancos de dados bibliográficos (por exemplo, MEDLINE, Cochrane, EMBASE), mas ela também deve incluir uma pesquisa nas listas de referências dos estudos relevantes, uso do Science Citation Index, e contato com especialistas, particularmente para questionar sobre estudos não publicados. A busca não deve ser limitada ao idioma inglês. A estratégia de busca deve incluir tanto termos MeSH quanto palavras do texto.	A seção **Métodos** deve descrever a estratégia de busca, incluindo os termos usados, com alguns detalhes. A seção **Resultados** descreverá o número de títulos e resumos revisados, o número de textos integrais de estudos obtidos e o número de estudos excluídos juntamente às razões para a exclusão. Essa informação pode ser apresentada em uma figura ou fluxograma.
Este artigo: Sim ☐ Não ☐ Incerto ☐ Comentários:	

Avaliar – os estudos foram criticamente avaliados?	
O que é melhor?	**Onde encontro a informação?**
O artigo deve descrever a maneira como a qualidade de cada artigo foi avaliada usando critérios de qualidade predeterminados apropriados ao tipo de questão clínica (por exemplo, randomização, cegamento e integralidade do acompanhamento para questões de intervenção).	A seção **Métodos** deve descrever a avaliação da qualidade e os critérios usados. A seção **Resultados** deve fornecer informações sobre a qualidade dos estudos individuais.
Este artigo: Sim ☐ Não ☐ Incerto ☐ Comentários:	
... e a qualidade global era adequada?	
O que é melhor?	**Onde encontro a informação?**
Os estudos devem ser avaliados de maneira independente por pelo menos dois revisores. A qualidade global deve ser tal que os resultados tenham pouca probabilidade de serem atribuídos a algum viés como randomização ruim ou indivíduos não cegados.	A seção **Métodos** deve descrever como e por quem a avaliação foi feita. A seção **Resultados** deve fornecer uma tabela com informações sobre a qualidade do estudo e o provável grau de viés.
Este artigo: Sim ☐ Não ☐ Incerto ☐ Comentários:	
Sintetizar – os resultados foram sintetizados com tabelas e gráficos de resumo apropriados?	
O que é melhor?	**Onde encontro a informação?**
Os resultados dos estudos incluídos devem pelo menos ser apresentados em uma tabela de resumo. Se os resultados forem semelhantes, pode haver uma metanálise com os resultados apresentados como *forest plot*. Idealmente, isso também deve incluir uma análise de heterogeneidade (consulte adiante).	A seção **Resultados** deve incluir todas as tabelas e os gráficos de resumo e uma explicação dos resultados.
Este artigo: Sim ☐ Não ☐ Incerto ☐ Comentários:	
... e os resultados foram semelhantes entre os estudos?	
O que é melhor?	**Onde encontro a informação?**
Idealmente, os resultados dos diferentes estudos devem ser semelhantes ou homogêneos. Se houver heterogeneidade os autores podem estimar se as diferenças são significativas (teste Q de Cochrane). As possíveis razões para a heterogeneidade devem ser exploradas.	A seção **Resultados** deve declarar se os resultados são heterogêneos e discutir as possíveis razões. O *forest plot* deve mostrar os resultados do teste Q de Cochrane para heterogeneidade e discutir as razões para a heterogeneidade, se houver.
Este artigo: Sim ☐ Não ☐ Incerto ☐ Comentários:	

Passo 3: O que os resultados significam?

Que medida foi utilizada, quão grande foi o efeito (poderia dever-se ao acaso)?
Outros comentários

Papers

Parenteral metoclopramide for acute migraine: meta-analysis of randomised controlled trials

Ian Colman, Michael D Brown, Grant D Innes, Eric Grafstein, Ted E Roberts, Brian H Rowe

Abstract

Objective To assess the evidence from controlled trials on the efficacy and tolerability of parenteral metoclopramide for acute migraine in adults.
Data sources Cochrane Central Register of Controlled Trials, Medline, Embase, LILACS, CINAHL, conference proceedings, clinical practice guidelines, and other sources.
Selection criteria Randomised controlled trials of parenteral metoclopramide for acute migraine in adults.
Results We reviewed 596 potentially relevant abstracts and found 13 eligible trials totalling 655 adults. In studies comparing metoclopramide with placebo, metoclopramide was more likely to provide significant reduction in migraine pain (odds ratio 2.84, 95% confidence interval 1.05 to 7.68). Used as the only agent, metoclopramide showed mixed effectiveness when compared with other single agents. Heterogeneity of studies for combination treatment prevented statistical pooling. Treatments that did include metoclopramide were as, or more, effective than comparison treatments for pain, nausea, and relapse outcomes reported in all studies.
Conclusions Metoclopramide is an effective treatment for migraine headache and may be effective when combined with other treatments. Given its non-narcotic and antiemetic properties, metoclopramide should be considered a primary agent in the treatment of acute migraines in emergency departments.

Introduction

The pathophysiology of migraine is poorly understood, with no clear consensus on the best treatment for acute attacks. Current guidelines recommend agents such as sumatriptan, dihydroergotamine, ergotamine, chlorpromazine, and prochlorperazine.[1 2] Metoclopramide has long been used for the treatment of nausea associated with acute migraine. It also relieves gastric stasis and has the potential to enhance the absorption of other analgesics.[3] The dopamine antagonist properties of metoclopramide might make it effective as a single agent to treat acute migraine.[4] Other dopamine antagonists such as prochlorperazine and chlorpromazine have also shown effectiveness in migraine.[2]

We assessed the evidence from controlled trials on the efficacy and tolerability of parenteral metoclopramide for acute migraine in adults.

Methods

Our a priori study protocol is described elsewhere.[5] We searched the Cochrane Central Register of Controlled Trials, Medline, Embase, LILACS, and CINAHL using the search terms "headache" or "migraine" and "metoclopramide", "Maxeran", "Reglan", or "Maxolon".

To locate unpublished research, we reviewed proceedings from meetings on neurology, headache, and emergency medicine from 1998 to 2004, we assessed clinical practice guidelines, and we searched websites containing details of clinical trials, theses, or dissertations. We hand searched reference lists of all potentially relevant studies, and we contacted pharmaceutical companies, authors of previous studies, and experts in headache.

Studies were eligible for review if they were randomised controlled trials of parenteral metoclopramide given for acute migraine in adults, and described reasonable criteria to distinguish migraine from other headaches. We included trials conducted in a setting that indicated the headache was an acute episode—emergency department or headache clinic.

Study selection, data abstraction, and assessment of quality

Two independent reviewers (IC, EG) screened identified studies for eligibility. They reviewed the full manuscripts of potentially relevant papers for inclusion. Two independent reviewers (IC, MDB) abstracted information on to specially designed, pretested forms. Disagreements were resolved by consensus.

The internal validity of trials was assessed with the Jadad scale.[6] This evaluates quality of randomisation, blinding, and withdrawals and assigns a score from 0 to 5, higher scores indicating higher quality in the conduct or reporting of trials.

Additional forest plots and details of excluded trials are on bmj.com

This is the abridged version of an article that was posted on bmj.com on 18 November 2004: http://bmj.com/cgi/doi/10.1136/bmj.38281.595718.7C

Department of Psychiatry, University of Cambridge, Cambridge
Ian Colman *postgraduate*

Program in Emergency Medicine, Michigan State University, MI, 49503, USA
Michael D Brown *emergency physician*

Department of Emergency Medicine, Providence Health Care and St Paul's Hospital, Vancouver, BC, Canada
Grant D Innes *emergency physician*
Eric Grafstein *emergency physician*

Department of Medicine, University of Alberta, Edmonton, AB, Canada
Ted E Roberts *neurologist*

Division of Emergency Medicine, University of Alberta, 1G1.43 Walter Mackenzie Health Sciences Center, 8440-112 Street, Edmonton, AB, Canada T6G 2B7
Brian H Rowe *research director*

Correspondence to: B H Rowe
brian.rowe@ualberta.ca

BMJ 2004;329:1369–72

Papers

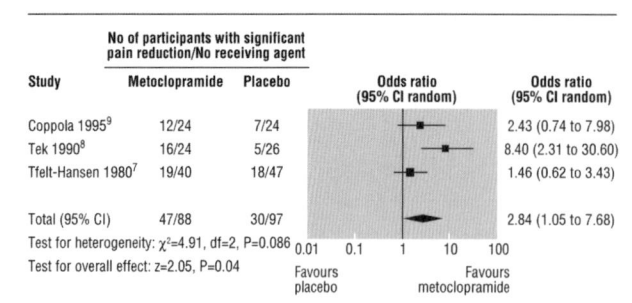

Fig 1 Metoclopramide compared with placebo for significant reduction in headache pain from acute migraine

Study	Metoclopramide	Placebo	Odds ratio (95% CI random)
Coppola 1995[9]	12/24	7/24	2.43 (0.74 to 7.98)
Tek 1990[8]	16/24	5/26	8.40 (2.31 to 30.60)
Tfelt-Hansen 1980[7]	19/40	18/47	1.46 (0.62 to 3.43)
Total (95% CI)	47/88	30/97	2.84 (1.05 to 7.68)

Test for heterogeneity: $\chi^2=4.91$, df=2, P=0.086
Test for overall effect: z=2.05, P=0.04

We considered three outcomes describing relief of headache at the time closest to two hours after treatment. These were self reported as complete relief of headache, significant reduction in headache pain (from moderate or severe to mild or none), and reduction in headache pain using a visual analogue scale. Secondary outcomes included improvement in functional status or ability, relapse of migraine within 48 hours of treatment, reduction in nausea, number of co-intervention ("rescue") drugs required, and adverse events associated with treatment.

Statistical analysis and sensitivity analyses

Using random effects models, we pooled the results of studies, if appropriate, after consideration of heterogeneity between the trials. We tested for heterogeneity using a χ^2 test, with P values of less than 0.10 representing significance. Trials were not pooled when heterogeneity was evident and could be explained by dissimilarities in clinical variables. See bmj.com for details.

We completed our a priori sensitivity analyses comparing studies of high quality to those of low quality, based on the Jadad scale. These sensitivity analyses were only performed for outcomes reported in at least three studies.

Results

We identified 596 abstracts, of which 36 were potentially relevant articles. Independent review led to the inclusion of 13 studies (see bmj.com). As three of these studies had multiple arms, we were able to make 17 total comparisons. Study methods varied significantly, particularly for comparators and outcomes, and study quality was generally poor.

Metoclopramide versus placebo

Five studies (263 patients) compared metoclopramide with placebo. Metoclopramide was superior to placebo for all outcomes related to pain and nausea, although differences were not always statistically significant. Pooled data from three studies showed that metoclopramide more often led to significant reductions in headache pain (odds ratio 2.84, 95% confidence interval 1.05 to 7.68; fig 1), and in these studies, patients who received metoclopramide were significantly less likely to require rescue drugs (0.21, 0.05 to 0.85).[7-9] Three studies suggested that metoclopramide produced larger improvements in pain scores on a visual analogue scale, but no standard deviations were reported, preventing statistical pooling. One study reported that metoclopramide was more likely than placebo to provide complete resolution of migraine; the difference, however, was not statistically significant (2.16, 0.36 to 12.84). Four studies found that metoclopramide was more effective than placebo in reducing nausea (4.20, 1.70 to 10.36), but only two studies reported relapse of migraine, and these found a statistically insignificant advantage favouring metoclopramide (0.30, 0.03 to 3.16).

Only two studies reported adverse events. One found a statistically insignificant increase in restlessness in the metoclopramide group (2.27, 0.19 to 26.81) whereas the other reported no restlessness, dystonic reactions, hypotension, or seizures in either treatment group.

Sensitivity analyses failed to identify differences between studies of high and low quality.

Metoclopramide versus other antiemetics

Three studies (194 patients) compared metoclopramide with other antiemetics (chlorpromazine and prochlorperazine). These suggested that metoclopramide was less effective in relieving pain and nausea, although differences were not always statistically significant. Two studies found no difference in the rate of complete resolution of migraine (0.64, 0.23 to 1.76) whereas two found that metoclopramide was less likely to provide significant relief of headache (0.39, 0.18 to 0.87); however, in one study, reduction in pain scores on a visual analogue scale was not different between groups (weighted mean difference −0.53, 95% confidence interval −1.63 to 0.57). Pooled results from all three studies showed that patients who received metoclopramide were more likely to require rescue drugs (odds ratio 2.08, 1.04 to 4.17). Two studies found no significant differences in relapse of migraine (3.95, 0.88 to 17.66). Metoclopramide was less effective than other antiemetics in reducing nausea, but these differences were not statistically significant.

Two studies looked at adverse events. One reported no restlessness, dystonic reactions, hypotension, or seizures in either treatment group, whereas the other described several subgroups of adverse events but found no statistically significant differences between groups.

Metoclopramide versus non-antiemetics

Two studies (60 patients) compared metoclopramide with non-antiemetics. The first found no significant differences between metoclopramide and sumatriptan in the rate of complete resolution of migraine (2.27, 0.64 to 8.11), the likelihood of significant reduction of pain (18.38 to 0.96, 352.59), or the likelihood of significant reduction of nausea (19.74, 1.00 to 390.32). In the second study, metoclopramide was compared with ibuprofen on the basis of scores to measure pain and nausea on a visual analogue scale. Metoclopramide produced larger decreases in scores for both outcomes, but standard deviations were not reported. Patients in the metoclopramide group were significantly less likely to require rescue drugs (0.05, 0.00 to 0.56). Neither study reported adverse events, no common outcomes were reported, and no statistical pooling was possible.

Metoclopramide combinations versus other agents
Seven studies (211 patients) compared metoclopramide combinations (usually metoclopramide with dihydroergotamine) with other antimigraine regimens (hydroxyzine-meperidine, dihydroergotamine alone, valproate, ibuprofen, ketorolac, promethazine-meperidine). Owing to significant heterogeneity in study methods, studies were not pooled statistically.

One study showed that complete resolution of migraine was significantly more likely in patients who received metoclopramide (7.79, 1.79 to 33.86), and results from four studies suggested that patients who received metoclopramide were equally, or more, likely to have "significant reductions" in headache (fig 2).[10-13] Two studies showed that patients who received metoclopramide had equivalent, or larger, reductions in pain scores on the basis of a visual analogue scale (see fig A on bmj.com). We found no significant differences between groups for functional ability in two studies (see fig B on bmj.com) or nausea in two studies (see fig C on bmj.com). One study found no significant differences between groups in requirement for rescue drugs (0.22, 0.04 to 1.12). Three studies reported that patients who received metoclopramide were equally, or less, likely to have relapse of migraine (see fig D on bmj.com).

Reporting for adverse events was inconsistent. Four studies found no significant differences for nausea between groups. One study found restlessness, dysphoria, and flushing more common among patients treated with metoclopramide and dihydroergotamine than those treated with hydroxyzine and meperidine or butorphanol, and no significant differences for dizziness. Another study found that drowsiness, dizziness, and an orthostatic blood pressure response were less common among patients treated with metoclopramide and dihydroergotamine than those treated with promethazine and meperidine.

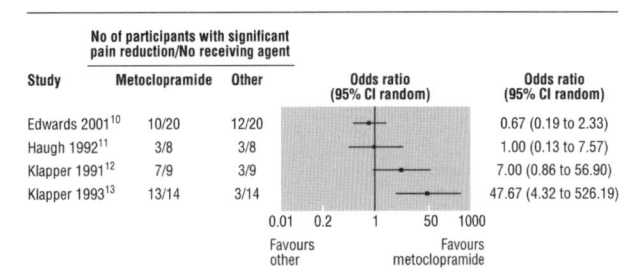

Study	No of participants with significant pain reduction/No receiving agent		Odds ratio (95% CI random)
	Metoclopramide	Other	
Edwards 2001[10]	10/20	12/20	0.67 (0.19 to 2.33)
Haugh 1992[11]	3/8	3/8	1.00 (0.13 to 7.57)
Klapper 1991[12]	7/9	3/9	7.00 (0.86 to 56.90)
Klapper 1993[13]	13/14	3/14	47.67 (4.32 to 526.19)

Fig 2 Metoclopramide combined with other agents compared with other agents for significant reduction in headache pain from acute migraine in adults

Discussion

Metoclopramide is an effective treatment for migraine headache in adults. Our systematic review suggests that as few as four patients need to be treated with metoclopramide to enable one patient to achieve a significant reduction in pain. Given its non-narcotic and antiemetic properties, metoclopramide should be considered as a primary agent in the treatment of acute migraine in emergency departments. Metoclopramide may, however, have less beneficial effects on nausea than other antiemetics.

Several studies scored less than 3 on the Jadad scale, undermining confidence in any conclusions drawn. It was difficult to combine the studies because of the many different comparators used and the many different outcomes reported.

Future trials should include multiple arms to compare various treatments under similar conditions, and there should be improvement in the quality of research. The International Headache Society's guidelines for controlled trials of drugs in migraine are a step in the right direction.[14]

Some of the trials did not report on inclusion and exclusion criteria in sufficient detail; consequently, we may have included studies of non-migraine headaches. Some failed to describe their study population, and most did not report initial severity and duration of headache. It is therefore possible we pooled studies with differing patient characteristics, so it is difficult to determine whether our results are generalisable.

Poor reporting of adverse events in most of the studies limits any conclusions about the relative safety of different agents, and the relatively small sample sizes provided insufficient power to detect meaningful differences in rates of uncommon adverse events.

Our study may have been affected by publication bias. However, we employed comprehensive search strategies to identify all relevant research. To avoid any selection bias, we used two independent reviewers and developed standardised criteria to identify and select studies for review.

We thank the Cochrane Library Pain, Palliative and Supportive Care Review Group for their guidance; Aventis Pharma for responding to our request for unpublished data; and study authors GL Ellis, J Jones, DS Tek, MJ Belgrade, KR Edwards, and JF Wilson. Data from this study were reported at the annual scientific meeting of the Canadian Association of Emergency Physicians, Winnipeg, Canada, June 2003 and will be maintained as a Cochrane Review in the Cochrane Library.

Contributors: See bmj.com

O que já se sabe sobre este assunto

A enxaqueca é um fenômeno comum e incapacitante que não é bem compreendido

A metoclopramida parenteral é geralmente administrada para aliviar a náusea associada com a enxaqueca

A metoclopramida pode reduzir a dor associada com a enxaqueca

O que este resultado acrescenta

A metoclopramida parenteral é efetiva para reduzir a cefaleia por enxaqueca aguda

Apenas quatro pacientes precisam ser tratados com metoclopramida para permitir que um paciente adicional alcance uma redução significativa na dor

A metoclopramida parenteral também pode ser efetiva quando combinada com outros tratamentos para aumentar os efeitos antienxaqueca

Papers

Funding: This study was funded in part by the Division of Emergency Medicine, University of Alberta, Edmonton; the Canadian Institute of Health Research chairs programme, Ottawa; and the Canadian Association of Emergency Physicians Research Consortium, Ottawa.

Competing interests: BHR has received fees on two occasions from Aventis for speaking on venous thromboembolism. He has not been sponsored to speak on Maxeran or migraine headaches.

Ethical approval: Not required.

1. Silberstein SD. Practice parameter: evidence-based guidelines for migraine headache (an evidence-based review): report of the Quality Standards Subcommittee of the American Academy of Neurology. *Neurology* 2000;55:754-62.
2. Pryse-Phillips WE, Dodick DW, Edmeads JG, Gawel MJ, Nelson RF, Purdy RA, et al. Guidelines for the diagnosis and management of migraine in clinical practice. Canadian Headache Society. *CMAJ* 1997;156:1273-87.
3. Desmond PV, Watson KJR. Metoclopramide—a review. *Med J Aust* 1986;144:366-9.
4. Schwarzberg MN. Application of metoclopramide specificity in migraine attacks therapy. *Headache* 1994;34:439-41.
5. Colman I, Innes G, Brown MD, Roberts T, Grafstein E, Rowe BH. Parenteral metoclopramide for acute migraine. *Cochrane Database Syst Rev* 2003:CD003972.
6. Jadad AR, Moore RA, Carroll D, Jenkinson C, Reynolds DJ, Gavaghan DJ, et al. Assessing the quality of reports of randomized clinical trials: is blinding necessary? *Controlled Clin Trials* 1996;17:1-12.
7. Tfelt-Hansen P, Olesen J, Aebelholt-Krabbe A, Melgaard B, Veilis B. A double blind study of metoclopramide in the treatment of migraine attacks. *J Neurol Neurosurg Psychiatry* 1980;43:369-71.
8. Tek DS, McClellan DS, Olshaker JS, Allen CL, Arthur DC. A prospective, double-blind study of metoclopramide hydrochloride for the control of migraine in the emergency department. *Ann Emerg Med* 1990;19:1083-7.
9. Coppola M, Yealy DM, Leibold RA. Randomized, placebo-controlled evaluation of prochlorperazine versus metoclopramide for emergency department treatment of migraine headache. *Ann Emerg Med* 1995;26:541-6.
10. Edwards KR, Norton J, Behnke M. Comparison of intravenous valproate versus intramuscular dihydroergotamine and metoclopramide for acute treatment of migraine headache. *Headache* 2001;41:976-80.
11. Haugh MJ, Lavender L, Jensen LA, Giulano R. An office-based double-blind comparison of dihydroergotamine versus dihydroergotamine/metoclopramide in the treatment of acute migraine. *Headache* 1992;32:251.
12. Klapper JA, Stanton JS. Ketorolac versus DHE and metoclopramide in the treatment of migraine headaches. *Headache* 1991;31:523-4.
13. Klapper JA, Stanton JS. Current emergency treatment of severe migraine headaches. *Headache* 1993;33:560-2.
14. Tfelt-Hansen P, Block G, Dahlof C, Diener HC, Ferrari MD, Goadsby PJ, et al. Guidelines for controlled trials of drugs in migraine: second edition. *Cephalalgia* 2000;20:765-86.

(Accepted 6 October 2004)

doi 10.1136/bmj.38281.595718.7C

Questionário: Avaliar criticamente a evidência

1. **Ao avaliar a validade interna de um ensaio controlado randomizado, os três itens mais importantes que você deve procurar são (enumere os três mais importantes como 1, 2, 3):**

    a. Todos os pacientes que iniciaram o ensaio foram considerados na conclusão?

    b. Os critérios de inclusão estão claramente descritos?

    c. Os pacientes foram selecionados de maneira randomizada a partir da população-alvo?

    d. Os pacientes e médicos foram mantidos cegos com relação ao tratamento sendo recebido?

    e. Havia uma lista de randomização oculta para a alocação dos pacientes?

    f. Apenas os pacientes que completaram o ensaio foram incluídos na análise final?

    g. As medidas de desfecho estão claramente declaradas?

2. **Ao avaliar a validade interna de uma revisão sistemática, os três itens mais importantes que você deve procurar são (enumere os três mais importantes como 1, 2, 3):**

    a. Havia uma questão bem definida para a revisão?

    b. A questão do estudo estava claramente ligada aos critérios de inclusão e exclusão da revisão?

    c. A busca na literatura compreendeu fontes suficientes para assegurar que todos os estudos relevantes foram obtidos?

    d. Os estudos incluídos foram criticamente avaliados usando critérios de qualidade apropriados?

    e. Os estudos incluídos tinham qualidade suficiente para tornar improvável a presença de vieses?

    f. Os estudos foram avaliados por dois revisores?

    g. A revisão inclui tabelas e gráficos de resumo claros para mostrar os resultados?

    h. Há análise de heterogeneidade?

As respostas a este questionário estão na seção "Respostas", na Parte 4 deste livro de exercícios.

Notas

PCBE Passo 4: Aplicar a Evidência

Quando você estiver seguro de que encontrou a melhor evidência para sua questão clínica, a partir de uma revisão sistemática da Cochrane, de outra revisão de alta qualidade ou pela avaliação crítica de estudos individuais, o próximo passo é descobrir de que maneira os resultados da pesquisa se aplicam ao seu paciente individualmente usando sua experiência clínica e os valores e as preferências do paciente.

As questões que você deve fazer antes de decidir aplicar os resultados do estudo ao seu paciente são:

- O tratamento ou teste é factível no meu cenário clínico?
- De que mais eu necessito para aplicar essa evidência?
- Que alternativas estão disponíveis?
- O meu paciente é tão diferente daqueles do estudo de maneira que os resultados não possam ser aplicados?
- Os potenciais benefícios irão superar os potenciais danos do tratamento para o meu paciente?
- O que o meu paciente pensa sobre isso?

Essa aplicação da evidência a pacientes individuais é algumas vezes chamada de "validade externa", ou "generalizabilidade" dos resultados da pesquisa.

Embora esse passo seja geralmente dado como Passo 4, o que implica que seja executado após o Passo 3 (Avaliar criticamente a evidência), depende apenas de você a ordem em que abordará esses dois passos. Por exemplo, você não irá querer perder tempo fazendo uma avaliação crítica de um estudo se ele obviamente não se aplicar ou não for factível em seu cenário clínico. No entanto, você igualmente não irá querer perder tempo verificando a aplicabilidade de um estudo para depois descobrir que é um estudo ruim. Não há resposta fácil para isso – você provavelmente precisará descobrir caso a caso.

O tratamento ou teste é factível em meu cenário clínico?

Você precisa avaliar se o tratamento, teste diagnóstico ou outro fator descrito no estudo seria factível em seu cenário clínico. Entre os fatores que você deve considerar estão:

- O tratamento ou teste está disponível e é prático em seu cenário clínico?

Passos na PCBE

1. Formular uma questão que possa ser respondida.
2. Buscar a melhor evidência de desfechos disponível.
3. Avaliar criticamente a evidência (descobrir o quanto ela é boa e o seu significado).
4. Aplicar a evidência (integrar os resultados com a experiência clínica e as preferências do paciente).

- Você pode fornecer o monitoramento e o acompanhamento necessários?
- Seu paciente estará disposto e será capaz de seguir o regime de tratamento?

Um problema específico com as terapias não medicamentosas é a capacidade de replicar o tratamento, já que muitos estudos não fornecem uma "receita" suficientemente detalhada para que possamos administrar o mesmo tratamento usado no ensaio. Então, se você e seus colegas estiverem entusiasmados com uma nova intervenção, você pode precisar considerar alguma tarefa em casa, como escrever ao autor, investigar opções locais, ou mesmo desenvolver as habilidades necessárias para replicar o tratamento.

De que mais eu necessito para aplicar essa evidência?

Além da "tarefa de casa" recém-mencionada, você pode também precisar de mais informações sobre outros tipos de estudos, ou descobrir mais sobre custos ou quantas pessoas são afetadas pelos achados do estudo. Alternativamente, você pode precisar fazer um curso ou comprar algum equipamento. Chamamos essas ações de "próximas ações". Algumas vezes você terá de fazer várias delas.

É uma boa ideia manter um diário das questões que você está formulando e respondendo na prática clínica (consulte também "Como está o meu desempenho?", na Parte 4 deste livro). No final do seu diário, sugerimos que você tenha seções específicas para:

- a conclusão clínica final, e
- próximas ações.

Pode ser necessário discutir isso com outras pessoas em seu cenário clínico; por exemplo, nas reuniões do seu clube de revista. No quadro ao lado estão alguns exemplos dos tipos de "próximas ações" que podem ser necessárias.

É útil ter um grupo de apoio nesse processo. Se você ainda não fez isso, sugerimos firmemente que você forme um "grupo de questões clínicas" regular, em que discuta problemas clínicos atuais com colegas e use evidências de pesquisas para ajudar a responder alguns deles. Consulte o artigo de Phillips e Glasziou *What makes evidence-based journal clubs succeed?* na seção "Leituras adicionais", na Parte 4 deste livro.

> **Exemplos de "próximas ações"**
>
> **Obter mais informações**
>
> Em um clube de revistas recente, estudamos o uso da combinação de beta-agonista de longa ação e corticosteroide inalatório. A combinação permitiu que os pacientes "autorregulassem" a dosagem e pareceu promissora em comparação com as alternativas convencionais. Porém, queríamos verificar em outros ensaios sobre rumores ouvidos acerca de danos causados por beta-agonistas de longa ação e sobre custos. A tarefa de casa consistiu em fazer buscas, descobrir os custos e entrar em contato por *e-mail* com um pneumologista local para informações a serem discutidas em nosso próximo encontro.
>
> **Descobrir mais detalhes sobre uma intervenção**
>
> Tínhamos avaliado criticamente uma revisão sistemática sobre terapia cognitivo-comportamental de autoajuda para o tratamento de depressão. Isso pareceu positivo, mas faltaram detalhes sobre como foi feita e que livros foram usados. Então, tínhamos duas "próximas ações": (1) escrever ao autor da revisão para obter detalhes sobre as intervenções, e (2) obter cópias de alguns dos livros usados para podermos examiná-los.
>
> Então, em nosso próximo clube de revista, uma pessoa trouxe vários dos livros para serem examinados e outra relatou que nenhuma "autoajuda" foi realmente baseada apenas em livros, mas todas tinham também um elemento de apoio de acompanhamento.
>
> **Examinar aqueles afetados pelos resultados do estudo**
>
> Após avaliarmos criticamente uma revisão sistemática no *Lancet* que sugeria que o atenolol não era efetivo como anti-hipertensivo (ele diminuía a pressão arterial, mas não os eventos cardiovasculares), decidimos que deveríamos verificar quantos pacientes usavam atenolol e por que o usavam. Além disso, buscamos informações adicionais sobre alternativas antes de decidir o que fazer na prática.

Que alternativas existem?

Se existirem outros tratamentos ou procedimentos alternativos que podem ser usados, você precisa ponderar qual deles se aplicaria melhor ao seu paciente, examinando os potenciais benefícios e danos de cada opção. Fazer nada é uma opção? (Isso depende de sua interpretação dos benefícios e dos riscos de dano para seu paciente e do que o seu paciente pensa; consulte adiante.)

Meu paciente é suficientemente parecido com aqueles do estudo?

Uma vez que seus pacientes não estavam nos estudos que você pesquisou, é necessário usar sua experiência clínica para decidir se eles são suficientemente parecidos com os indivíduos nos estudos para que os resultados se apliquem a eles. O fator crucial que pode afetar sua decisão é a natureza da doença de seu paciente – a gravidade ou estágio ou grau de risco – e se ela é parecida com a dos indivíduos nos estudos. Outras características do paciente também podem ser importantes, como:

- idade (os ensaios clínicos podem ter adultos mais velhos, mas seus pacientes podem ter mais de 80 anos);
- comorbidades (seu paciente pode ter outra condição clínica e estar tomando drogas que podem interagir com aquela testada no ensaio);
- provável adesão (você pode sentir que seu paciente provavelmente não seguirá o regime de tratamento por causa de outros fatores).

Esses fatores lhe dirão se o seu paciente tem um risco mais alto do que os indivíduos no ensaio (e maior probabilidade de se beneficiar do que aqueles no ensaio), ou um risco mais baixo (e, assim, menor probabilidade de se beneficiar).

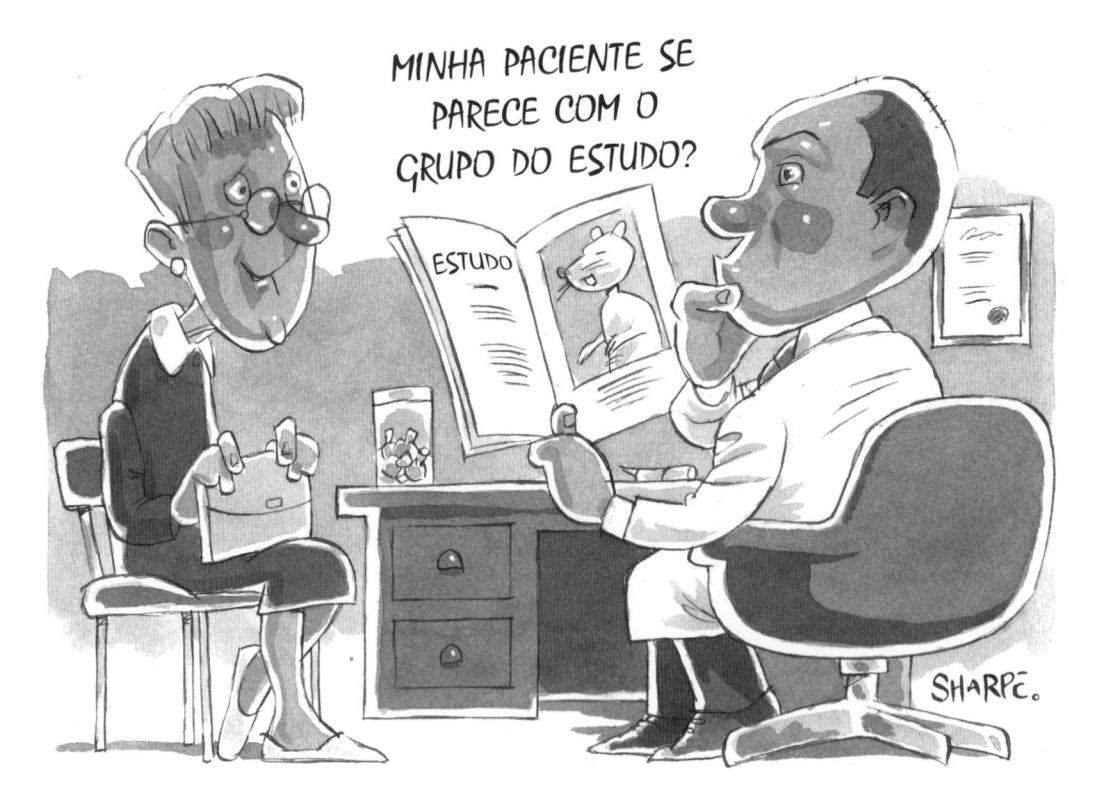

Os potenciais benefícios irão superar os potenciais danos do tratamento para meu paciente?

Se possível, a partir dos resultados do estudo, descubra o número necessário para tratar (NNT) e, para efeitos adversos, o número necessário para causar dano (NNH*).

Você precisará então estimar o risco do desfecho em questão para o paciente, o qual pode ser mais alto ou mais baixo que o do grupo-controle no estudo. O problema geral está ilustrado na figura adiante. Em geral, o benefício do tratamento irá aumentar com o risco ou a gravidade da doença (exceto nos extremos), mas os danos geralmente não irão mudar com o grau de risco ou gravidade. Então, uma vez que o paciente está suficientemente em risco ou sua condição é suficientemente grave, o tratamento supera os possíveis danos por ele causados. Assim, existe um limiar de risco acima do qual o tratamento apresenta um valor líquido. Como Hipócrates (quase) disse: "Em primeiro lugar, não causar dano líquido".

Para um ensaio positivo (consulte a figura adiante), os pacientes do ensaio (i) irão demonstrar esse benefício líquido. Contudo, nosso paciente pode ter um risco mais baixo (ii) e, dessa forma, o tratamento agora vale a pena, ou um risco mais alto (iii), de modo que o tratamento vale mais a pena ainda. Em geral, pacientes de atenção primária terão um risco mais baixo ou doença menos grave do que pacientes de cuidados secundários. Assim, menos pacientes se beneficiarão do tratamento. Entretanto, esse é um problema individual, e não de cenário: alguns pacientes em atenção primária podem ainda se beneficiar mais do que a média dos pacientes de atenção secundária.

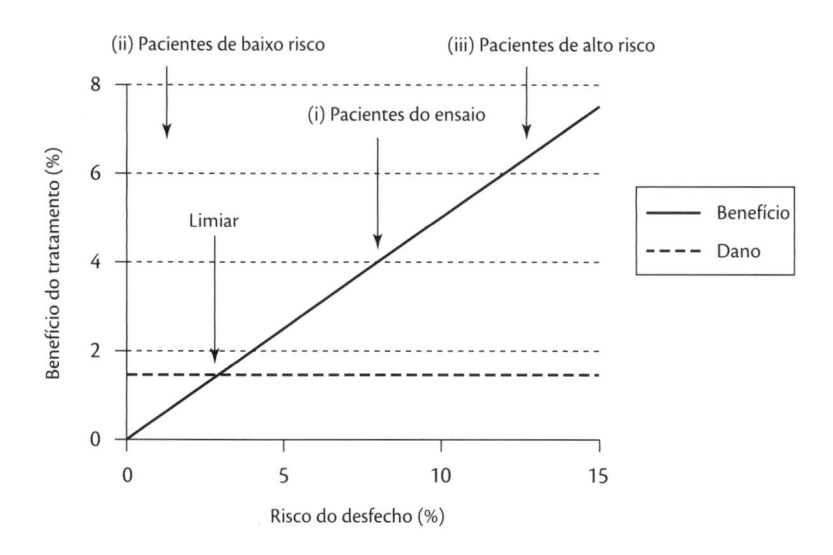

Um atalho que você pode usar é estimar o NNT e o NNH do estudo junto com os fatores de risco pessoais de seus pacientes por meio de um método chamado "método f".

---

*N. de T.: Do inglês *number needed to harm*.

> **O "método f" para estimar o risco de seu paciente**
>
> Se o seu paciente é duas vezes mais suscetível do que aqueles no ensaio, f = 2
>
> Se o seu paciente tem metade da suscetibilidade em relação àqueles no ensaio, f = 0,5
>
> Supondo que o tratamento produza a mesma redução do risco relativo para pacientes em diferentes níveis de risco, então:
>
> NNT para seu paciente = NNT (ensaio)/f
>
> Referências:
>
> Glasziou PP, Irwig LM (1995). An evidence based approach to individualising treatment. *British Medical Journal* 311(7016):1356-1359.
>
> Sackett DL, Strauss SE, Richardson WS et al (2000). *Evidence-Based Medicine: How to Practice and Teach EBM*, Churchill Livingstone.

Se os NNTs são semelhantes para diferentes tratamentos, analise o NNH quanto a efeitos colaterais prejudiciais e escolha o tratamento com menos efeitos colaterais (isso também aumentará a adesão ao tratamento).

O que o meu paciente pensa sobre as opções?

É importante compreender e considerar o que o paciente pensa após você ter explicado os riscos e benefícios das diferentes opções de tratamento. Os desfechos importantes para você podem não ser aqueles que são importantes para o paciente, especialmente quando se considera a qualidade de vida (por exemplo, se a adesão ao tratamento é onerosa ou se há efeitos adversos).

Um processo de comunicação simples para explicar a história natural e integrá-la com a decisão sobre o tratamento pode ser guiado seguindo-se três passos:

1. *O que aconteceria se não fizéssemos nada?*

Você pode começar dizendo algo como: "Você sabe algo sobre X? OK, deixe-me explicar. Se não fizermos nada, o curso habitual da doença será..."

2. Explicar quais são as opções

Após isso, liste e explique as principais opções de manejo, por exemplo: "Existem três ações comuns que podemos realizar a respeito disso: um medicamento, uma cirurgia, ou podemos deixar seguir seu curso (história natural)".

3. Verificar as expectativas e os conceitos do paciente

Você deve saber se o paciente já tentou alguma das opções ou tem conhecimento prévio e expectativa em relação a elas. Por exemplo, você pode perguntar: "Você já tentou alguma coisa, ou você tem uma preferência por uma das opções?". Nesse ponto, pode-se conversar sobre os prós e os contras das várias opções ou o paciente pode simplesmente perguntar o que você recomenda.

Referências:

Del Mar C, Doust J, Glasziou P (2006). *Clinical Thinking: Evidence, Communication and Decision Making*, BMJ Books, Blackwell Publishing Ltd, Londres.

NHMRC Working Committee on Communicating the Risks, Benefits and Outcomes of Elective Therapy (Dr Peter Greenberg, Chair) (2006). *Making Decisions about Tests and Treatments: Principles for Better Communication Between Healthcare Consumers and Healthcare Professionals*, National Health and Medical Research Council, Australian Government, Canberra. http://www.nhmrc.gov.au/publications/synopses/hpr25syn.htm

Questionário: Aplicar a evidência

1. No ensaio de uma nova droga, wundermicina, a taxa de mortalidade foi de 9% em comparação com 13% no grupo placebo. Quantos pacientes semelhantes precisam ser tratados para prevenir uma morte?

2. Se você tivesse um paciente com risco mais baixo (você estima em 3%), mas os efeitos relativos da wundermicina fossem os mesmos, qual seria a redução absoluta do risco esperado e o número necessário para tratar?

3. Joana teve uma recuperação sem intercorrências na hospitalização, mas, duas semanas mais tarde, ela o procura, como seu clínico geral, para uma consulta de seguimento. Joana pergunta sobre o papel da dieta em "doenças cardíacas", especificamente sobre uma "dieta do Mediterrâneo", sobre a qual uma das enfermeiras na unidade coronariana comentou.

Leia e avalie o resumo a seguir e use-o para responder às seguintes questões:

a. Quais são os pontos fortes e os pontos fracos desse estudo? Você acha que esses resultados são válidos? Explique.
b. A razão de risco é definida como 0,27 – explique o significado disso.
c. Calcule a redução absoluta do risco e o número necessário para tratar (NNT).
d. Que conselho você daria a Joana com base neste artigo?

RESUMO [de Lorgeril M, et al (1994). Dieta do Mediterrâneo rica em ácido alfa-linolênico na prevenção secundária de doença arterial coronariana. *Lancet* 343(8911): 1454-1459.]

Em um ensaio prospectivo randomizado e simples cego de prevenção secundária, comparamos o efeito de uma dieta do Mediterrâneo rica em ácido alfa-linolênico com a dieta prudente habitual pós-infarto. Após um primeiro infarto do miocárdio, os pacientes foram designados de maneira aleatória para o grupo experimental (n = 302) ou grupo-controle (n = 303). Os pacientes foram vistos novamente 8 semanas após a randomização e anualmente por 5 anos.

O grupo experimental consumiu de maneira significativa menos lipídeos, gordura saturada, colesterol e ácido linoleico, porém mais ácidos oleico e alfa-linolênico confirmados por mensurações no plasma. Os lipídeos séricos, a pressão arterial e o índice de massa corporal permaneceram semelhantes nos dois grupos. No grupo experimental, os níveis plasmáticos de albumina, vitamina E e vitamina C aumentaram, e a contagem de granulócitos diminuiu. Após um acompanhamento médio de 27 meses, houve 16 mortes cardíacas no grupo-controle e 3 no grupo experimental; 17 infartos do miocárdio não fatais no grupo-controle e 5 no grupo experimental: uma razão de risco para esses dois desfechos principais combinados de 0,27 (IC 95% 0,12 a 0,59, P = 0,001) após ajuste para variáveis prognósticas. A mortalidade global foi de 20 no grupo-controle e 8 no grupo experimental, uma razão de risco ajustada de 0,30 (IC 95% 0,11 a 0,82, P = 0,02).

Uma dieta do Mediterrâneo rica em ácido alfa-linolênico parece ser mais eficiente do que as dietas usadas atualmente na prevenção secundária de eventos coronarianos e de morte.

As respostas a este questionário estão na seção "Respostas", na Parte 4 deste livro.

Parte 3
Exercícios Adicionais de Avaliação Crítica

Avaliação Crítica de Estudos para uma Questão de Prognóstico

Em PCBE Passo 1 (Formular uma questão que possa ser respondida), vimos como o método PICO de formular uma questão em cuidados de saúde pode ser usado para questões sobre etiologia e fatores de risco, frequência e taxa, e prognóstico (população/problema, intervenção/indicador, controle, *outcome* [desfecho]). Conforme vimos na tabela de níveis de evidência na página 52, não é necessário fazer ensaios controlados randomizados (ECRs) para responder a questões de frequência e taxa ou de prognóstico. Além disso, embora seja possível fazer estudos randomizados para responder a questões de etiologia, normalmente isso não é prático nem ético. Assim, para esses tipos de questão, os delineamentos de estudo que você provavelmente irá encontrar são estudos observacionais, como estudos de caso-controle, estudos de coorte ou estudos transversais (consulte PCBE Passo 2: Buscar a melhor evidência, e o Glossário, para informações adicionais sobre esses tipos de estudo).

Então, se sua questão era sobre etiologia e fatores de risco, frequência ou taxa, ou prognóstico, você deve ter encontrado um estudo de coorte ou um estudo de caso-controle. Como saber se os resultados são confiáveis? Mais uma vez, voltamos para a avaliação crítica usando os mesmos princípios que discutimos para ECRs:

- Questão 1: quanto o PICO do estudo se parece com o seu PICO?
- Questão 2: quão bem o estudo foi feito (RAMMbo)?
- Questão 3: o que os resultados significam?

Nesta seção, nos concentraremos em estudos que respondem a questões de prognóstico. Não o guiaremos através de um artigo em detalhes, mas o convidaremos a seguir em frente e tentar avaliar um artigo você mesmo, usando os quadros a seguir. Algumas "respostas" sugeridas encontram-se na seção "Respostas" na Parte 4 deste livro de exercícios. Para preparar o cenário, imagine que você atende uma paciente aposentada que já teve um tromboembolismo venoso (TEV) e foi tratada com anticoagulantes. Ela quer saber quais são as chances de ter outro TEV. Você sabe que a incidência de um primeiro TEV é diferente para homens e mulheres em diferentes idades, mas não sabe qual é a taxa de recorrência para homens e mulheres.

Em outras palavras, sua dúvida clínica é:

P   *Para adultos que tiveram um TEV prévio...*

I/C   *... existe uma diferença entre homens (I) e mulheres (C)...*

O   *... no risco de um TEV adicional?*

Sua pesquisa no PubMed identificou um artigo sobre o risco de TEV recorrente em homens e mulheres:

> Kyrle et al (2004). The risk of recurrent venous thromboembolism in men and women. *New England Journal of Medicine* 350:2558-2563.
> (O artigo integral está incluído nas páginas 162-167 deste livro.)

A seção de métodos do artigo mostra que ele é um estudo de coorte, de modo que você se pergunta quão confiáveis são os resultados.

Questão 1: Quanto o PICO do estudo se parece com o seu PICO?

Conforme vimos em PCBE Passo 3 (Avaliar criticamente a evidência), é uma boa ideia descobrir o PICO de seu artigo para ver se ele se parece com o seu PICO. No caso de estudos de prognóstico, existem dois tipos de questão. Primeiro, pode haver uma questão "PO" simples, que questiona sobre o desfecho de uma condição em particular.

P   *Para adultos com uma história de <uma condição>...*

O   *... qual é o risco de <um desfecho>?*

Essa é uma questão inicial crucial. Contudo, também podemos querer saber se o prognóstico varia com diferentes fatores ou indicadores, como, por exemplo, se o gênero afeta o prognóstico, conforme o caso de sua questão clínica sobre TEV.

Qual é o PICO do estudo de TEV?

Questão 2: Quão bem o estudo foi feito?

Os passos para avaliar quão bem um estudo de pesquisa prognóstico (estudo de coorte) foi feito (validade interna) seguem o princípio RAMMbo para estudos de pesquisa primária. Porém, no caso de um estudo de prognóstico, não há alocação aleatória ao tratamento; em vez disso, devemos estar atentos sobre como o tratamento pode ter alterado a história natural (para nossa questão PO) ou a relação entre um indicador prognóstico e o desfecho (nossa questão PICO). As principais características a serem procuradas estão descritas a seguir:

Recrutamento

Assim como para todos os estudos primários, os indivíduos nos estudos de prognóstico devem ser representativos da população que é o sujeito da questão da pesquisa. Essencialmente, assim como em qualquer pesquisa, os resultados de estudos observacionais só podem ser extrapolados para uma população com características semelhantes àquelas da população estudada. Assim, se a população estudada inclui apenas uma parte da população (como, por exemplo, homens, fumantes, ou um grupo étnico específico), os resultados somente se aplicarão diretamente àquele subgrupo.

As questões de pesquisa avaliadas por estudos observacionais tendem a ser mais amplas (mais baseadas na população) do que em ECRs, com múltiplas variáveis e fatores de confusão. É necessário então muito cuidado para criar amostras representativas e bem definidas.

Estudos prognósticos de boa qualidade (e outros estudos observacionais) têm uma questão de pesquisa bem definida e incluem um grande número de pessoas com características cuidadosamente definidas em relação à questão da pesquisa. Idealmente, uma amostra consecutiva ou aleatória de indivíduos deve ser selecionada em um momento semelhante em relação à condição de interesse. Se esse momento for o início da doença ou de outra condição de saúde, isso é chamado de **coorte de incepção**.

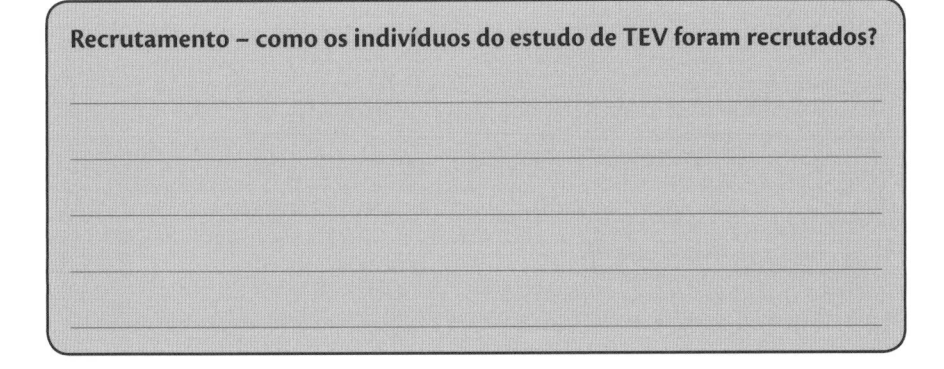

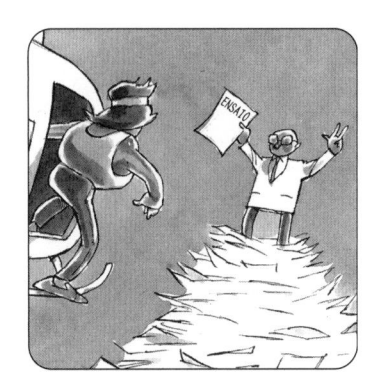

RAMMbo para o resgate

Recrutamento – como os indivíduos do estudo de TEV foram recrutados?

Ajustamento

Em estudos observacionais, a alocação para os grupos (como exposições ou indicadores prognósticos) não é aleatória. Em um estudo de coorte, um grupo de estudo (coorte) de pessoas que receberam tratamento específico, foram expostas a determinada situação (como um fator de risco para doença) ou têm uma característica específica (indicador), é acompanhado prospectivamente e comparado a um grupo semelhante que não foi exposto (controles) ou tem uma exposição ou característica de interesse diferentes. Em um estudo de caso-controle, a exposição prévia de pessoas com um desfecho específico é avaliada e comparada com o histórico de pessoas sem o desfecho.

Para a questão PO simples sobre história natural, pode ser necessário o ajustamento se alguns pacientes forem tratados (tanto inicialmente como durante o período de acompanhamento). Para questões PICO sobre o efeito de um indicador prognóstico, precisamos ter atenção especial com o ajustamento para o tratamento, de maneira a não sugerirmos algo como um fator de risco quando se trata apenas de um marcador para tratamento. Podemos estar interessados também na contribuição independente de um novo fator de risco sobre outros fatores prognósticos conhecidos, caso em que precisaremos ajustar para aqueles outros fatores. Esse ajustamento pode ser feito por estratificação ou por métodos estatísticos multivariados, como análise de regressão logística ou de Cox.

Ajustamento – como os resultados do estudo de TEV foram ajustados de modo a tornar os grupos comparáveis?

Manutenção

Há dois elementos importantes aqui. Primeiro, os indivíduos do estudo devem ser mantidos no mesmo não tratamento (para história natural) ou tratamento (para prognóstico relacionado ao tratamento) por toda a duração do estudo. Se isso não for possível, podem ser necessários ajustamentos estatísticos apropriados (consulte "Ajustamento" na página anterior). Para coortes de tratamento, o tratamento inicial e subsequente deve ser claramente citado, e deve ser feita uma avaliação do provável impacto desse tratamento sobre a "história natural" da doença sem tratamento.

Segundo, uma proporção suficiente de pacientes deve ser acompanhada pelo tempo necessário para se detectar o desfecho de interesse (por exemplo, para desfechos de gestação, nove meses; para câncer, muitos anos). Em geral, pedimos que mais de 80% dos indivíduos sejam acompanhados. As razões para perda do acompanhamento devem ser fornecidas junto com as características daqueles pacientes.

> **Manutenção – como os grupos no estudo de TEV foram manejados e acompanhados?**
>
> _____
> _____
> _____
> _____

Mensuração

Como a alocação aos grupos não é aleatória em estudos observacionais, não é possível ocultar a alocação dos indivíduos. Porém, sempre que possível, os desfechos devem ser medidos por avaliadores independentes que não conhecem (isto é, são cegos) os fatores prognósticos dos indivíduos (como colesterol alto, tabagismo ou exposição a uma substância química ambiental). Como nos ECRs, esse cegamento é menos importante se um desfecho objetivo for usado (isto é, um que não esteja sujeito ao viés do avaliador).

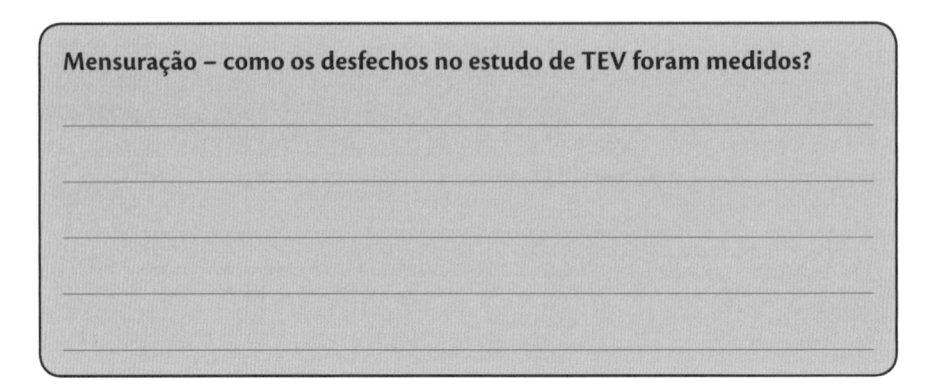

Mensuração – como os desfechos no estudo de TEV foram medidos?

Questão 3: O que os resultados significam?

Os resultados de estudos prognósticos são semelhantes aos resultados de ECRs, e muitas das mesmas considerações se aplicam. Isto é, a diferença entre os grupos estudados pode ser expressa como um desfecho contínuo (como altura ou peso) ou não contínuo (desenvolve a doença ou não) com intervalos de confiança. Os desfechos não contínuos também são expressos como reduções no risco.

Uma maneira útil de apresentar informações sobre risco é como uma "curva de sobrevida", que mostra como os eventos ocorreram ao longo do tempo do estudo. A figura a seguir mostra a recorrência de TEV no artigo que estamos avaliando. Ela coloca em gráfico a porcentagem cumulativa de indivíduos com um evento de TEV por tempo.

Probabilidade de tromboembolismo venoso recorrente por sexo

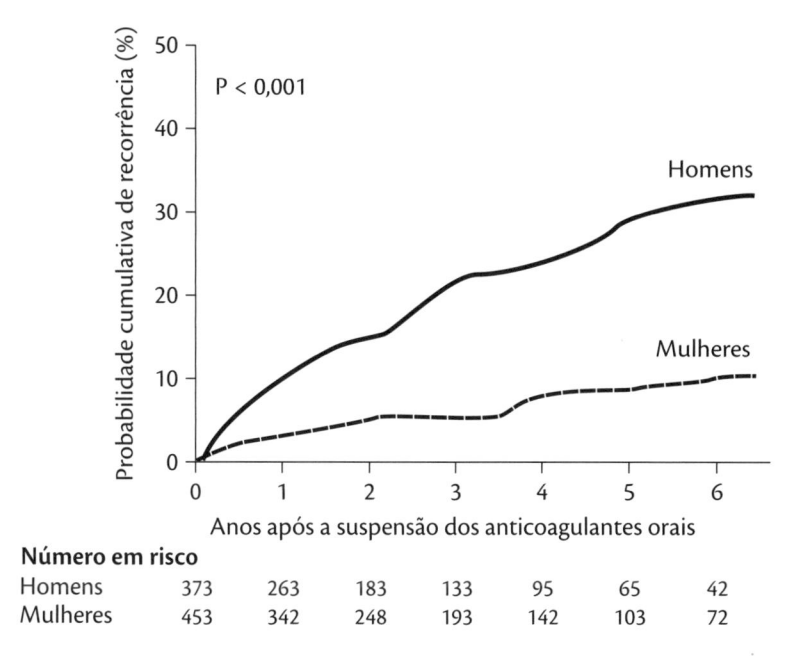

[Gráfico: Probabilidade cumulativa de recorrência (%) vs. Anos após a suspensão dos anticoagulantes orais. P < 0,001. Curva "Homens" atingindo ~32% em 6 anos; curva "Mulheres" atingindo ~10% em 6 anos.]

Número em risco

Homens	373	263	183	133	95	65	42
Mulheres	453	342	248	193	142	103	72

A partir das curvas de sobrevida na figura anterior, podemos ver que os homens têm cerca de 9% de recorrência de TEV dentro de 1 ano, 18% dentro de 2 anos e aproximadamente 30% em 5 anos. Podemos ver também que a porcentagem cumulativa de mulheres com uma recorrência foi muito mais baixa do que a de homens (e que essa diferença foi estatisticamente significativa com P < 0,001). Tanto para homens quanto para mulheres, o risco parece discretamente mais alto no início do acompanhamento; após, há um aumento linear constante ao longo do tempo. Se observarmos apenas o ponto de tempo de 5 anos, existem várias maneiras de compararmos os sexos. Os homens têm um risco absoluto (RA) de cerca de 30%, enquanto as mulheres têm um RA de aproximadamente 8%. Então, a diferença do risco absoluto é 30 - 8 = 22%, enquanto o risco relativo é 30/8 = 3,75 (375%). Conforme vimos na Parte 2, Passo 3 deste livro, o risco relativo é uma razão de riscos (para a qual existem duas medidas intimamente relacionadas: a razão de chances – *odds ratio* – e a razão de risco – *hazard ratio*).

Parte do risco aumentado nos homens é atribuível ao fato de que eles eram mais velhos (51 *versus* 45 anos), motivo por que o artigo ajustou o risco relativo para isso, mas ele ainda é 3,4 após o ajustamento. Em geral, quando existem vários fatores de risco (indicadores prognósticos), é útil observar a contribuição individual de cada um deles. O estudo de TEV mostra a influência do indicador prognóstico tanto isoladamente ("univariada") quanto em conjunto com todos os outros fatores ("multivariada"). Isso está demonstrado na tabela da página 160. O fator IX parece um fator moderadamente influente isoladamente (risco relativo [RR] de 1,8 com um intervalo de confiança [IC] que não ultrapassa o 1), mas parece menos influente quando considerado juntamente a todos os outros fatores (RR de 1,3 e IC que ultrapassa o 1).

Risco relativo de tromboembolismo venoso recorrente de acordo com as características basais

Característica	Risco relativo univariado (IC 95%)	Risco relativo multivariado (IC 95%)[a]
Idade (por aumento de 10 anos)	1,2 (1,1-1,4)	1,1 (0,9-1,3)
Embolia pulmonar sintomática (vs. trombose venosa profunda)	1,7 (1,2-2,5)	1,7 (1,1-2,5)
Fator V de Leiden (vs. ausência de mutação)	1,0 (0,7-1,6)	1,2 (0,8-1,8)
Fator II G20210A (vs. ausência de mutação)	1,7 (0,9-3,1)	2,1 (1,1-3,8)
Fator VIII > 234 UI/dL (vs. < 234 UI/dL)	3,4 (2,1-5,6)	2,9 (1,6-5,1)
Fator IX > 138 UI/dL (vs. < 138 UI/dL)	1,8 (1,2-2,7)	1,3 (0,8-2,0)
Duração da anticoagulação (por aumento de 3 meses)	1,03 (0,99-1,07)	1,02 (0,98-1,05)

IC, intervalo de confiança.

[a] Os riscos relativos multivariados foram calculados com ajustamento para idade; para presença ou ausência de uma primeira embolia pulmonar sintomática, fator V de Leiden, fator II G20210A, níveis elevados de fator VIII ou níveis elevados de fator IX, e para duração da anticoagulação.

Um último ponto a notar é o número de pacientes acompanhados, conforme mostrado na figura da página anterior como o "Número em risco". Existem três maneiras de esses números diminuírem:

- se um indivíduo tiver um evento;
- se um indivíduo for perdido no acompanhamento;
- se um indivíduo alcançar a duração máxima do acompanhamento.

O último será diferente para os diferentes indivíduos: aqueles recrutados no início terão um acompanhamento mais longo do que aqueles recrutados perto do final.

Agora tente responder às seguintes questões (as respostas estão no final do livro).

> **O que os resultados do estudo de TEV significam?**
>
> 1. Em homens, qual é o risco de recorrência em (a) 1 ano e (b) 5 anos?
>
> 2. Qual é a diferença no risco entre homens e mulheres em 3 anos (expressa em termos de risco absoluto e relativo)?
>
> 3. Quantos anos são necessários até que 20% dos homens tenham tido uma recorrência?

> **Resumo da avaliação crítica do estudo de TEV**
>
> **R** ....
>
> **A** ....
>
> **M** ....
>
> **M** **b** **o** ....
>
> Resultados ....
>
> ....
>
> Geral ....
>
> ....

The NEW ENGLAND JOURNAL *of* MEDICINE

ORIGINAL ARTICLE

The Risk of Recurrent Venous Thromboembolism in Men and Women

Paul A. Kyrle, M.D., Erich Minar, M.D., Christine Bialonczyk, M.D., Mirko Hirschl, M.D., Ansgar Weltermann, M.D., and Sabine Eichinger, M.D.

ABSTRACT

BACKGROUND

Whether a patient's sex is associated with the risk of recurrent venous thromboembolism is unknown.

METHODS

We studied 826 patients for an average of 36 months after a first episode of spontaneous venous thromboembolism and the withdrawal of oral anticoagulants. We excluded pregnant patients and patients with a deficiency of antithrombin, protein C, or protein S; the lupus anticoagulant; cancer; or a requirement for potentially long-term antithrombotic treatment. The end point was objective evidence of a recurrence of symptomatic venous thromboembolism.

RESULTS

Venous thromboembolism recurred in 74 of the 373 men, as compared with 28 of the 453 women (20 percent vs. 6 percent; relative risk of recurrence, 3.6; 95 percent confidence interval, 2.3 to 5.5; P<0.001). The risk remained unchanged after adjustment for age, the duration of anticoagulation, and the presence or absence of a first symptomatic pulmonary embolism, factor V Leiden, factor II G20210A, or an elevated level of factor VIII or IX. At five years, the likelihood of recurrence was 30.7 percent among men, as compared with 8.5 percent among women (P<0.001). The relative risk of recurrence was similar among women who had had their first thrombosis during oral-contraceptive use or hormone-replacement therapy and women in the same age group in whom the first event was idiopathic.

CONCLUSIONS

The risk of recurrent venous thromboembolism is higher among men than women.

From the Department of Internal Medicine I, Division of Hematology and Hemostasis (P.A.K., A.W., S.E.), Ludwig Boltzmann-Institut für Thromboseforschung (P.A.K.), and the Department of Internal Medicine II, Division of Angiology, Medical University of Vienna (E.M.); Wilhelminenspital (C.B.); and Hanusch Krankenhaus (M.H.) — all in Vienna. Address reprint requests to Dr. Kyrle at the Department of Internal Medicine I, Division of Hematology and Hemostasis, Währinger Gürtel 18-20, A 1090 Vienna, Austria, or at paul.kyrle@meduniwien.ac.at.

N Engl J Med 2004;350:2558-63.
Copyright © 2004 Massachusetts Medical Society.

THE RISK OF RECURRENT VENOUS THROMBOEMBOLISM IN MEN AND WOMEN

THE ANNUAL INCIDENCE OF VENOUS thromboembolism is 1 to 2 cases per 1000 persons,[1,2] and the risk of the disorder rises exponentially with age, from an annual rate of less than 5 per 100,000 children to greater than 400 per 100,000 adults older than 80 years.[3] The overall incidence of a first venous thromboembolism seems to be similar among men and women,[1-3] but the risk is higher among women of childbearing age than among men in the same age group.[2,4,5] This difference probably relates to the association of venous thromboembolism with pregnancy or the use of oral contraceptives. By contrast, the risk among older women is substantially lower than that among men in the same age group.[2,4,5]

Venous thromboembolism has a recurrence rate of 5 to 10 percent per year.[6-8] As for a first episode, the pathogenesis of recurrences is multifactorial, with risks that depend on the severity and number of hereditary and circumstantial factors. Whether a patient's sex is associated with the risk of recurrent venous thromboembolism is uncertain. Large prospective studies of the incidence of recurrence did not address sex.[6,8] In a study in Norway,[7] proximal deep-vein thrombosis, cancer, and a history of venous thromboembolism, but not the person's sex, predicted an increased risk of recurrent thrombotic events. In this report, we assessed the association of patient sex with the risk of recurrence in 826 patients with a first episode of spontaneous venous thromboembolism.

METHODS

PATIENTS AND STUDY DESIGN

The Austrian Study on Recurrent Venous Thromboembolism is an ongoing prospective study involving four thrombosis centers in Vienna. Between July 1992 and June 2003, 2795 patients older than 18 years of age who had been treated with oral anticoagulants for at least three months after venous thromboembolism were enrolled after providing written informed consent. All patients had been treated with standard heparin at doses designed to keep the activated partial-thromboplastin time 1.5 to 2.0 times that of the control value or with subcutaneous low-molecular-weight heparin at therapeutic doses. A total of 1945 patients were excluded because of the following conditions: previous venous thromboembolism in 451; surgery, trauma, or pregnancy within the previous three months in 527; a known deficiency of antithrombin, protein C, or protein S in 65; the lupus anticoagulant in 43; cancer in 423; and the need for long-term treatment with antithrombotic drugs for reasons other than venous thrombosis in 436.

The day of discontinuation of oral anticoagulants was defined as the day of study entry. After three weeks, patients were screened for the presence of a deficiency of antithrombin, protein C, and protein S; the lupus anticoagulant; factor V Leiden; and factor II G20210A. Levels of factors VIII and IX were also determined. The 24 patients who had a deficiency of antithrombin, protein C, or protein S or in whom the lupus anticoagulant was detected were excluded. Patients were observed at three-month intervals for the first year and every six months thereafter. They were provided with detailed written information on the symptoms of venous thromboembolism and were instructed to report to one of the thrombosis centers in case of symptoms. All women were strongly discouraged from using contraceptive pills or hormone-replacement therapy regardless of whether they had a history of an association between the use of these hormones and the initial venous thromboembolism. At each visit, a data form was completed regarding the patient's medical history.

DIAGNOSIS OF VENOUS THROMBOEMBOLISM

The diagnosis of deep-vein thrombosis was established by venography or color-coded duplex sonography (in the case of proximal deep-vein thrombosis). If venography was used, one of the following direct or indirect criteria had to be fulfilled: a constant filling defect was present on two views; there was an abrupt discontinuation of the contrast-filled vessel at a constant point in the vein; and the entire deep-vein system failed to fill without an external compressing process, with or without venous flow through collateral veins. Diagnostic criteria for color-coded duplex sonography were the following: visualization of an intraluminal thrombus in a deep vein, lack of or incomplete compressibility, and lack of flow spontaneously and after distal manipulation. The diagnosis of pulmonary embolism was made by ventilation–perfusion lung scanning according to the criteria of the Prospective Investigation of Pulmonary Embolism Diagnosis.[9] Patients with both deep-vein thrombosis and pulmonary embolism were categorized as having pulmonary embolism.

OUTCOME MEASURES

The end point of the study was recurrence of symptomatic venous thromboembolism confirmed by venography, ventilation–perfusion lung scanning, or both, according to the aforementioned criteria. The diagnosis was established by an adjudication committee consisting of independent clinicians and radiologists who were aware of the patient's sex but unaware of the presence or absence of thrombotic risk factors. Recurrent deep-vein thrombosis was diagnosed if the patient had a thrombus in another deep vein in the leg involved in the previous event, a thrombus in the other leg, or a thrombus in the same venous system involved in the previous event with a proximal extension of the thrombus if the upper limit of the original thrombus had been visible or the presence of a constant filling defect surrounded by contrast medium if it had not.

LABORATORY ANALYSIS

Venous blood was obtained after the patient had fasted overnight, placed in 1/10 volume of 0.11 mmol of trisodium citrate per liter, and centrifuged for 20 minutes at 2000×g. The plasma was stored at −80°C. Routine laboratory methods were used to identify antithrombin, protein C, and protein S. Screening for factor V Leiden and factor II G20210A was carried out on genomic DNA as described previously.[10,11] Factor VIII and factor IX were measured by one-step clotting assays with the use of factor VIII– or factor IX–deficient plasma (Immuno Baxter) and a Sysmex CA 6000 fully automated coagulation analyzer. The presence of the lupus anticoagulant was established on the basis of the criteria of the Subcommittee on Lupus Anticoagulant/Antiphospholipid Antibody of the Scientific and Standardisation Committee of the International Society on Thrombosis and Haemostasis.[12] The technicians were unaware of the patient's characteristics, including sex, at all times.

STATISTICAL ANALYSIS

Categorical data were compared between groups with use of contingency-table analyses (the chi-square test), and continuous data (presented as means ±SD) were compared with use of Mann–Whitney U tests. All P values were two-tailed. Survival-time methods were used to analyze the time to recurrent venous thromboembolism among patients with a subsequent episode (uncensored observations) or the duration of follow-up among patients without recurrence (censored observations).[13] The probability of recurrence was estimated according to the method of Kaplan and Meier.[14] Data on patients who left the study because of a requirement for potentially long-term antithrombotic treatment, a diagnosis of cancer, or pregnancy, who were lost to follow-up, or who died were censored at the time of withdrawal. To test for homogeneity among the various groups of patients, we used the log-rank test. Univariate and multivariate Cox proportional-hazards models were used to analyze the association of the patient's sex with the risk of recurrent venous thromboembolism. Analyses were adjusted for age, the presence or absence of symptomatic pulmonary embolism at the time of a first thrombotic event, the duration of anticoagulation, and the presence or absence of factor V Leiden, factor II G20210A, and elevated levels of factors VIII and IX (dichotomized at the 90th percentile [234 IU per deciliter] and at the 75th percentile [138 IU per deciliter] of the patient population, respectively). All computations were performed with the use of SPSS software, version 10.0.

RESULTS

STUDY POPULATION

We studied 826 patients (373 men and 453 women) who had had a first episode of spontaneous venous thromboembolism. The mean ages of these men and women were 51±14 years and 45±18 years, respectively (P<0.001). They were enrolled after the discontinuation of oral anticoagulants and followed for a median of 26 months. The median duration of follow-up was 23 months (interquartile range, 10 to 49) among the men and 28 months (interquartile range, 12 to 57) among the women (P=0.02). A total of 189 patients left the study: 125 required long-term antithrombotic treatment for reasons other than venous thromboembolism (15 women and 10 men received anticoagulants because of atrial fibrillation and 54 women and 46 men were given aspirin for arterial disease), 14 received a diagnosis of cancer, 26 became pregnant and started prophylaxis with low-molecular-weight heparin, and 24 were lost to follow-up. Three patients died of cancer, six of cardiac failure, and one of septicemia.

RECURRENT VENOUS THROMBOEMBOLISM

A total of 102 of the 826 patients (12 percent) had recurrent venous thromboembolism (deep-vein thrombosis in 67 and pulmonary embolism in 35). Of these 102 patients, 74 (73 percent) were men and 28 (27 percent) were women. Table 1 shows the relative risk of a recurrence according to age, the presence of a previous symptomatic pulmonary embolism, factor V Leiden, factor II G20210A, or an elevated level of factor VIII or IX, and the duration of anticoagulation. When age was analyzed in a Cox proportional-hazards model, the relative risk of recurrent venous thromboembolism was 1.2 (95 percent confidence interval, 1.1 to 1.4; P=0.001) for each 10-year increase and 1.1 (95 percent confidence interval, 0.9 to 1.3; P=0.3) in the multivariate analysis. An elevated level of factor VIII and a first symptomatic pulmonary embolism were the strongest determinants of recurrence.

RECURRENT VENOUS THROMBOEMBOLISM AND SEX

Venous thromboembolism recurred in 74 of the 373 men, as compared with 28 of the 453 women (20 percent vs. 6 percent, P<0.001). Table 2 shows the baseline characteristics of all patients. The men were on average older than the women (51±14 years vs. 45±18 years, P<0.001), and they had a shorter duration of follow-up (33±29 months vs. 38±33 months, P=0.02). There was no significant difference between men and women with regard to the presence of factor V Leiden (31 percent and 29 percent, respectively), factor II G20210A (7 percent and 8 percent, respectively), elevated levels of factor VIII (8 percent and 10 percent, respectively), elevated levels of factor IX (25 percent and 22 percent, respectively), or the duration of anticoagulation (eight months and nine months, respectively). According to Kaplan–Meier analysis, there was a clear divergence between the rate of recurrence among men and the rate among women throughout the period of observation (P<0.001) (Fig. 1). At five years, the cumulative probability of recurrence was 30.7 percent (95 percent confidence interval, 23.8 to 37.6) among men, as compared with 8.5 percent (95 percent confidence interval, 5.0 to 12.0) among women. According to the univariate analysis, male sex conferred a relative risk of recurrence of 3.6 (95 percent confidence interval, 2.3 to 5.5; P<0.001). After adjustments for age, the duration of anticoagulation, and the presence or absence of a first symptomatic pulmonary embolism, factor V Leiden, factor II G20210A, and an elevated level of factor VIII or IX, the risk of recurrence among men, as compared with women, was 3.6 (95 percent confidence interval, 2.3 to 5.8; P<0.001).

A first venous thromboembolism occurred during oral-contraceptive use in 175 women. The cumulative probability of recurrence at five years was 5.9 percent (95 percent confidence interval, 0.6 to 11.1) among these women and 4.3 percent (95 percent confidence interval, 0 to 10.1; P=0.8) among the 60 women in the same age groups in whom the first event was idiopathic (Fig. 2). Among women who were taking oral contraceptives, the relative risk of recurrence was 0.8 (95 percent confidence interval, 0.1 to 4.0; P=0.8) and remained unchanged after adjustment for age and other possibly confounding factors.

Table 1. Relative Risk of Recurrent Venous Thromboembolism According to Baseline Characteristics.*

Characteristic	Univariate Relative Risk (95% CI)	Multivariate Relative Risk (95% CI)†
Age (per 10-yr increase)	1.2 (1.1–1.4)	1.1 (0.9–1.3)
Symptomatic pulmonary embolism (vs. deep-vein thrombosis)	1.7 (1.2–2.5)	1.7 (1.1–2.5)
Factor V Leiden (vs. absence of mutation)	1.0 (0.7–1.6)	1.2 (0.8–1.8)
Factor II G20210A (vs. absence of mutation)	1.7 (0.9–3.1)	2.1 (1.1–3.8)
Factor VIII ≥234 IU/dl (vs. <234 IU/dl)	3.4 (2.1–5.6)	2.9 (1.6–5.1)
Factor IX ≥138 IU/dl (vs. <138 IU/dl)	1.8 (1.2–2.7)	1.3 (0.8–2.0)
Duration of anticoagulation (per 3-mo increase)	1.03 (0.99–1.07)	1.02 (0.98–1.05)

* CI denotes confidence interval.
† Multivariate relative risks were calculated with adjustment for age; the presence or absence of a first symptomatic pulmonary embolism, factor V Leiden, factor II G20210A, elevated factor VIII levels, or elevated factor IX levels; and the duration of anticoagulation.

Table 2. Baseline Characteristics of the 826 Patients According to Sex.*

Characteristic	Women (N=453)	Men (N=373)	P Value
Age — yr	45±18	51±14	<0.001
Site of thrombosis — no. (%)			0.09
Distal veins of the leg	102 (23)	58 (16)	
Proximal veins of the leg	150 (33)	135 (36)	
Axillary veins	19 (4)	14 (4)	
Pulmonary embolism	182 (40)	166 (45)	
Duration of anticoagulation — mo	9±12	8±11	0.76
Follow-up — mo	38±33	33±29	0.02
Factor V Leiden — no. (%)	130 (29)	115 (31)	0.5
Factor II G20210A — no. (%)	36 (8)	25 (7)	0.5
Factor VIII ≥234 IU/dl — no. (%)	44 (10)	28 (8)	0.5
Factor IX ≥138 IU/dl — no. (%)	101 (22)	95 (25)	0.3

* Plus–minus values are means ±SD.

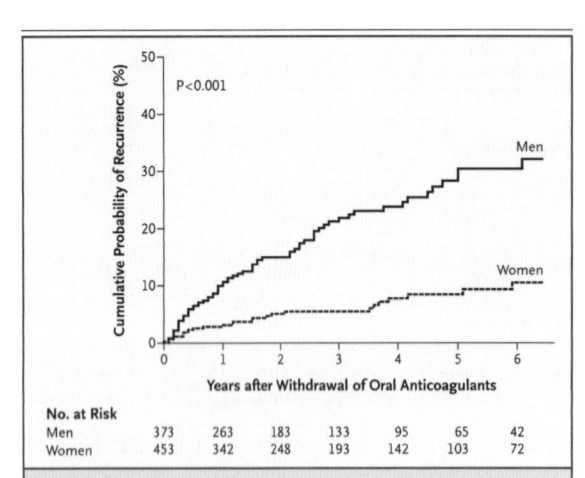

Figure 1. Kaplan–Meier Estimates of the Likelihood of Recurrent Venous Thromboembolism According to Sex.

The cumulative probability of recurrent venous thromboembolism was greater among men than women (P<0.001 by the log-rank test).

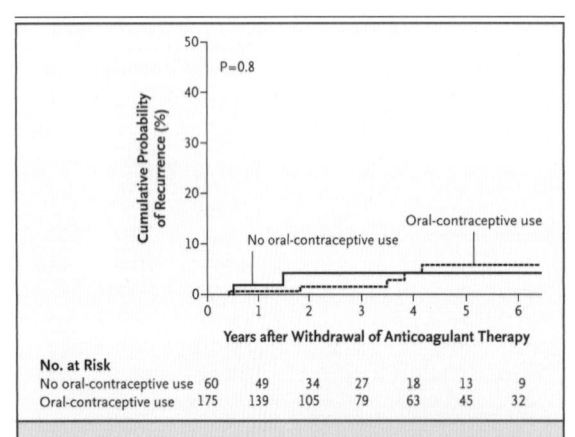

Figure 2. Kaplan–Meier Estimates of the Likelihood of Recurrent Venous Thromboembolism among Women Who Had Their First Venous Thrombosis during Oral-Contraceptive Use, as Compared with Women in the Same Age Group Who Were Not Taking Oral Contraceptives at the Time of a First Thrombotic Event.

The cumulative probability of recurrent venous thromboembolism did not differ significantly between the two groups (P=0.8 by the log-rank test).

Sixty-one women had their first venous thromboembolism during hormone-replacement therapy. As compared with these women, the 108 women in the same age groups who did not use hormone-replacement therapy had a relative risk of recurrent thromboembolism of 1.6 (95 percent confidence interval, 0.4 to 6.0; P=0.5). In the multivariate analysis, the relative risk of recurrence was 3.4 times as great among men as among women who had not received hormone-replacement therapy (95 percent confidence interval, 2.1 to 5.5; P<0.001).

DISCUSSION

Our study of 826 patients shows that the patient's sex is a major determinant of recurrent venous thromboembolism after an initial episode of spontaneous venous thromboembolism. The risk of recurrence was almost four times as great among men as among women. Five years after the withdrawal of oral anticoagulation, the likelihood of recurrent venous thrombosis was 30.7 percent among men and only 8.5 percent among women (with an upper 95 percent confidence bound of 12.0 percent).

The risk of recurrent venous thrombosis is greatly increased among patients who have had more than one thromboembolic episode[15] and among patients who have cancer,[6] the lupus anticoagulant,[16] or a hereditary deficiency of an inhibitor of coagulation.[17] Patients with these risk factors receive long-term secondary thromboprophylaxis and were therefore not included in our study. Arterial disease or atrial fibrillation developed in a relatively large number of patients during follow-up, and these patients thus began antithrombotic treatment. Given the evidence that oral anticoagulation and aspirin reduce the risk of venous thrombosis and pulmonary embolism,[15,18-20] data on these patients were censored at the time antithrombotic therapy was initiated.

We previously reported that a high level of factor VIII or factor IX or a first symptomatic pulmonary embolism increases the risk of recurrent venous thromboembolism.[21-23] In the current study, however, the proportion of patients with a high level of factor VIII or IX was similar among men and women. In addition, the higher risk of recurrence among men remained unchanged after adjustment for an elevated level of factor VIII or IX and the presence of factor V Leiden, factor II G20210A, and a first symptomatic pulmonary embolism.

Advanced age is an important risk factor for venous thrombosis.[3] The men in our study were on average six years older than the women. The difference in age between the two groups, however, does not explain the higher rate of recurrent venous thromboembolism among men, since the likelihood of recurrence among men and women remained unchanged after adjustment for age.

Oral-contraceptive use increases the risk of venous thrombosis.[24] At the time of their first venous thrombosis, more than a third of the women were taking oral contraceptives, and they were advised to refrain from further oral contraceptive use. These women might have had a lower risk of recurrence — which could explain the low overall risk of recurrence among women — but the risk was low among users and nonusers of oral contraception, and there was no significant difference between the two groups.

Hormone-replacement therapy more than doubles the risk of venous thrombosis.[24] In our study, 61 women had their first thrombotic event while they were taking postmenopausal hormones, but the risk of recurrence among them did not differ significantly from the risk among women who did not use hormone-replacement therapy. Moreover, after these women were excluded from the analysis, the risk of recurrent venous thrombosis was more than three times as great among men as among women in whom the initial episode of thrombosis was not related to postmenopausal hormone use.

Why the women had a low risk of recurrent venous thrombosis is unknown, but the finding may have clinical implications. First, the sex-related difference in the risk of recurrence has to be taken into account in the interpretation of past studies and the design of future trials. Second, the low risk among women could influence decisions concerning the duration of secondary thromboprophylaxis for women, but independent confirmation of our findings is required before they can be translated into routine clinical practice. Third, future studies are warranted to determine whether there are risk factors specific to men or protective factors specific to women.

Supported by grants from the Jubilaeumsfonds of the Österreichische Nationalbank and the Medizinisch-Wissenschaftlicher Fonds des Bürgermeisters der Bundeshauptstadt Wien.

We are indebted to Dr. Marcus Muellner for expert statistical assistance.

REFERENCES

1. Anderson FA Jr, Wheeler HB, Goldberg RJ, et al. A population-based perspective of the hospital incidence and case-fatality rates of deep vein thrombosis and pulmonary embolism: the Worcester DVT Study. Arch Intern Med 1991;151:933-8.
2. Nordstrom M, Lindblad B, Bergqvist D, Kjellstrom T. A prospective study of the incidence of deep-vein thrombosis within a defined urban population. J Intern Med 1992;232:155-60.
3. White RH. The epidemiology of venous thromboembolism. Circulation 2003;107:Suppl I:I-4–I-8.
4. Oger E. Incidence of venous thromboembolism: a community-based study in western France. Thromb Haemost 2000;83:657-60.
5. Silverstein MD, Heit JA, Mohr DN, Petterson TM, O'Fallon WM, Melton J III. Trends in the incidence of deep vein thrombosis and pulmonary embolism: a 25-year population-based study. Arch Intern Med 1998;158:585-93.
6. Prandoni P, Lensing AW, Cogo A, et al. The long-term clinical course of acute deep venous thrombosis. Ann Intern Med 1996;125:1-7.
7. Hansson PO, Sörbo J, Eriksson H. Recurrent venous thromboembolism after deep vein thrombosis: incidence and risk factors. Arch Intern Med 2000;160:769-74.
8. Baglin T, Luddington R, Brown K, Baglin C. Incidence of recurrent venous thromboembolism in relation to clinical and thrombophilic risk factors: prospective cohort study. Lancet 2003;362:523-6.
9. The PIOPED Investigators. Value of the ventilation/perfusion scan in acute pulmonary embolism: results of the Prospective Investigation of Pulmonary Embolism Diagnosis (PIOPED). JAMA 1990;263:2753-69.
10. Bertina RM, Koeleman BP, Koster T, et al. Mutation in blood coagulation factor V associated with resistance to activated protein C. Nature 1994;369:64-7.
11. Poort SR, Rosendaal FR, Reitsma PH, Bertina RM. A common genetic variation in the 3'-untranslated region of the prothrombin gene is associated with elevated plasma prothrombin levels and an increase in venous thrombosis. Blood 1996;88:3698-703.
12. Brandt JT, Triplett DA, Alving B, Scharrer I. Criteria for the diagnosis of lupus anticoagulants: an update. Thromb Haemost 1995;74:1185-90.
13. Kalbfleisch JD, Prentice RL. The statistical analysis of failure time data. New York: John Wiley, 1980.
14. Kaplan EL, Meier P. Nonparametric estimation from incomplete observations. J Am Stat Assoc 1958;53:457-81.
15. Schulman S, Granqvist S, Holmström M, et al. The duration of oral anticoagulant therapy after a second episode of venous thromboembolism. N Engl J Med 1997;336:393-8.
16. Khamashta MA, Cuadrado MJ, Mujic F, Taub NA, Hunt BJ, Hughes GRV. The management of thrombosis in the antiphospholipid-antibody syndrome. N Engl J Med 1995;332:993-7.
17. van den Belt AG, Sanson BJ, Simioni P, et al. Recurrence of venous thromboembolism in patients with familial thrombophilia. Arch Intern Med 1997;157:2227-32.
18. Kearon C, Gent M, Hirsh J, et al. A comparison of three months of anticoagulation with extended anticoagulation for a first episode of idiopathic venous thromboembolism. N Engl J Med 1999;340:901-7. [Erratum, N Engl J Med 1999;341:298.]
19. Prevention of pulmonary embolism and deep vein thrombosis with low dose aspirin: Pulmonary Embolism Prevention (PEP) trial. Lancet 2000;355:1295-302.
20. Antiplatelet Trialists' Collaboration. Collaborative overview of randomised trials of antiplatelet therapy. III. Reduction in venous thrombosis and pulmonary embolism by antiplatelet prophylaxis among surgical and medical patients. BMJ 1994;308:235-46.
21. Kyrle PA, Minar E, Hirschl M, et al. High plasma levels of factor VIII and the risk of recurrent venous thromboembolism. N Engl J Med 2000;343:457-62.
22. Weltermann A, Eichinger S, Bialonczyk C, et al. The risk of recurrent venous thromboembolism among patients with high factor IX levels. J Thromb Haemost 2003;1:28-32.
23. Eichinger S, Weltermann A, Minar E, et al. Symptomatic pulmonary embolism and the risk of recurrent venous thromboembolism. Arch Intern Med 2004;164:92-6.
24. Rosendaal FR, van Hylckama Vlieg A, Tanis BC, Helmerhorst FM. Estrogens, progestogens and thrombosis. J Thromb Haemost 2003;1:1371-80.

Copyright © 2004 Massachusetts Medical Society.

Avaliação crítica de seu próprio estudo de prognóstico

Use agora os quadros a seguir para avaliar criticamente um artigo sobre prognóstico que você identificou em suas sessões de busca.

Para o artigo escolhido:

(a) decida se a validade interna do estudo é suficiente para permitir conclusões seguras (todos os estudos têm algumas falhas; mas essas falhas são tão ruins a ponto de descartar o estudo?)

(b) se o estudo é suficientemente válido, observe e interprete os resultados. Quais são os fatores prognósticos? Eles foram ajustados em análise multivariada?

Avaliação crítica rápida de um estudo de prognóstico

Passo 1: Qual é a questão do estudo?

População/problema: ....

Indicador: ....

Comparação: ....

Outcomes (desfechos): ....

Passo 2: Quão bem o estudo foi feito? (validade interna)

Recrutamento – uma amostra **representativa** definida de pacientes foi agrupada em um ponto comum (geralmente inicial) no curso de sua doença?	
O que é melhor?	**Onde encontro a informação?**
Os pacientes devem idealmente ser agrupados em um momento uniformemente inicial da doença, chamado de "**coorte de incepção**". Os pacientes devem também ser representativos da população subjacente. Os pacientes de centros de referência terciários podem ter doença mais avançada e prognósticos piores do que os pacientes em atenção primária.	A seção **Métodos** deve descrever o estágio em que os pacientes entraram no estudo (por exemplo, no momento de um primeiro infarto do miocárdio; câncer de mama estágio 3). A seção **Métodos** também deve fornecer informações sobre o recrutamento do paciente, incluindo se os pacientes foram recrutados em atenção primária ou em centros de referência terciários.
Este artigo: Sim ☐ Não ☐ Incerto ☐ Comentários:..	
Ajustamento – como os pacientes foram tratados? Se subgrupos com prognósticos diferentes forem identificados, foram feitos ajustamentos para fatores prognósticos importantes?	
O que é melhor?	**Onde encontro a informação?**
O estudo deve relatar de que maneira os pacientes foram tratados e ajustar ou estratificar os resultados de acordo com o tratamento. Para novos fatores prognósticos – uma característica do paciente (por exemplo, idade, estágio da doença) que prediz o desfecho final do paciente – o estudo deve ajustar para fatores prognósticos conhecidos na análise, de forma que os resultados indiquem a informação prognóstica adicional.	A seção **Resultados** deve identificar quaisquer tratamentos e fatores prognósticos e se eles foram ajustados na análise. Observe também as tabelas e figuras (por exemplo, pode haver curvas de sobrevida distintas para pacientes em diferentes estágios da doença ou para grupos etários diferentes).
Este artigo: Sim ☐ Não ☐ Incerto ☐ Comentários:..	

Manutenção – o estado de comparabilidade dos grupos do estudo foi mantido por meio de manejo igual?	
O que é melhor?	**Onde encontro a informação?**
O prognóstico está sempre condicionado ao tratamento; assim, o tratamento inicial e subsequente deve estar claramente definido, devendo ser feita uma avaliação do provável impacto desse tratamento na "história natural" (o curso da doença sem tratamento).	Procure na seção **Métodos** informações sobre o manejo dos grupos do estudo durante o período de acompanhamento (como agenda de acompanhamento, exposições ou atividades adicionais permitidas) e em **Resultados** para qualquer informação adicional.
Este artigo: Sim ☐ Não ☐ Incerto ☐ Comentários:	
... e acompanhamento adequado?	
O que é melhor?	**Onde encontro a informação?**
O acompanhamento deve ser suficientemente longo para detectar o desfecho de interesse (por exemplo, para desfechos de gestação, nove meses; para câncer, muitos anos). Todos os pacientes devem ser acompanhados até que os desfechos de interesse ou morte ocorram. As razões para a perda de acompanhamento devem ser fornecidas, junto com as características daqueles pacientes.	A seção **Resultados** deve informar quantos indivíduos foram alocados para cada grupo (por exemplo, tabela de características basais) e quantos foram realmente incluídos na análise. Você precisará ler a seção de resultados para esclarecer o número e a razão para as perdas de acompanhamento.
Este artigo: Sim ☐ Não ☐ Incerto ☐ Comentários:	
Mensuração – os indivíduos e os avaliadores foram mantidos "cegados" sobre o tratamento recebido e/ou as medidas eram objetivas?	
O que é melhor?	**Onde encontro a informação?**
O ideal é que tanto os avaliadores de desfecho quanto os indivíduos estejam cegos quanto à natureza dos grupos do estudo. Se o desfecho for objetivo (por exemplo, morte), então o cegamento é menos crítico. Se o desfecho for subjetivo (por exemplo, sintomas ou função), então o cegamento do avaliador do desfecho fundamental.	A seção **Métodos** deve descrever como o desfecho foi avaliado e se os avaliadores conheciam os grupos dos indivíduos.
Este artigo: Sim ☐ Não ☐ Incerto ☐ Comentários:	

Passo 3: O que os resultados significam?

Que medida foi usada e quão grande foi o efeito do tratamento?	
Poderia o efeito dever-se ao acaso?	
Valor de P	
Intervalo de confiança (IC)	

Avaliação Crítica de Estudos para uma Questão sobre a Acurácia de um Teste Diagnóstico

Em PCBE Passo 1 (Formular uma questão que possa ser respondida), vimos de que maneira o método PICO de formular uma questão de cuidados de saúde pode ser usado para questões sobre a acurácia de testes diagnósticos (população/problema, teste índice, controle, *outcome* [desfecho]). Também vimos que o tipo ideal de estudo para responder a esse tipo de questão – consulte a tabela dos níveis de evidência – é um "estudo transversal com uma amostra aleatória ou consecutiva" (consulte a página 52).

Um estudo transversal examina características relacionadas à saúde em pacientes em um único ponto no tempo – isto é, o I e o O são medidos no mesmo momento. O objetivo de um estudo transversal de diagnóstico é descobrir quão bem o novo exame (ou índice) identifica aquelas pessoas com ou sem a condição clínica (P). Para fazer isso, é necessário que cada indivíduo no estudo realize dois testes ou avaliações independentes:

- o teste em consideração (teste índice);
- outro teste ou investigação que irá mostrar se a condição está presente ou não (o padrão de referência ou padrão-ouro).

O padrão de referência pode ser:

- um teste diferente que sabidamente fornece uma resposta acurada (mas ele pode ser mais caro ou mais invasivo que o novo teste);
- um conjunto de vários testes;
- o resultado de outro procedimento médico (como uma cirurgia);
- o desfecho de um período de acompanhamento (indicando se a pessoa desenvolve a condição clínica em questão).

Então, se a sua questão era sobre diagnóstico e você encontrou um estudo transversal de diagnóstico, como saber se os resultados são confiáveis? Novamente, voltamos para a avaliação crítica utilizando os mesmos princípios que já discutimos para ECRs:

- Questão 1: quanto o PICO do estudo se parece com o seu PICO?
- Questão 2: quão bem o estudo foi feito (RAMMbo)?
- Questão 3: o que os resultados significam?

Não o acompanharemos ao longo de um artigo desta vez, mas o convidaremos para ir em frente e tentar avaliar um artigo você mesmo, utilizando os quadros fornecidos adiante. Algumas respostas sugeridas estão na seção "Respostas", na Parte 4 deste livro. Para preparar o cenário, imagine que você leu uma revisão recente no *Journal of the American Medical Association* sugerindo que o teste da voz sussurrada é a melhor maneira de rastrear déficits auditivos, mas você quer examinar um dos artigos em que ela se baseou para verificar novamente a validade e também para aprender como o teste foi realizado.

Em outras palavras, sua questão clínica é:

P   Em pessoas com possíveis problemas auditivos...

I/C   ... o teste da voz sussurrada é acurado (isto é, quão sensível e específico ele é)...

O   ... para diagnosticar déficits auditivos verdadeiros?

Após pesquisar no PubMed, imagine que você encontrou o seguinte artigo:

Eekhof JA, de Bock GH, de Laat JAPM, Dap R, Schaapveld K, Springer MP (1996). The whispered voice: The best test for screening hearing for impairment in general practice? *British Journal of General Practice* 46:473-474. (O artigo integral está incluído nas páginas 179-180 deste livro.)

Questão 1: Quanto o PICO do estudo se parece com o seu PICO?

Como no exemplo do ECR, é uma boa ideia descobrir qual é o PICO do artigo para ver se é parecido com o seu PICO original.

Qual é o PICO do estudo do teste da voz sussurrada?

Questão 2: Quão bem o estudo foi feito?

A abordagem para a avaliação crítica de artigos sobre testes diagnósticos é semelhante àquela dos ECRs. A principal diferença é que, em vez de haver dois grupos com alocação aleatória, todos os indivíduos realizam tanto o teste índice como o padrão de referência. Para um estudo de acurácia, isso é tudo de que você precisa.

Nota: se você quiser avaliar o impacto nos indivíduos de realizar ou não o teste, então precisa de um ensaio randomizado, mas não para simplesmente estimar a acurácia. A acurácia será importante, mas o impacto também depende de vários outros fatores, incluindo outros testes e tratamentos subsequentes.

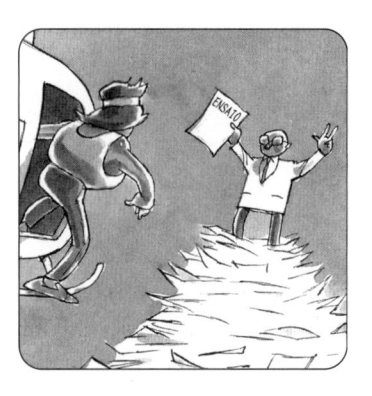

RAMMbo para o resgate

Recrutamento

Os indivíduos devem ser representativos das pessoas com o problema a que o teste se refere. (Idealmente, isso deve incluir um espectro de casos com respeito tanto à gravidade como ao momento dos sintomas.)

> **Recrutamento – como os participantes no estudo do teste da voz sussurrada foram recrutados?**
> _____
> _____
> _____
> _____
> _____

Alocação

Em estudos de acurácia diagnóstica, não há alocação para os grupos. Todos os indivíduos devem realizar o teste índice e o padrão de referência. O aspecto relevante da "alocação", nesse caso, é que tanto o teste como o padrão devem ser aplicados de maneira independente a todos os indivíduos.

> **Alocação – como o teste índice e o padrão de referência foram aplicados no estudo do teste da voz sussurrada?**
> _____
> _____
> _____
> _____
> _____

Manutenção

Todos os pacientes recrutados devem ser mantidos no estudo (isto é, eles devem realizar tanto o teste índice como o de referência).

> **Manutenção – como os participantes no estudo do teste da voz sussurrada foram manejados?**
>
> _____
> _____
> _____
> _____
> _____

Mensuração

Os resultados devem ser medidos com todos os participantes
blinded (cegados) para os resultados do teste índice OU com desfechos de teste
objetivos (como morte ou uma máquina de laboratório que não sofra viés nem seja influenciada).

> **Mensuração – como os desfechos foram medidos no estudo do teste da voz sussurrada?**
>
> _____
> _____
> _____
> _____
> _____

Questão 3: O que os resultados significam?

Existem dois tipos de resultados comumente relatados em estudos de testes diagnósticos. O primeiro diz respeito à acurácia do teste e se reflete em duas medidas:

- sensibilidade (a frequência com que obtemos resultados positivos em pessoas com a condição clínica);
- especificidade (a frequência com que obtemos resultados negativos em pessoas sem a condição clínica).

Idealmente, essas duas medidas devem ser de 100% mas elas raramente são! Mais comumente haverá alguns falso-positivos e alguns falso-negativos. Se ambas forem de 50% (ou juntas somarem 100%), o teste é inútil, pois será equivalente a um "cara ou coroa".

O segundo tipo de resultado diz respeito ao desempenho do teste na população testada e se reflete nas probabilidades pós-teste (também chamadas de valores preditivos):

- probabilidade pós-teste após um teste positivo (também chamada de valor preditivo positivo): a proporção das pessoas com um teste positivo que têm a condição clínica;
- probabilidade pós-teste após um teste negativo (valor preditivo negativo): a proporção das pessoas com um teste negativo que não têm a condição clínica.

Como um exemplo, considere o teste MiniCog (um desenho de um relógio mais a recordação de 3 itens) como um teste rápido para demência.

Os resultados em uma amostra da comunidade estão na tabela a seguir.

Referência:

Borson S, Scanlan JM, Chen P, Ganguli M (2003). The Mini-Cog as a screen for dementia: validation in a population-based sample. *Journal of the American Geriatric Society* 51:1451-1454.

Padrão de referência

		+ve	-ve	Total
Teste índice	+ve	58	115	173
	-ve	18	928	946
	Total	76	1043	1119

A partir disso, podemos calcular os seguintes valores:

Medida	Significado
Sensibilidade (Sn) = a proporção das pessoas com a condição clínica que têm um resultado do teste positivo Em nosso exemplo, a Sn = 58/76 = 0,76 (76%)	A sensibilidade nos diz quão bem o teste identifica pessoas com a condição clínica. Um teste altamente sensível não deixará escapar muitas pessoas.
Taxa de falso-negativo (1 - sensibilidade)	Apenas 18/1.119 pessoas (1,6%) com demência foram falsamente identificadas como não dementes. Isso significa que o teste é muito bom para identificar pessoas com a condição clínica.
Especificidade (Sp) = a proporção das pessoas sem a condição clínica que têm um resultado do teste negativo Em nosso exemplo, a Sp = 928/1.043 = 0,86 (86%)	A especificidade nos diz quão bem o teste identifica pessoas sem a condição clínica. Um teste altamente específico não irá identificar falsamente muitas pessoas como tendo a condição clínica.
Taxa de falso-positivo (1 - especificidade)	Porém, 115/1.119 pessoas (10%) sem demência foram falsamente identificadas como dementes. Isso significa que o teste é apenas moderadamente bom para identificar pessoas sem a condição clínica.
Valor preditivo positivo (VPP) = a proporção das pessoas com um teste positivo que têm a condição clínica	Essa medida nos diz quão bom é o desempenho do teste nessa população. Ela depende da acurácia do teste (especificidade primária) e da prevalência da condição clínica.
Em nosso exemplo, o VPP = 58/173 = 0,33 (33%)	De 173 pessoas que tiveram um resultado positivo no teste, 33% realmente têm demência.
Valor preditivo negativo (VPN) = a proporção das pessoas com um teste negativo que não têm a condição clínica	Essa medida nos diz quão bom é o desempenho do teste nessa população. Ela depende da acurácia do teste e da prevalência da condição clínica.
Em nosso exemplo, o VPN = 928/946 = 0,98 (98%)	De 946 pessoas que tiveram um resultado negativo no teste, 98% não têm demência.

Para explorar ainda mais o significado de todos esses termos, considere uma situação na qual 1.000 idosos com suspeita de demência se submetem a um teste índice e a um padrão de referência. Suponhamos que a prevalência de demência nesse grupo seja de 25%, em comparação com os 7% no estudo que examinamos anteriormente (76/1.119). Nesse grupo, 240 pessoas tiveram resultados positivos tanto no teste índice quanto no padrão de referência, e 600 pessoas tiveram resultados negativos em ambos os testes.

O primeiro passo é desenhar uma tabela 2 x 2, conforme mostrado adiante. Fomos informados de que a prevalência de demência é de 25%; assim, podemos preencher a última linha de totais – 25% de 1.000 pessoas são 250 pessoas – de maneira que 250 pessoas têm demência e 750 pessoas estão livres dela. Essa é a linha de baixo da tabela. Depois disso, podemos separar aqueles com a doença a partir da sensibilidade. Então, 76% de 250 pessoas (isto é, 190 pessoas) serão positivas. Por subtração, as outras 60 pessoas devem ter resultado negativo no teste índice.

Padrão de referência

		+ve	-ve	Total
Teste índice	+ve	190		
	-ve	60		
	Total	250	750	1000

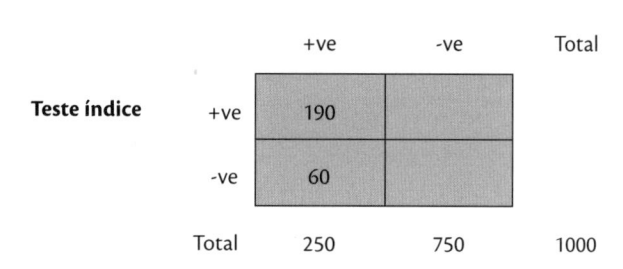

Agora, podemos repetir o processo com a coluna dos 750 que não são dementes. Destes, 89% terão resultado negativo no MiniCog (i. é., 668 pessoas). E por subtração, 82 pessoas devem ter resultado positivo:

Padrão de referência

		+ve	-ve	Total
Teste índice	+ve	190	82	272
	-ve	60	668	728
	Total	250	750	1000

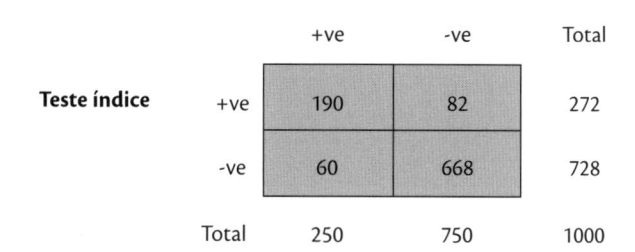

Agora estamos prontos para recalcular as probabilidades pós-teste nessa população diferente. Analisando as linhas, podemos ver que:

- a probabilidade pós-teste após um positivo = 190/272 = 0,69 (69%); e
- a probabilidade pós-teste após um negativo = 60/728 = 0,08 (8%).

Note então que as probabilidades pós-teste são diferentes nessa população com prevalência mais alta em que suspeitamos de demência. Consideramos que a sensibilidade e a especificidade permaneceram constantes. Apesar de isso não ser sempre exatamente verdadeiro, trata-se de uma aproximação razoável. Para descobrir mais sobre os métodos para calcular as probabilidades pós-teste, leia o artigo de Paul Glasziou *Which methods for bedside Bayes?*, na seção "Leituras adicionais", na Parte 4 deste livro de exercícios.

Tente agora responder as seguintes questões sobre o teste da voz sussurrada (as respostas estão na seção "Respostas", na Parte 4 deste livro).

O que os resultados do estudo do teste da voz sussurrada significam?

1. Preencha a tabela 2 x 2 a seguir e então calcule os valores a seguir:

Padrão de referência (audiômetro ORL)

	+ve	-ve	Total
Teste índice (teste da voz sussurrada) +ve			
-ve			
Total			

Sensibilidade (Sn): ....

Especificidade (Sp): ....

Probabilidade pós-teste após um positivo: ....

Probabilidade pós-teste após um negativo: ....

2. Como o teste da voz sussurrada se comparou com os outros testes relatados no artigo?

_____

_____

Resumo da avaliação crítica do teste da voz sussurrada

R ....

A ....

M ....

M b o ....

Resultados ....

....

Geral ....

....

BRIEF REPORTS

The whispered voice: The best test for screening for hearing impairment in general practice?

JUST A H EEKHOF

GEERTRUIDA H de BOCK

JAN A P M de LAAT

RAYMOND DAP

KEES SCHAAPVELD

MACHIEL P SPRINGER

SUMMARY
Hearling loss is an important health problem in the elderly which sometimes leads to social isolation. In a study with 62 patients, the diagnostic value of four simple tests for screening for hearing loss in general practice was examined. When paying attention to the loudness of the whispering, the whispered voice test can be a valuable test for assessment of hearing loss in general practice.

Keywords: hearing loss; elderly patients; whispered voice test.

Introduction

Hearing loss of 35 dB and over is a common health problem in the elderly that can lead to social isolation. In the UK, general practitioners have been obliged to screen the elderly for hearing loss since the 1990 National Health Service contract. While its diagnostic value is still in debate, the Royal College of General Practitioners has chosen the whispered voice as the first test for hearing loss.[1] In the Netherlands, general practitioners also need a simple method to identify elderly people with hearing loss. The principal aim of this study was to investigate the diagnostic value of the whispered voice test.

Method

The diagnostic value of the whispered voice test was investigated (1) by comparing its sensitivity and specificity to other simple diagnostic tests, using the audiogram as a reference standard, and (2) by examining the interobserver reliability of the whispered voice.[2] The results of six other examiners with the whispered voice were compared with the results of the first examiner and expressed by means of sensitivity/specificity and Cohen's Kappa.

In a period of 6 weeks, all patients aged 55 years and over, attending an outpatient ENT department for an audiogram were studied. Patients using a hearing aid were excluded. The tests were performed in a consulting room where the amount of extraneous noise was comparable to general practice.

The pure-tone thresholds of the reference test were assessed with an ENT audiometer using a standard method.[3] Because we performed the four tests in the way they were originally validated, the four tests had different screening levels. Therefore, we compared the results with the same level at the reference test:

(1) The whispered voice was performed by a standard method (slightly modified).[4] Inability to repeat two or more combinations correctly was regarded as a hearing loss of more than 30 dB. The test was performed for a second time by six other examiners.

(2) The Pat-225 involves pushing a button to produce a mixed noise (from approximately 500 to 4000 Hz) of 30 dB, and its has to be held 25 cm from the test ear. The test was positive when the noise was heard.

(3) The Audioscope-3 is an auroscope with a built-in audiometric screening device.[5] Patients who did not hear all four tones were considered to have a hearing loss of more than 40 dB.

(4) A screening audiometer (Micromate-304) was limited to use at 2000 and 4000 Hz at 40 dB, which can be performed within 3 min. Patients passed if they could hear both tones.

Results

Out of 62 patients, 124 ears were studied. Because there was only a low correlation between the results of the two ears of the same subject (Pearson's R 0.18), we treated the ears as independent.

According to the reference test of the ENT audiometer, 73 out of the 124 ears had a hearing loss of >30 dB and 41 had a hearing loss of >40 dB.

According to the whispered voice test, 76 ears had a hearing loss of >30 dB: sensitivity and specificity were 90% (66/73, 95% CI 84–97) and 80% (41/51, 95% CI 69–91). With the Madsen Pat 225, 88 ears had a hearing loss of >30 dB: the sensitivity and specificity of this test were 88% (64/73, 95% 80–95) and 53% (27/51, 95% CI 39–66). With the Audioscope-3, 89 ears had a hearing loss of >40 dB: the sensitivity and specificity were 100% (41/41) and 42% (35/83, 95% CI 32–57). Using the screening audiometer, 92 ears had a hearing loss of >40 dB: sensitivity and specificity were 100% (41/41) and 39% (32/83, 95% CI 28–49).

Among the six other examiners with the whispered voice, the sensitivity varied from 93 to 100%, the specificity from 14 to 100% and Cohen's kappa from 0.16 to 1.0 (Table 1).

Discussion

The whispered voice is the best among the available simple tests to identify people with hearing loss in general practice with respect to sensitivity and specificity. However, there was a broad

---

J A H Eekhof, MD, general practitioner, Department of General Practice, Leiden University; G H De Bock, PhD, psychologist and epidemiologist, Department of General Practice and Medical Decision Making Unit, Leiden University; J A P M De Laat, PhD, physicist and audiologist, Audiological Centre, Ear, Nose and Throat Department, University Hospital Leiden; R Dap, medical student, Department of General Practice, Leiden University; K Schaapveld, MD, PhD, public health scientist, TNO Prevention and Health, Leiden; and M P Springer, MD, PhD, professor of general practice, Department of General Practice, Leiden University, Leiden, the Netherlands.
Submitted: 24 July 1995; accepted: 18 March 1996.

© *British Journal of General Practice*, 1996, **46**, 473-474.

Table 1. Sensitivity and specificity of the whispered voice test by examiners 2 to 7, and the inter-observer reliability when compared with examiner 1 (Cohen's Kappa).

	Examiner					
	2	3	4	5	6	7
Ears <30 dB (n/total)	1/32	16/24	19/36	11/16	8/12	3/4
Sensitivity/ specificity	100/29	93/56	100/42	100/14	100/80	100/100
Examiner 1** (Kappa)	0.31	0.52	0.42	0.16	0.82	1.0

*With the reference test. **Examiner 1: sensitivity, 80; specificity, 80; $n = 124$.

variation between outcomes of the examiners. A possible explanation is the difference in loudness of the whispering. It might be that examiners 6 and 7 whispered too loudly, indicated by a low sensitivity and a high specificity. However, because examiners 2 to 5 all had a high sensitivity and a low specificity, we assume that they all whispered too quietly. This conclusion is supported by some patients who spontaneously complained about the very quiet whispering of examiners 2 and 5. While performing the whispered voice test, one should pay attention to the loudness of the whispering.

In the RCGP guidelines for the annual screening of the elderly for assessing hearing loss, the choice was made in favour of the whispered voice on pragmatic grounds.[1] Although we had a small sample size, we can draw the conclusion that the whispered voice is an appropriate test to objectify hearing loss in general practice, especially when we included the purchasing costs of the different tests (whispered voice = 0, Madsen Pat-225 = £83, Welch-Allyn Audioscope-3 = £491 and Madsen Micromate-304 = £893). Taking these limitations into account, the whispered voice can be a valuable test for assessment of hearing loss by the general practitioner.

References

1. Williams EI, Wallace P. *Health checks for people aged 75 and over* [Occasional paper 59]. London: Royal College of General Practitioners, 1993.
2. Lichenstein MJ, Bess FH, Logan SA. Screening for impaired hearing in the elderly [reply to a letter to the editor]. *JAMA* 1988; **260:** 3589–3589.
3. British Society of Audiology. Recommended procedures for pure-tone audiometry. *Br J Audiol* 1983; **15:** 213–216.
4. Swan IRC, Browning GG. The whispered voice as a screening test for hearing impairment. *J Roy Coll Gen Practitioners* 1985; **35:** 197.
5. Lichenstein MJ, Bess FH, Logan SA. Validation of screening tools for identifying hearing-impaired elderly in primary care. *JAMA* 1988; **259:** 2875–2878.

Address for correspondence
JAH Eekhof, Department of General Practice, Leiden University, PO Box 2088, 2301 CB Leiden, the Netherlands.

Avaliação crítica de seu próprio estudo de acurácia de um teste diagnóstico

Use os quadros a seguir para avaliar criticamente um artigo sobre um teste diagnóstico que você tenha identificado em uma de suas sessões de busca.

Para o artigo escolhido:

(a) decida se a validade interna do estudo é suficiente para permitir conclusões seguras (todos os estudos têm algumas falhas; mas essas falhas são ruins a ponto de descartar o estudo?)

(b) se o estudo é suficientemente válido, examine e interprete os resultados – quais são a sensibilidade, a especificidade e os valores preditivos para o teste índice?

Avaliação crítica rápida de um estudo de acurácia de um teste diagnóstico

Passo 1: Qual é a questão do estudo?

População/problema: ....

Intervenção: ....

Comparação: ....

Outcomes (desfechos): ....

Passo 2: Quão bem o estudo foi feito? (validade interna)

Recrutamento – o teste diagnóstico foi avaliado em um espectro de pacientes representativo (como aqueles em que seria usado na prática)?	
O que é melhor?	**Onde encontro a informação?**
O ideal é que o teste diagnóstico seja aplicado a todo o espectro de pacientes – aqueles com a doença-alvo leve, grave, precoce e tardia. Também é melhor se os pacientes forem selecionados de forma aleatória ou em admissões consecutivas, de modo a minimizar o viés de seleção.	A seção **Métodos** deve informá-lo sobre quantos pacientes foram agrupados e se eles foram selecionados de maneira aleatória ou por admissões consecutivas. Ela também deve informar sobre a origem dos pacientes e se eles têm probabilidade de ser representativos dos pacientes nos quais o teste deve ser usado.
Este artigo: Sim ☐ Não ☐ Incerto ☐ Comentários:...	
Manutenção – o desfecho do padrão de referência foi obtido em todos os indivíduos?	
O que é melhor?	**Onde encontro a informação?**
O desfecho do padrão de referência (isto é, se os indivíduos são positivos ou negativos para a condição clínica) deve ser medido em todos os sujeitos. Em casos em que isso depende do acompanhamento de pessoas por um período de tempo (que depende da doença em questão) para ver se elas são realmente negativas, esse acompanhamento deve ser suficientemente longo para se ter certeza do desfecho.	A seção **Métodos** deve indicar se o desfecho do padrão de referência foi obtido em todos os indivíduos.
Este artigo: Sim ☐ Não ☐ Incerto ☐ Comentários:...	

Mensuração – os avaliadores foram mantidos cegados (**b**linded) em relação aos resultados de cada teste e/ou os desfechos do padrão de referência eram **o**bjetivos?	
O que é melhor?	**Onde encontro a informação?**
O padrão de referência e o teste índice sendo avaliado devem ser aplicados a cada paciente de maneira independente e cega. Aqueles que interpretam os resultados de um teste não devem conhecer os resultados do outro teste. Por fim, o artigo também deve ter descrição suficiente do teste índice para permitir sua replicação e também a interpretação dos resultados.	A seção **Métodos** deve descrever quem conduziu os dois testes e se cada um deles foi conduzido de maneira independente e cega em relação aos resultados do outro. A seção **Métodos** deve descrever os testes em detalhes.
Este artigo: Sim ☐ Não ☐ Incerto ☐ Comentários:	

Passo 3: O que os resultados significam?

Padrão de referência

	+ve	-ve	Total
Teste índice +ve			
-ve			
Total			

Medida	Resultado
Sensibilidade (Sn)	
Especificidade (Sp)	
Valor preditivo positivo (VPP)	
Valor preditivo negativo (VPN)	

Notas

Parte 4
Reflexões e Informações Adicionais

Como está o meu Desempenho?
Diário de um Médico Reflexivo

Avaliar a efetividade de seu processo de PCBE é algumas vezes sugerido como Passo 5 do processo de PCBE, mas ele é na verdade um "meta passo" que questiona sobre de que maneira você está se saindo com os outros quatro passos. É importante manter registros de suas questões clínicas, resultados de pesquisas e avaliação crítica de evidências, para acompanhar e registrar pacientes aos quais você aplicou os resultados de suas pesquisas e, quando apropriado, publicar os desfechos. Essa avaliação clínica de suas atividades de PCBE o ajudará a melhorar o que está fazendo e a dividir suas descobertas com colegas clínicos. Algumas das questões que você pode precisar incluir em sua autoavaliação estão discutidas adiante.

Você está realmente questionando?

Pergunte-se se você conseguiu encontrar tempo e motivação para escrever suas necessidades de informação à medida que elas surgem de uma maneira que você possa continuar até uma conclusão clinicamente útil.

Caso contrário, você pode estar perdendo algumas oportunidades para melhorar seu desempenho e conhecimento clínico. Você pode revisitar a seção sobre formular questões que possam ser respondidas (PCBE Passo 1) e procurar outras estratégias, como formar uma equipe com alguns colegas para fazer isso em grupo. Você pode também tentar perguntar a seus colegas "Qual é a evidência para isso?" sempre que eles anunciarem a abordagem de manejo mais apropriada para um problema clínico.

Independentemente do que você faça, sugerimos que um passo crucial é ter um diário de questões (veja a foto à direita) para manter um registro de suas questões e respostas. Isso permitirá que você observe atentamente as questões e veja quantas está respondendo, e fornecerá um registro permanente em que você poderá revisar questões antigas posteriormente quando precisar delas.

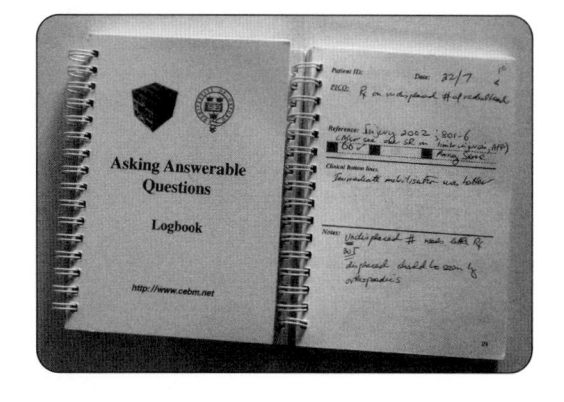

Escreva aqui as suas reflexões:
_____
_____
_____
_____
_____

Qual é a sua taxa de sucesso em responder a questões que possam ser respondidas?

Se você está criando questões, precisa perguntar se a sua taxa de sucesso em estruturar questões que possam ser respondidas está aumentando. Se tiver um diário de questões, isso permitirá que você faça uma conta simples e veja o tipo de questão que está fazendo. Se a sua taxa de sucesso for suficientemente alta para que você continue elaborando perguntas, tudo está bem. Porém, se você estiver ficando desencorajado, poderá conversar com seus colegas que têm mais sucesso e tentar aprender com eles ou frequentar algum outro curso intensivo de desenvolvimento profissional sobre MBE.

Escreva aqui as suas reflexões:

Como está indo o seu processo de busca?

Se você está criando e estruturando questões que podem ser respondidas, deverá perguntar se está seguindo-as com buscas e se tem pronto acesso às ferramentas de busca necessárias: computadores, internet, *software* e a melhor evidência para a sua disciplina. Você pode também fazer uma avaliação de suas questões em relação aos recursos que considerou mais úteis para encontrar respostas.

Outras questões que você pode querer perguntar-se incluem:

- Você tem a melhor evidência prontamente disponível em sua área de trabalho clínico?
- Você está encontrando evidências úteis a partir de um conjunto crescente de fontes?
- Você está ficando mais eficiente em suas buscas?
- Você está usando termos MeSH?
- De que maneira as suas buscas se comparam com aquelas de bibliotecários ou de colegas respeitados?

Se você estiver tendo problemas com a efetividade de suas buscas, poderá consultar a biblioteca de saúde mais próxima para informações adicionais sobre como acessar e usar as ferramentas de busca disponíveis e outros recursos. Você também pode querer verificar e eliminar quaisquer barreiras em suas buscas. Os seus melhores recursos de evidências estão marcados e prontamente disponíveis no navegador de seu consultório? Talvez você possa tornar a sua página inicial o seu recurso favorito. são necessárias assinaturas para outros recursos?

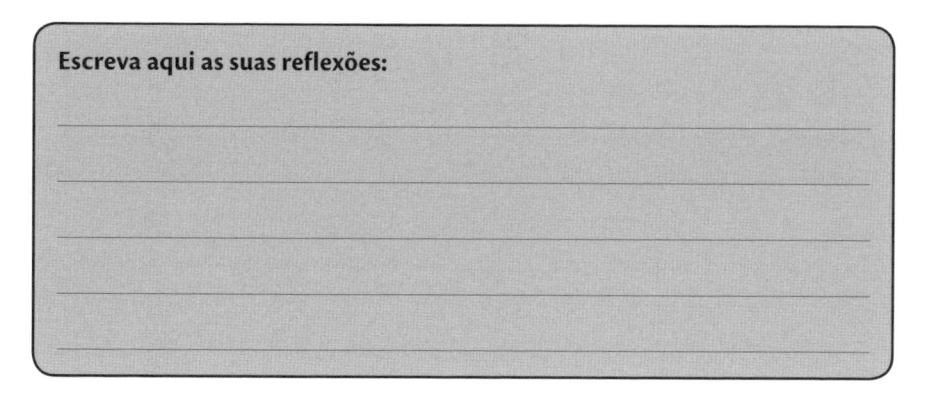

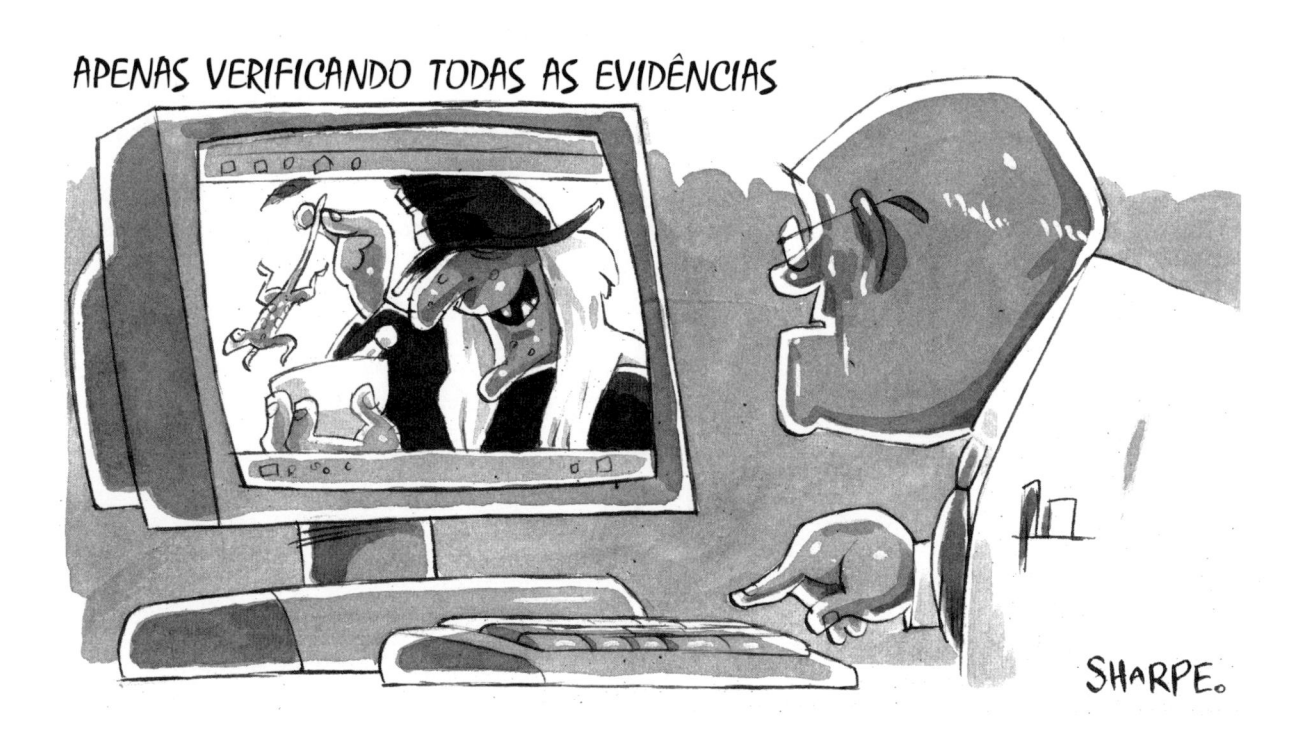

Escreva aqui as suas reflexões:

APENAS VERIFICANDO TODAS AS EVIDÊNCIAS

Você está avaliando criticamente os resultados de suas buscas?

Em primeiro lugar, você deve se perguntar se está realmente avaliando criticamente as suas evidências. Se estiver, você está ficando mais eficiente e preciso em aplicar diretrizes para avaliação crítica e medidas (como os NNTs)? É possível descobrir isso comparando os seus resultados com os de seus colegas que estejam avaliando a mesma evidência. É claro que isso será lento no início mas, com a prática, é possível fazer avaliações em 5 a 10 minutos (e estudos realmente falhos podem geralmente ser descartados em questão de segundos).

Escreva aqui as suas reflexões:
_____
_____
_____
_____

Você está aplicando as suas evidências na prática clínica?

Você precisa se perguntar se está integrando suas avaliações críticas com sua experiência clínica e aplicando os resultados em sua prática clínica. Se estiver, você está ficando mais preciso e eficiente em ajustar algumas das medidas de avaliações críticas para servirem aos seus pacientes individualmente?

Uma boa maneira de testar suas habilidades nessa integração é ver se você pode usá-las para explicar (e, preferencialmente, resolver) controvérsias sobre decisões de manejo.

Escreva aqui as suas reflexões:
_____
_____
_____
_____
_____

Você está dividindo seus esforços com outros?

Finalmente, você deve perguntar sobre o quanto seu trabalho com os outros está melhorando. Trabalhar com os outros na equipe clínica torna o trabalho mais divertido, e também serve para dividir os esforços e como uma maneira de verificação de suas interpretações. Nós o encorajamos firmemente a realizar alguma atividade em grupo com a sua PCBE. Se você trabalhar sozinho, poderá participar de grupos de discussão por *e-mail*. Então pergunte-se:

- Você tem uma sessão regular de discussão clínica na qual analisa evidências (um "clube de revistas")?
- Você tem meios de dividir resultados de buscas e avaliações (um livro ou a internet)?
- Como poderia melhorar os processos da equipe (é melhor discutir isso com a equipe!)?

Referência:

Sackett DL, Straus SE, Richardson WS, Rosenberg W, Haynes RB (2000). *Evidence-Based Medicine. How to Practice and Teach EBM* (2nd edition), Churchill Livingstone, Edimburgo.

Escreva aqui as suas reflexões:

Notas

Fontes de Evidências Úteis

Estudos

PubMed Clinical Queries

http://www.ncbi.nlm.nih.gov/entrez/query/static/clinical.html

O PubMed é um banco de dados do MEDLINE disponível gratuitamente na internet. A seção Clinical Queries é uma interface focalizada em questões com filtros para identificar os estudos mais apropriados para questões de terapia, prognóstico, diagnóstico e etiologia.

SUMSearch

http://sumsearch.uthscsa.edu

Um super-PubMed: o SUMSearch pesquisa simultaneamente em múltiplos *sites* da internet e organiza os resultados. Ele verifica o manual Merck, diretrizes clínicas, revisões sistemáticas e entradas no PubMed Clinical Queries.

Cochrane Library and Collaboration

http://www.cochrane.org

A Cochrane Library é a melhor fonte isolada de evidências confiáveis sobre os efeitos de cuidados de saúde. O Cochrane Trials Registry contém mais de 300.000 ensaios controlados – o melhor repositório isolado.

CINAHL

http://www.cinahl.com/

O CINAHL é o Cumulative Index to Nursing and Allied Health Literature. Diferentemente do PubMed Clinical Queries, ele não tem filtros embutidos.

Estudos avaliados

Evidence-Based Medicine

http://www.evidence-basedmedicine.com

Um periódico bimensal que resume artigos recentes importantes nas grandes áreas clínicas (medicina de família, medicina interna, obstetrícia e ginecologia, pediatria, psiquiatria, saúde pública, cirurgia). (Nota: o conteúdo acumulado do *Evidence-Based Medicine* [desde 1995] e do *ACP Journal Club*, que é uma publicação do American College of Physicians [desde 1991], são publicados anualmente em um CD chamado Best Evidence.)

PEDro

http://www.pedro.fhs.usyd.edu.au/

Um banco de dados de ensaios em fisioterapia com mais de 2.300 ensaios controlados, muitos dos quais foram avaliados pela equipe do PEDro.

OTseeker

http://www.otseeker.com/

O OTseeker é um banco de dados que contém resumos de revisões sistemáticas e de ensaios controlados randomizados relevantes em terapia ocupacional.

BestBETS

http://www.bestbets.org

Fornece respostas rápidas baseadas em evidências para questões clínicas reais em medicina de emergência, usando uma abordagem sistemática para revisar a literatura. O BETS leva em conta as falhas de muitas evidências atuais, permitindo que os médicos tenham a melhor evidência disponível. Desenvolvido no Emergency Department of Manchester Royal Infirmary, Reino Unido.

Sínteses

Cochrane Library and Collaboration

http://www.cochrane.org

O Cochrane Database of Systematic Reviews tem mais de 1.000 revisões sistemáticas feitas pela Cochrane Collaboration. O Database of Abstracts of Reviews of Effectiveness (DARE) lista outras revisões sistemáticas.

Resumos

Clinical Evidence

http://www.clinicalevidence.com

Clinical Evidence é um diretório de evidências atualizado sobre os efeitos de intervenções clínicas. Ele resume o estado atual de conhecimento, ignorância e incerteza sobre a prevenção e o tratamento de condições clínicas, com base em pesquisas abrangentes e avaliação da literatura. O diretório cobre 20 especialidades e inclui 134 condições clínicas. Edição atualizada/ampliada a cada 6 meses em livro e em CD.

Bandolier

http://www.jr2.ox.ac.uk/bandolier/index.html

Um boletim mensal de evidências distribuído pelo NHS, cujo *download* pode ser feito gratuitamente.

TRIP Database

http://www.tripdatabase.com

Pesquisa várias fontes diferentes baseadas em evidências incluindo PubMed, Bandolier e o serviço de respostas a questões ATTRACT. Permite apenas buscas por títulos mas permite AND, OR, NOT.

Leituras Adicionais

Os passos da PCBE

Haynes RB (2001). Of studies, syntheses, synopses, and systems: the "4S" evolution of services for finding current best evidence. *ACP Journal Club* 134(2):A11-13.

Jackson R, Ameratunga S, Broad J, Connor J et al (2006). The GATE frame: Critical appraisal with pictures. *ACP Journal Club* 144(2):A8-11.

Edwards A, Elwyn G, Mulley A (2002). Explaining risks: turning numerical data into meaningful pictures. *British Medical Journal* 324(7341):827-830.

Glasziou P (2001). Which methods for bedside Bayes? *ACP Journal Club* 135:A11-12.

Estatística

Carney S, Doll H (2005). Introduction to biostatistics: Part 1. Measurement scales and their summary statistics. *ACP Journal Club* 143(1):A8-9.

Carney S, Doll H (2005). Introduction to biostatistics: Part 2. Measures of association as used to address therapy, harm, and etiology questions. *ACP Journal Club* 143:A8.

Carney S, Doll H (2005). Statistical approaches to uncertainty: P values and confidence intervals unpacked. *Evidence-Based Medicine* 10:133-134.

Glasziou P, Doll H (2006). Was the study big enough? Two café rules. *Evidence-Based Medicine* 11:69-70.

PCBE na prática: exemplos e problemas

Phillips RS, Glasziou P (2004). What makes evidence-based journal clubs succeed? *ACP Journal Club* 140(3):A11-12.

Glasziou P, Haynes B (2005). The paths from research to improved health outcomes. *ACP Journal Club* 142(2):A8-10.

Glasziou P (2004). Practice corner: the first symptom of hyperkalemia is death. *ACP Journal Club* 140(2):A13.

Heneghan C (2005). Practice corner: The doctor's advice and sleepless nights: what can you find in 5 minutes? *Evidence-Based Medicine* 10:36-38.

Glossário

Acurácia (*consulte também* **Acurácia diagnóstica**)

O grau em que uma mensuração representa o real valor da variável medida.

Acurácia diagnóstica

Uma medida da frequência com que um teste diagnóstico fornece a resposta correta (isto é, resultado positivo para pessoas com a condição clínica e resultado negativo para pessoas sem a condição).

Ajustamento (*consulte também* **Fator de confusão**)

Um procedimento para minimizar diferenças na composição de populações sendo comparadas por meio de métodos estatísticos.

Alocação

A maneira como os indivíduos são designados para os diferentes grupos em um estudo (por exemplo, tratamento medicamentoso vs. placebo; tratamento habitual *vs.* nenhum tratamento).

Aplicabilidade (*consulte também* **Validade externa**)

Avalia se um determinado tratamento ou exposição que demonstrou um efeito global em um estudo pode obter o mesmo efeito em um indivíduo ou grupo em uma população ou cenário clínico específicos.

Avaliação crítica

Processo de (a) avaliar quão bem os métodos de um estudo clínico eliminam o viés e, assim, quão confiáveis são os resultados (o que também é chamado de "validade interna"), e (b) interpretar o significado dos resultados.

Cegamento

Um protocolo que evita que aqueles envolvidos em um estudo clínico conheçam o tratamento a que os indivíduos dos grupos foram designados. O cegamento dos próprios indivíduos minimiza o viés nas respostas dos pacientes; o cegamento dos avaliadores de desfechos minimiza o viés nas mensurações.

Comparador

Tratamento, indicador prognóstico ou teste que é comparado com o tratamento, indicador ou teste de interesse em um ensaio clínico.

Ensaio controlado randomizado

Um estudo comparativo experimental no qual os participantes são alocados para grupos de tratamento/intervenção ou de controle/placebo usando um mecanismo aleatório (como cara ou coroa, tabela numérica randomizada ou números aleatórios

---

Glossário adaptado de *How to Review the Evidence: Systematic Identification and Review of the Scientific Literature*, National Health and Medical Research Council, Canberra, Austrália, 2000.

gerados por computador). Os participantes têm chances iguais de serem alocados para um grupo de intervenção ou de controle e assim elimina-se o viés de alocação.

Erro aleatório

A porção de variação em uma medida que se deve ao acaso.

Estudo controlado pseudorrandomizado

Um estudo comparativo experimental no qual os indivíduos são alocados para grupos de tratamento/intervenção ou de controle/placebo de modo não aleatório (como alocação alternada, alocação por dia da semana, números pares e ímpares no estudo, etc.).

Estudo de caso-controle

Um estudo no qual um grupo de pacientes com um desfecho específico é pareado com um grupo-controle equiparado sem o desfecho e são obtidas informações sobre exposições prévias a um fator sob investigação.

Estudo de coorte

Um estudo nos quais os dados são obtidos de grupos equiparados que foram expostos ou não (controles) a uma nova tecnologia, fator prognóstico ou fator de risco. Existem dois delineamentos de estudo:

- prospectivo – as coortes são identificadas em um ponto no tempo (como o momento do nascimento, residência em uma localização específica, exposição a determinado fator de risco) e acompanhadas a partir de então para o registro de desfechos de saúde;
- retrospectivo – as coortes são definidas em um ponto no tempo passado e são coletadas informações sobre desfechos subsequentes.

Uma "coorte de incepção" é um conjunto de pacientes agrupados perto do momento de início do distúrbio-alvo (como o momento da primeira exposição a uma suposta causa) e acompanhados a partir de então.

Estudo diagnóstico de caso-controle (*consulte também* Estudo de caso-controle)

Um estudo no qual os resultados do teste índice em um grupo de pacientes que reconhecidamente têm a doença (pelo padrão de referência) são comparados com os resultados do teste índice em outro grupo de pessoas normais/saudáveis que estão sabidamente livres da doença (pelo padrão de referência).

Estudo transversal

Um estudo que examina a relação entre desfechos específicos e variáveis de interesse em uma população específica em determinado momento (isto é, a exposição e os desfechos são medidos no mesmo momento). Em um estudo transversal diagnóstico, um grupo consecutivo de indivíduos realiza tanto o teste sendo estudado (teste índice) quanto o teste padrão de referência.

Estudos experimentais

Estudos nos quais os indivíduos são alocados para dois ou mais grupos para receber uma intervenção, exposição ou teste e são então acompanhados sob condições cuidadosamente controladas.

Evidência tudo ou nada

É quando todos os pacientes morriam antes que o tratamento estivesse disponível, mas agora alguns sobrevivem com ele; ou quando alguns pacientes morriam antes que o tratamento estivesse disponível, mas agora nenhum morre com ele. Para um refinamento disso, consulte: Glasziou P, et al. (2007). When are randomised trials unnecessary? Picking signal from noise. *British Medical Journal* 334:349-51.

Fator de confusão (*consulte também* Ajustamento)

A distorção do efeito real do tratamento (ou de um fator de risco) por outros fatores que variam entre os grupos de estudo e de controle (por exemplo, diferenças na linha de base em idade, sexo ou estilo de vida).

Heterogeneidade

Diferenças no efeito do tratamento entre os estudos que contribuem para uma metanálise. Uma heterogeneidade significativa sugere que os ensaios não estejam estimando um efeito único do tratamento.

Hipótese nula

Pressuposto de que os resultados observados em um estudo (por exemplo, os aparentes efeitos benéficos de uma intervenção) foram devidos ao acaso.

Indicador prognóstico

Um fator (como idade, gênero, fator de risco) que se relaciona com a probabilidade que uma pessoa tem de desenvolver a doença ou desfecho clínico.

Intenção de tratar

Análise dos participantes de um ensaio clínico de acordo com o grupo no qual eles foram inicialmente alocados, independentemente de terem abandonado o ensaio, seguido corretamente o tratamento ou cruzado para o outro grupo de tratamento.

Intervalo de confiança (IC)

Um intervalo dentro do qual se espera que o parâmetro da população (o valor "verdadeiro") se encontre com um dado grau de certeza (por exemplo, 95%).

Intervenção

Um procedimento terapêutico, como tratamento com um agente farmacológico, cirurgia, suplemento dietético, alteração dietética, psicoterapia, detecção precoce (rastreamento) ou uso de materiais educacionais pelo paciente.

Metanálise

Os resultados de vários estudos, identificados em uma revisão sistemática, combinados e resumidos quantitativamente.

Nível de evidência

Uma hierarquia de delineamentos de estudos de acordo com sua validade interna, ou o grau em que eles não são suscetíveis a viés.

Número necessário para tratar (NNT)

O número de pacientes com uma condição clínica em particular que devem receber um tratamento para prevenir a ocorrência de um desfecho adverso. O NNT é o inverso da redução absoluta do risco. Da mesma forma, o "número necessário para causar dano" (NNH) refere-se a desfechos prejudiciais.

Pesquisa primária

Estudos individuais como um ensaio controlado randomizado, um estudo de coorte, etc.

Pesquisa secundária

Uma revisão acadêmica de estudos de pesquisa primária para gerar novos *insights* sobre um tópico específico (como uma revisão sistemática).

Prática clínica baseada em evidências (também chamada de medicina baseada em evidências)

Cuidado para com o paciente no qual a experiência clínica e as preferências do paciente são integradas com as melhores evidências de pesquisas a partir da literatura médica.

Razão de chances (RC)

Razão entre as chances (aqueles com o desfecho divididos por aqueles sem o desfecho) no grupo de tratamento e as chances correspondentes no grupo-controle. Uma razão de chances de 1 implica que o desfecho é igualmente provável em ambos os grupos.

Razão de risco (*Hazard ratio* – HR)

A razão dos riscos nos grupos de tratamento e controle, em que o risco é a probabilidade de ter o desfecho em um período de tempo *t*, dado que o desfecho não ocorreu até o momento *t*.

Redução absoluta do risco

A diferença entre a taxa de desfechos relevantes nos grupos de tratamento e controle.

Redução do risco relativo (RRR)

A redução relativa no risco em associação com uma intervenção ou exposição. Calcula-se como 1 menos o risco relativo.

Revisão sistemática (*consulte também* Pesquisa secundária)

O processo sistemático de localizar, avaliar e sintetizar as evidências de estudos científicos para obter uma visão geral confiável.

Risco relativo ou razão de risco (RR)

Razão entre as taxas de desfechos nos grupos de tratamento e de controle. Expressa o risco do desfecho no grupo de tratamento em relação ao risco no grupo-controle.

Séries de casos

Informações sobre desfechos coletadas de séries (consecutivas ou não consecutivas) de pacientes após um tratamento ou exposição (isto é, sem grupo-controle). Para uma série de casos pré-teste/pós-teste, as medidas são feitas antes e após a introdução da intervenção em uma série de pessoas e são então comparadas (também conhecido como "estudo antes e depois").

Séries temporais

Um conjunto de medidas feitas ao longo do tempo. Uma série temporal interrompida é gerada quando um conjunto de medidas são feitas antes da introdução de uma intervenção (ou alguma outra mudança no sistema) e seguidas por outro conjunto de medidas feitas ao longo do tempo após a alteração.

Séries temporais interrompidas (*consulte* Séries temporais)

Teste de referência (*consulte também* Teste índice)

Um método, procedimento ou mensuração que é amplamente considerado ou aceito como o melhor disponível (também conhecido como "padrão-ouro"). Geralmente usado para comparação com um novo método (teste índice).

Teste índice (*consulte também* Teste de referência)

Em um estudo diagnóstico, o teste índice é o teste para o qual a acurácia diagnóstica está sendo medida.

Validade

De um estudo: o grau em que as inferências feitas a partir do estudo são justificadas quando são levados em conta os métodos do estudo, a representatividade da amostra e a natureza da população da qual foi extraída a amostra (validade interna e externa, aplicabilidade, generalizabilidade).

Validade externa (*consulte também* Aplicabilidade, Validade)

O grau em que os resultados de um estudo clínico podem ser aplicados à prática clínica em um cenário específico.

Viés

Desvio de uma medida de seu valor "real" causando subestimação ou superestimação do efeito de um tratamento. O viés pode se originar de várias fontes diferentes, como alocação de pacientes, mensuração, interpretação, publicação e revisão de dados.

Viés de seleção

Erro devido a diferenças sistemáticas em características entre aqueles que são selecionados para o estudo e aqueles que não são. Ele invalida conclusões e generalizações que poderiam de outro modo ser feitas a partir desses estudos.

Respostas dos Questionários e Avaliações

Parte 2, Passo 1: O princípio PICO – formulando questões
(páginas 36-45)

Intervenções, Exemplo 2: P = fumantes de longa data; I = acupuntura; C = (i) nada ou (ii) outras intervenções (por exemplo, reposição de nicotina); O = cessação do tabagismo em 3 a 6 meses

Nota: como em muitas questões de tratamento, podemos estar interessados em (i) saber se realmente funciona, e assim querer uma comparação com nada (placebo), e então (ii) saber se funciona tão bem ou melhor do que outros tratamentos.

Questão: em fumantes de longa data, a acupuntura, em comparação com outras intervenções, aumenta as chances de sucesso na cessação do tabagismo?

Intervenções, Exemplo 3: P = bebês que recebem imunização; I = agulhas mais longas; C = agulhas mais curtas; O = reações locais

Questão: em bebês que recebem injeções para imunização, o comprimento da agulha afeta a taxa de reações locais?

Etiologia e fatores de risco, Exemplo 2: P = bebês recém-nascidos; I = injeção de vitamina K; C = nenhuma injeção de vitamina K; O = leucemia na infância

Questão: em bebês recém-nascidos, uma injeção de vitamina K aumenta o risco de leucemia na infância?

Diagnóstico, Exemplo 2: P = pessoas idosas; I = teste da voz sussurrada; C = (i) nenhum teste ou (ii) outro teste; O = problemas auditivos (por exemplo, conforme avaliação audiométrica)

Nota: novamente, da mesma forma que para tratamento, podemos primeiramente estar interessados em (i) saber se o teste é realmente acurado (isto é, melhor do que um cara ou coroa, que tem sensibilidade e especificidade de 50%!), e então (ii) saber se ele é pelo menos tão ou mais acurado do que cirurgia ou testes clínicos alternativos.

Questão: em pessoas idosas, o teste da voz sussurrada em comparação com outros testes convencionais fornece um diagnóstico acurado de problemas auditivos?

Prognóstico, Exemplo 2: P = homens com hérnia inguinal; O = estrangulamento

Questão: em homens com hérnia, qual é a probabilidade de que a hérnia sofra estrangulamento?

Frequência ou taxa, Exemplo 2: P = adultos com dor lombar; O = condições clínicas mais graves

Questão: em adultos com dor lombar, com que frequência a dor pode refletir uma condição clínica mais grave (como tumor ou infecção)?

Fenômenos, Exemplo 2: P = pacientes em uso regular de medicações; O = métodos para lembrar de tomar as medicações.

Parte 2, Passo 1: Formular questões clínicas (página 47)

Q1. **(b)** é claramente respondível (por ensaio randomizado ou de coorte) como também é a alternativa **(d)**, que pode ser respondida primeiramente por pesquisa qualitativa (a lista das razões) e depois quantificada

(c) não é diretamente respondível sem especificar-se um conjunto de possíveis tratamentos ou comparações; **(a)** não é respondível, mas talvez possamos discuti-la enquanto tomamos um drinque?

Q2. **(a)** placebo (ou "nada"), se realmente tiver um efeito poderemos estar interessados em saber como se compara com outros tratamentos; **(b)** homocisteína baixa ou normal; **(c)** urina clara

Q3. **(a)** P = pessoas com pneumonia; I = 3 dias de antibióticos; C = 8 dias de antibióticos (o padrão); O = ? Essa é uma questão de tratamento e, dessa forma, gostaríamos de um ensaio randomizado – como foi feito.

(b) P = população normal; I = personalidade e estilo de vida (bons?); C = personalidade e estilo de vida (ruins?); O = doença cardiovascular e câncer. Essa é inicialmente uma questão de etiologia (e assim uma coorte seria o ideal) mas, se ficarmos interessados em mudar o estilo de vida ou a personalidade, ela se torna uma questão de tratamento e preferiríamos um ensaio randomizado.

(c) P = recém-nascidos; I = uma cor de vômitos; C = outras cores de vômitos; O = obstrução intestinal

(d) P = pessoas que se submetem à cirurgia de *bypass* coronariano; I = cirurgia sem circulação extracorpórea; C = cirurgia com circulação extracorpórea; O = desfechos clínicos, angiográficos, neurocognitivos e de qualidade de vida. Essa é uma questão de tratamento; então, um ensaio randomizado é o ideal, como foi feito.

Parte 2, Passo 2: Buscar a melhor evidência

Exercícios com resumos (páginas 53-57)

Resumo 1

Questão	Resposta	
1. Qual a questão (PICO) do estudo?	P:	homens (40 a 60 anos)
	I:	alta ingestão dietética de folato, vitamina B6 e vitamina B12
	C:	baixa ingestão dietética de...
	O:	eventos coronarianos agudos
2. Qual o propósito do estudo?	Etiologia e fatores de risco	
3. Que tipo primário de estudo forneceria a evidência de maior qualidade para responder à questão?	ECR	
4. Qual o melhor tipo de estudo que também pode ser feito?	ECR (leia o próximo resumo)	
5. Qual o tipo de estudo usado?	Estudo de coorte (prospectivo)	

Resumo 2

Questão	Resposta	
1. Qual a questão (PICO) do estudo?	P:	adultos (> 55 anos) com doença vascular ou diabete
	I:	suplementos de folato, vitamina B6 e vitamina B12
	C:	nenhuma suplementação
	O:	morte por causas cardiovasculares, infarto do miocárdio e AVC
2. Qual o propósito do estudo?	Intervenção (suplementação de folato)	
3. Que tipo primário de estudo forneceria a evidência de maior qualidade para responder à questão?	ECR	
4. Qual o melhor tipo de estudo que também pode ser feito?	ECR	
5. Qual o tipo de estudo usado?	ECR	

Resumo 3

Questão	Resposta	
1. Qual a questão (PICO) do estudo?	P:	adultos (com base na comunidade)
	I:	
	C:	
	O:	ronco, asma e queixas relacionadas ao sono
2. Qual o propósito do estudo?	Frequência	
3. Que tipo primário de estudo forneceria a evidência de maior qualidade para responder à questão?	Avaliação transversal	
4. Qual o melhor tipo de estudo que também pode ser feito?	Avaliação transversal	
5. Qual o tipo de estudo usado?	Avaliação transversal	

Resumo 4

Questão	Resposta	
1. Qual a questão (PICO) do estudo?	P:	lactentes
	I:	fezes de coloração anormal
	C:	fezes de coloração normal
	O:	diagnóstico de atresia biliar
2. Qual o propósito do estudo?	Diagnóstico	
3. Que tipo primário de estudo forneceria a evidência de maior qualidade para responder à questão?	Estudo diagnóstico transversal	
4. Qual o melhor tipo de estudo que também pode ser feito?	Estudo diagnóstico transversal	
5. Qual o tipo de estudo usado?	Estudo diagnóstico transversal (na verdade, com um acompanhamento por prazo muito curto)	

Resumo 5

Questão	Resposta	
1. Qual a questão (PICO) do estudo?	P:	crianças com diagnóstico de cefaleia
	I:	
	C:	
	O:	frequência e tipo de cefaleia na idade adulta
2. Qual o propósito do estudo?	Prognóstico	
3. Que tipo primário de estudo forneceria a evidência de maior qualidade para responder à questão?	Estudo de coorte prospectivo	
4. Qual o melhor tipo de estudo que também pode ser feito?	Estudo de coorte prospectivo	
5. Qual o tipo de estudo usado?	Estudo de coorte prospectivo	

Parte 2, Passo 2: Buscar a melhor evidência (páginas 78-79)

Q1. 1.C   2.D   3.E   4.A

Q2. 1.A   2.D   3.G   4.J   5.E   6.C   7.L   8.K

Q3.

A. Não, a formulação correta é

   (elderly OR old) AND prevent* AND (fall OR fracture)

B. Não, a formulação correta é

   ginkgo AND ((blood AND pressure) OR hypertension)

Parte 2, Passo 3: Avaliar criticamente a evidência (página 141)

Q1. Tudo isso é importante, mas o mais importante é **(e)** a lista de randomização oculta seguida por **(d)** cegamento para mensurações não objetivas. Para uma discussão da evidência para isso, consulte: Schulz KF, Chalmers I, Hayes RJ, Altman DG (1995). Empirical evidence of bias. Dimensions of methodological quality associated with estimates of treatment effects in controlled trials. JAMA 273(5):408-412.

Q2. Novamente, tudo isso é importante, mas o mais importante é primeiramente **(e)** a qualidade dos estudos incluídos (o que importa não é se eles foram avaliados, mas se você pode dizer que a qualidade deles é suficientemente alta) e, em segundo lugar, **(c)** a qualidade da busca – eles encontraram a maioria dos estudos e/ou fizeram uma análise de viés de publicação? E **(b)** os critérios de inclusão/exclusão foram claros de maneira que a seleção não foi feita com base nos resultados, mas sim com base na elegibilidade (os critérios de inclusão terão elementos PICO e RAMMbo)?

Parte 2, Passo 4: Aplicar a evidência (páginas 149-150)

Q1. A RAR é 13% - 9% = 4%, e assim o NNT é 1/0,04 = 25 pacientes necessitam ser tratados para prevenir uma morte.

Q2. Como a taxa de eventos esperada para os pacientes é de um terço (isto é, 3%) e a redução do risco relativo é a mesma, então a RAR também é de um terço da RAR do ensaio, isto é 4/3% ou 1,33%, e assim o NNT é 75.

Q3. **(a)** Os pontos fortes são que se trata de um ensaio randomizado, de tamanho moderadamente grande (600 pacientes), e há cegamento simples (dos avaliadores de desfechos). Os pontos fracos são que o cegamento é simples (mas não é possível fazer cegamento duplo nesse estudo) e o acompanhamento é curto (ou o total de pessoas-tempo), especialmente se considerarmos o pequeno número de eventos (16 mortes cardíacas no grupo-controle).

(b) A razão de risco de 0,27 significa que o risco relativo de um evento no grupo de tratamento foi de 27% do risco no grupo-controle, isto é, uma redução no risco de 73%.

(c) A taxa de eventos-controle (TEC) é 16 + 17/303 = 11% e a taxa de eventos experimental (TEE) é 8/302 = 3%, e assim a RAR é de 8% e o NNT é 1/0,08 = 12.

(d) O estudo foi interrompido precocemente e não foi replicado, e então o efeito positivo pode ter sido superestimado. Porém, pode ser razoável dizer que a evidência não é definitiva, mas a dieta do Mediterrâneo mais ácido alfa-linolênico (na forma de margarina) parece reduzir o risco; então, se ela se sentir bem com tal dieta, isso parece sensato do ponto de vista médico.

Parte 3: Avaliação crítica de um estudo prognóstico – o estudo de recorrência de TEV (páginas 154-161)

Q1. Qual é o PICO do estudo de TEV?

P = pacientes com mais de 18 anos que tinham sido tratados por pelo menos 3 meses com anticoagulante após uma trombose venosa profunda (I = homens; C = mulheres); O = recorrência de trombose venosa profunda. (O I e o C estão entre parênteses já que a principal questão era provavelmente o PO de recorrência, mas uma análise de preditores revelou a diferença homem-mulher.)

Q2. Quão bem o estudo foi feito?

Recrutamento: todos os pacientes eram provenientes de quatro centros de trombose em Viena. É útil traçar um fluxograma desses pacientes:

2.795 atendidos com 1.945 excluídos (450 com TVP prévia, etc.)

850 permaneceram – outros 24 excluídos por deficiências específicas

826 iniciaram o acompanhamento (isto é, apenas cerca de 1/3 de todos os casos de TVP).

Ajustamento: a tabela 1 mostra as análises univariadas (fator único) e multivariadas (fatores múltiplos). Isso demonstra resultados semelhantes, com uma importante exceção sendo a idade, a qual se torna não significativa quando outros fatores são ajustados – isto é, estes outros fatores parecem "explicar" o impacto da idade.

Manutenção: 189 "abandonaram" o estudo – 125 que necessitaram de tratamento antitrombótico por outras razões além da TVP e 40 com câncer ou gestação; e 24 foram perdidos no acompanhamento. Esse último dado (24/826 = 3%) é aceitável.

Mensuração: realizada com o uso de venografia (definição fornecida) e avaliada por um comitê cego quanto à presença de fatores de risco.

Q3. O que os resultados significam?

Veja a figura 1 no artigo.

(1) O risco de recorrência em homens em 1 ano é de cerca de 10% e em 5 anos é de aproximadamente 30%. (2) O risco em 3 anos para homens é de cerca de 21% e em mulheres de cerca de 7%. Isso gera uma diferença absoluta de 21 - 7 = 14%. O risco relativo de recorrência é 21/7 = 3,0. Note que também podemos expressar isso como o risco relativo de não recorrência, que seria de 79/93 = 0,85. (3) 20% dos homens (1 em 5) terão tido uma recorrência um pouco antes de 3 anos – cerca de 2 anos e 9 meses.

No geral, esse é um estudo de boa qualidade, mas precisamos ter cuidado em termos de generalização para outros grupos e devemos estar cientes de que os resultados somente se aplicam a cerca de um terço dos pacientes (que não têm os fatores de exclusão). As taxas de recorrência podem ser mais baixas no grupo excluído com trauma ou cirurgia, e mais altas naqueles com recorrência prévia.

Parte 3: Avaliação crítica de um estudo de acurácia de um teste diagnóstico – O teste da voz sussurrada (páginas 172-178)

Q1. Qual é o PICO do estudo do teste da voz sussurrada?

P = pacientes que consultam com sintomas auditivos; I (teste índice) = teste da voz sussurrada; C = Pat-225, Audioscope-3, Micromate-304; O = o desfecho é a perda auditiva (avaliado por um audiograma)

Q2. Quão bem o estudo foi feito?

Recrutamento: todos os pacientes foram atendidos em nível ambulatorial de ORL – o uso de todos os pacientes é bom, mas o espectro de doenças dependerá do padrão de encaminhamento para essa clínica. Os pacientes têm mais de 55 anos, mas não foram fornecidos outros detalhes.

Alocação: os testes índice e de referência foram aplicados de maneira independente.

Manutenção: não foi declarado se alguns pacientes deixaram de realizar os testes ou o audiograma, mas como se trata de um grupo "cativado", a manutenção deve ter sido alta.

Mensuração: o desfecho é medido com um audiograma que é relativamente, mas não completamente, objetivo. Não foi citado quem realizou o audiograma e se conhecia o resultado do teste da voz sussurrada, e assim não podemos saber se foram cegados.

Q3. O que os resultados significam?

1. Consulte a tabela a seguir. A sensibilidade foi de 66/73 = 90% e a especificidade foi de 41/51 = 80%. A probabilidade pós-teste após um resultado positivo (anormal) é 66/76 = 88% e a probabilidade pós-teste após um resultado negativo (normal) é 7/48 = 15%.

	Audiograma anormal	Audiograma normal	Total
TVS anormal	66	10	76
TVS normal	7	41	48
Total	73	51	124

2. O teste da voz sussurrada foi comparado com outros 3 testes e foi claramente melhor do que o Madsen Part 225, mas menos sensível que o Audioscope. Também podemos comparar todos os testes com um cara ou coroa que tem uma sensibilidade de 50% e uma especificidade de 50%, e então ele é claramente (muito) melhor que o acaso.

No geral o artigo está incompleto, o que torna difícil a generalização. Nesse cenário, o teste parece se sair bem, mas os pacientes aqui podem ter sintomas auditivos mais graves, e o teste pode não ser tão bom em um cenário de atenção primária. A chance de problemas auditivos pré-teste era muito alta (mais da metade) e isso provavelmente é menor em outros locais. Uma característica interessante do artigo foi o uso de vários examinadores, o que demonstrou a variação na acurácia em mãos diferentes.

Considerações Finais

Esperamos que este livro tenha ajudado você a aprender a se manter atualizado com o conhecimento atual para cuidar de seus pacientes e a trabalhar com seus colegas para alcançar esse objetivo.

Embora tenhamos tentado corrigir falhas nesta nova edição, reconhecemos que provavelmente ainda existam muitas deficiências e exemplos subótimos. Se você souber maneiras de melhorar o livro, por favor, sinta-se à vontade para contatar-nos (nossos endereços de *e-mail* estão a seguir). Adoraríamos receber algum comentário seu – positivo ou não – e incorporaremos melhorias (apropriadamente reconhecidas, é claro) em uma terceira edição deste livro.

Você poderá ter acesso a alguns *slides* instrutivos sobre PCBE na seguinte página da internet*:

http://www.cebm.net

Finalmente, esperamos que este livro o estimule a encontrar as evidências para ajudá-lo a oferecer um bom nível de cuidados aos seus pacientes. Também esperamos que ele possa contribuir para tornar o cuidado com os pacientes ainda mais gratificante!

Paul Glasziou (paul.glasziou@dphpc.ox.ac.uk)

Chris Del Mar (CDelMar@bond.edu.au)

Janet Salisbury (janet.salisbury@biotext.com.au)

---

* A manutenção e a disponibilidade deste *site* são de inteira responsabilidade do Centro for Evidence Based Medicine.

Índice

Os números de páginas em *itálico* representam figuras, aqueles em **negrito** representam tabelas.

A

acompanhamento 94, 95
   perdas 95
ACP Journal Club 58, 193
acurácia diagnóstica **33**, 39, **52**, 175-178
acurácia *veja* acurácia diagnóstica
adesão 146
ajustamento 91, 156, 169
   veja também fatores de confusão
alocação
   ensaios controlados randomizados 91-92, 104, 111
      veja também ajustamento
   estudos de acurácia diagnóstica 173
   estudos de coorte (prognósticos) 156
   estudos de intervenção 91-92, 104, 111
   ocultação 91-92
   pesquisa primária 87, 90-92, **90**
amniocentese 39
análise de intenção de tratar 94
análise de risco-benefício 147-148, *147*
   método f 147-148
análise logística 156
análise multivariada 159, **160**
análise univariada 159, 160
antiarrítmicos 16-17, *16*, *17*
aplicabilidade 143-146
   veja também validade externa
aplicando as evidências 143-150, 190
aquecimento para a busca 71-73
asma 55
atresia biliar 56
autoavaliação 187-191
avaliação 145, 187-191
avaliação crítica 81
   ensaios controlados randomizados 82-112
   estudos de acurácia diagnóstica 171-183, 207
   estudos de coorte (prognósticos) 153-159, 168-170, 206
   estudos de intervenção 82-112, 116-136
   pesquisa primária (geral) 81-104
   pesquisa secundária (geral) 81, 116-128
   revisões sistemáticas 116-136
avaliação *veja* avaliação crítica
avaliações da audição 40
avaliadores de desfechos 98

B

Bandolier 194
BestBETS 193

busca computadorizada 64-65, *65*, 66-77
busca guiada por questões 60-62

C

características dos grupos do estudo 92, 146, 155, **160**
cefaleia infantil 57
cegamento 96, 97, 104, 112, 158
Chalmers, Iain 14
CINAHL 192
Clinical Evidence (BMJ Books) 23, 58, 59, 194
Cochrane, Archie 14
Cochrane Collaboration 14-15, 192, 193
Cochrane Controlled Trials Register (CENTRAL) 59, 69
Cochrane Database of Systematic Review 15, 59, 64, 69
Cochrane Library 15, 59, 192, 193
   como usar 69-70, *69*, **70**
comorbidade 146
comparabilidade de grupos 90
comparadores **34**, 47
convulsões infantis 41-42
corticosteroides
   em osteoartrite de joelho 117-133
   em parto pré-termo 15
Cox, análise de regressão 156
critérios de exclusão 88-89, 121
critérios de inclusão 89, 121
Current Controlled Trials 121
curva de sobrevida 158, *59*

D

Database of Abstracts of Reviews of Effectiveness (DARE) 59, 64, 69
delineamento de estudo 49-52, **49**
   exercício de resumo 53-57, 203-204
desfechos 17, 25, **34**, 44
   binários 99, **100**
   contínuos 99
   dicotômicos 99
   objetivos 96
   subjetivos 96
desfechos binários 99, **100**
desfechos contínuos 99
desfechos dicotômicos 99
diagnóstico **33**, 39-40, **49**, **52**, 171-183
diagramas de Venn 62
diário de questões clínicas 187, *187*
dor lombar baixa 43

E

educação médica continuada 21
efeito placebo 97, *97*
Effective Care in Pregnancy and Childbirth 14
EMBASE 60, 128
ensaios clínicos
   controlados randomizados 14, 18, **49**, *51*, 88-104, 110-112
   registro compulsório 121-122
   registros 121
   veja também estudos
ensaios controlados randomizados 14, 18, **49**, *51*
   avaliação crítica 82-109, 110-112
   comprimento da agulha para imunização (artigo) 113-115
   TVP em passageiros de viagens aéreas (artigo) 105-109
ensaios duplo-cegos 96, 97
ensaios simples-cego 97
enxaqueca
   revisão sistemática (artigo) 137-140
epidemiologia clínica 13
erro aleatório 85
especificidade 175, **176**
estilos de aprendizado
   na hora certa (puxado) 23, *23*
   no caso de (empurrado) 23, *23*
estratégia de busca 71, 121
estudos
   analíticos 50
   descritivos 50
   experimentais 50
   observacionais 50, 54, 91, 156
   veja também estudos de caso-controle, ensaios clínicos, estudos de coorte, estudos transversais, estudos de acurácia diagnóstica, estudos de intervenção, ensaios controlados randomizados, revisões sistemáticas
estudos analíticos *veja* estudos experimentais
estudos de acurácia diagnóstica
   avaliação crítica 171-183
   teste da voz sussurrada (artigo) 179-180
   veja também estudos transversais
estudos de caso-controle **49**, *51*, **52**, 156
estudos de casos (para PCBE) 24-27
estudos de coorte **49**, *51*, **52**, 53, 57
   avaliação crítica 154-159, 168-170
   tromboembolismo venoso recorrente (artigo) 162-167

estudos de intervenção **49**, **52**
  veja também ensaios controlados randomizados, revisões sistemáticas
estudos descritivos *veja* estudos observacionais
estudos experimentais 50
estudos observacionais 50, 54, 91, 156
estudos prognósticos **33**, 41-42, **49**, **52**, 153-170
  veja também estudos de coorte
estudos transversais **49**, *51*, **52**, 171
  veja também estudos de acurácia diagnóstica
etiologia **33**, 38-39, **49**, **52**
Evidence-Based Medicine (periódico) 23, 193
evidência
  aplicando 143-150
  fontes úteis de 192-194
  melhor 58, 78-79, 121-122, 128, 135
  níveis de **52**
  organização da 58, *58*

F
factibilidade 143-144
fatores de confusão *86*, 90
  veja também ajustamento
fatores de risco 38-39, **49**
febre 44
fenômenos 44
flecainida 16-17, *16*, *17*
folato 53-54
forest plot 124, 125, *125*
formulando questões *veja* PICO
frequência **33**, 42-43, **49**

G
generalizabilidade *veja* aplicabilidade
glossário de termos 196-200
gráficos *veja* forest plot
graphic appraisal tool for epidemiological studies (GATE) 49, 87
graus de liberdade 126

H
Haynes, Brian 58
hematúria 26
hérnia 42
heterogeneidade 124, 126
  teste do olho 126
hipótese nula 101, 102

I
importância clínica *102*
imunização 37, 113-115
  comprimento da agulha (ECR) 113-115
indicador **34**, 38, 39, 41, 154
informação
  coleta *veja* estilos de aprendizado
  fontes 59-60
  necessidades 22, *22*
  sobrecarga 18-22

intervalos de confiança 99, 101-102, *101*, *102*, 159
intervenção 33, **33**, **34**, 35-37, **49**, **52**

J
JASPA, critérios 19

L
lactentes prematuros 43
leitura adicional 195
Lown, Bernard 16

M
manutenção
  ensaios controlados randomizados 93-95, 104, 112
  estudos de acurácia diagnóstica 174, 182
  estudos de coorte (prognósticos) 157, 170
  estudos de intervenção 93-95, 104, 112
  pesquisa primária (geral) 93-95, 104, 112
mecanismo 16
medicina baseada em evidências *veja* prática clínica baseada em evidências
médico reflexivo *veja também* autoavaliação
médicos
  necessidade de informação 22, *22*
  sobrecarga de informação 18-22
medidas de desfechos 99
MEDLINE 24, 25, 27, 59, 61, 128
  veja também PubMed
melhor evidência **49**, 51-52, **52**, 58, *58*, 78-79
mensuração
  ensaio controlado randomizado 96-98, 104, 112
  erro 93, *93*
  estudos de acurácia diagnóstica 174, 183
  estudos de coorte (prognósticos) 158, 170
  estudos de intervenção 96-98, 104, 112
  pesquisa primária (geral) 96-98
  viés 96
MeSH, tópicos 61, *68*
metanálises 25, 124, 125
método f para avaliação de benefícios-danos 147-148
MiniCog, teste 175, 177
mordedura de cachorro 25

N
níveis de evidência **52**
número necessário para causar dano (NNH) 147
número necessário para tratar (NNT) 25, **100**, 103, 104, 147

O
operadores booleanos 62, *62*, **63**
"4S" (organização das evidências) 58
organização das evidências 58, *58*
OTseeker 193

P
P, valores de 99, 101
pacientes
  adequação para o tratamento 146
  ponto de vista dos 148-149
padrões de referência 171, 173, 177
  veja também testes índices
PEDro 193
perdas no acompanhamento 95
pesquisa médica
  números de artigos 18
pesquisa primária 81, 82-104
pesquisa secundária 81, 116-141
  veja também revisões sistemáticas
PICO 31-47, **34**, 60, 71, 73-74, 201-202
  estudos de acurácia diagnóstica 172
  estudos de coorte (prognósticos) 154
  estudos de intervenção 83, 111
  estudos de pesquisa primária 84-85
  estudos de pesquisa secundária 118
  revisões sistemáticas 118, 135
ponto de nenhum efeito 101
população *veja* PICO
prática baseada em evidências 13-15
  definição 13
  necessidade de 14
  passos 27
  vantagens da 27
predição *veja* prognóstico
prevalência *veja* frequência
probabilidade pós-teste 175, 177
próximas ações 144
PubMed 24, 59, 66-68
  Clinical Queries 24, *65*, 67, 192
  comandos (para buscas) **63**
  como usar 66-68, *66*, *67*, *68*
  tutorial 68
  veja também MEDLINE
puxado e empurrado *veja* estilos de aprendizado

Q
qualidade
  de cuidados clínicos 21
  de estudos 85-87, *85*, *87*, 118-119, **119**
qualidade do estudo *veja* qualidade, avaliação crítica
questionários
  questões 47, 78-79, 141, 149-150
  respostas 201-207
questões (clínicas) *veja* questões clínicas
questões clínicas
  delineamentos de estudo 52, 53-56
  diário 187, *187*
  exemplos 73-86
  foco claro 120, 128, 135
  formular *veja* PICO
  taxa de sucesso 188
  tipos **33**
questões judiciais, redução de 26

R

RAMMbo 86, 87, 123
    ensaio controlado randomizado 104, 111-112
    estudos de acurácia diagnóstica 173-174
    estudos de coorte (prognósticos) 155-158, 169-170
    pesquisa primária (geral) 88-98
randomização 91, 92
    veja também alocação
razão de chances (RC) 159
razão de risco 159
recrutamento
    ensaio controlado randomizado 88-89, 104, 111-112
    estudos de acurácia diagnóstica 173, 182
    estudos de coorte (prognósticos) 155, 169
    estudos de intervenção 88-89, 104, 111-112
    pesquisa primária (geral) 88-89
redução absoluta do risco (RAR) 25, **100**, 104
redução do risco relativo (RRR) **100**
regras de café, 88, 101
resultados, significado dos
    ensaios controlados randomizados 99-104
    estudos de acurácia diagnóstica 175-178
    estudos de coorte (prognósticos) 158-161
    estudos de intervenção 99-104, 125-128
    revisões sistemáticas 125-128
    veja também desfechos
resultados de busca na literatura 77
resultados negativos 121

revisões sistemáticas **119**
    avaliação crítica 116-124, 128, 135-136
    enxaqueca (artigo) 137-140
    osteoartrite de joelho (artigo) 129-135
    resultados 125-127
    veja também pesquisa secundária
risco relativo (RR) 25, **100**, 159
roncos 55

S

Sackett, David 13
sensibilidade 175, **176**
séries de casos 50, 51, **52**
significância estatística 101-102, 101
síndrome de Down 39
sínteses 58, 64
SUMSearch 192
surdez 43

T

tabagismo 36
tamanho dos grupos de estudo 89
táticas de busca 63
taxa de eventos 25
taxa veja frequência
testagem de hipótese 99, 101
teste qui-quadrado (Q) de Cochrane 126, 127
testes índices **34**, 40, 171, 177
    veja também testes de referência
tomada de decisão clínica 13, 13
tosse persistente 24
trabalho em equipe 191

translucência nucal 39-40
transtornos do sono 55
tratamento igual veja manutenção
TRIP Database 194
trombose venosa 153-170
trombose venosa profunda 36
    artigo (ECR) 105-109
    avaliação crítica 82-109

V

validade externa veja aplicabilidade
validade interna 85
    ensaios controlados randomizados 85-98, 104, 111-112
    estudos de acurácia diagnóstica 173-174, 182-183
    estudos de coorte (prognósticos) 155-160, 169-170
    estudos de intervenção 85-98, 104, 111-112, 118-124, 135-136
    pesquisa primária (geral) 81, 88-98
    pesquisa secundária 118-124, 128, 135-136
    revisões sistemáticas 128, 135-136
validade veja aplicabilidade, validade interna
valor preditivo negativo 175, **176**
valor preditivo positivo 175, **176**
vasectomia 38
viés 85-86, 85, 118
    mensuração 96-97
    publicação 121-122
    seleção 120
viés de publicação 121, 122
vitamina K 38